TRANSTORNO
BIPOLAR
NO CICLO DA VIDA

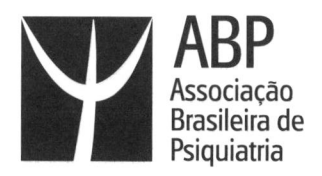

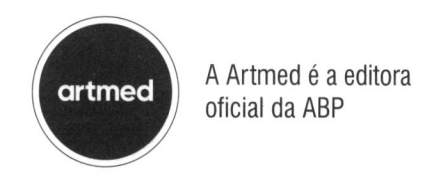

ABP Associação Brasileira de Psiquiatria

artmed — A Artmed é a editora oficial da ABP

NOTA

A medicina é uma ciência em constante evolução. À medida que novas pesquisas e a própria experiência clínica ampliam o nosso conhecimento, são necessárias modificações na terapêutica, onde também se insere o uso de medicamentos. Os autores desta obra consultaram as fontes consideradas confiáveis, num esforço para oferecer informações completas e, geralmente, de acordo com os padrões aceitos à época da publicação. Entretanto, tendo em vista a possibilidade de falha humana ou de alterações nas ciências médicas, os leitores devem confirmar estas informações com outras fontes. Por exemplo, e em particular, os leitores são aconselhados a conferir a bula completa de qualquer medicamento que pretendam administrar, para se certificar de que a informação contida neste livro está correta e de que não houve alteração na dose recomendada nem nas precauções e contraindicações para o seu uso. Essa recomendação é particularmente importante em relação a medicamentos introduzidos recentemente no mercado farmacêutico ou raramente utilizados.

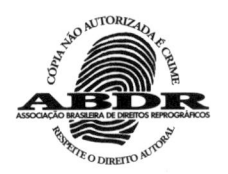

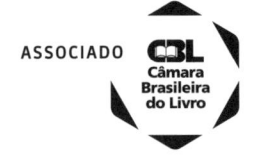

T772 Transtorno bipolar no ciclo da vida : a doença e seus espectros / Organizadores, Leonardo Caixeta, Luiz Dieckmann, Michel Haddad.– Porto Alegre : Artmed, 2024.
   x, 269 p. ; 25 cm.

   ISBN 978-65-5882-213-4

   1. Psiquiatria. 2. Transtorno bipolar. I. Caixeta, Leonardo. II. Dieckmann, Luiz. III. Haddad, Michel.

                 CDU 616.89-008

Catalogação na publicação: Karin Lorien Menoncin – CRB 10/2147

TRANSTORNO BIPOLAR

NO CICLO DA VIDA

A DOENÇA E SEUS ESPECTROS

LEONARDO **CAIXETA**
LUIZ **DIECKMANN**
MICHEL **HADDAD** ORGANIZADORES

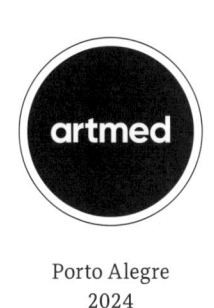

artmed

Porto Alegre
2024

© GA Educação Ltda., 2024.

Colaboraram nesta edição:

Coordenadora editorial: *Cláudia Bittencourt*

Editora: *Mirian Raquel Fachinetto*

Preparação de originais: *Sandra Chelmicki*

Leitura final: *Francelle Machado Viegas*

Capa: *Tatiana Sperhacke / Tat Studio*

Projeto gráfico e editoração: *Tipos – Design editorial e fotografia*

Reservados todos os direitos de publicação ao
GA EDUCAÇÃO LTDA.
(Artmed é um selo editorial do GA EDUCAÇÃO LTDA.)
Rua Ernesto Alves, 150 – Bairro Floresta
90220-190 – Porto Alegre – RS
Fone: (51) 3027-7000

SAC 0800 703 3444 – www.grupoa.com.br

É proibida a duplicação ou reprodução deste volume, no todo ou em parte, sob quaisquer formas ou por quaisquer meios (eletrônico, mecânico, gravação, fotocópia, distribuição na Web e outros), sem permissão expressa da Editora.

IMPRESSO NO BRASIL
PRINTED IN BRAZIL

AUTORES

Leonardo Caixeta Psiquiatra. Professor titular de Neuropsiquiatria da Faculdade de Medicina da Universidade Federal de Goiás (FMUFG). Diretor do Centro de Referência em Neuropsiquiatria (Cerne) do Hospital das Clínicas da UFG. Especialista em Psiquiatria pelo Instituto de Psiquiatria do Hospital das Clínicas da Faculdade de Medicina da Universidade de São Paulo (IPq-HCFMUSP). Especialista em Psicogeriatria pela Associação Brasileira de Psiquiatria (ABP). Mestre e Doutor em Neurologia pela FMUSP. Ganhador do Prêmio Jabuti 2015 na categoria Ciências da Saúde.

Luiz Dieckmann Psiquiatra. Mestre em Psicobiologia pela Universidade Federal de São Paulo (Unifesp). Dietor-presidente do Instituto Brasileiro de Farmacologia Prática (BIPP).

Michel Haddad Psiquiatra e preceptor da Residência Médica do Hospital do Servidor Público Estadual (HSPE). Mestre em Ciências pelo Programa de Pós-graduação (PPG) em Psiquiatria e Psicologia Médica da Unifesp. Presidente do Grupo de Estudos Psiquiátricos do HSPE, federada da ABP. Diretor do BIPP.

Alexandrina Maria Augusto da Silva Meleiro Psiquiatra. Especialista em Depressão, Transtorno Bipolar e Suicídio pela ABP. Doutora pelo Departamento de Psiquiatria da FMUSP. Membro da Associação Brasileira de Familiares e Portadores de Transtorno Afetivo Bipolar (Abrata).

Aline Lulho Roncalho Consultora científica. Mestra e Doutora em Ciências Biológicas: Farmacologia pela USP.

Aníbal Diniz Psiquiatra. Preceptor do Curso de Medicina da Universidade Ceuma. Coordenador do Ambulatório de Transtornos de Ansiedade do Hospital Nina Rodrigues.

Arthur Rabahi Médico. Pós-graduado em Psiquiatria Forense pela USP. Mestre em Ciências da Saúde pela UFG.

Cedric de Melo Caixeta Psiquiatra geral e da infância e adolescência. Professor e preceptor da Residência em Psiquiatria do Hospital da Associação de Saúde Mental de Goiás (Hospital Asmigo). Pós-graduado em Neuropsiquiatria pela FMUFG.

Ciro Mendes Vargas Psiquiatra. Professor do departamento de Clínica Médica da FMUFG. Especialista em Psiquiatria Geral e Forense pela ABP e Associação Médica Brasileira (AMB). Pós-graduado em Neuropsiquiatria pela FMUFG. Mestre e Doutor em Ciências da Saúde pela FMUFG.

Danilo Fiorotto Campos Psiquiatra. Mestre em Ciências da Saúde pela UFG.

Fabrícia Signorelli Galeti Psiquiatra. Colaboradora do Programa de Atenção à Primeira Infância (PAPI) do Departamento de Psiquiatria e psiquiatra do Ambulatório de Transtorno de Déficit de Atenção/Hiperatividade no Adulto do Departamento de Neurologia da Unifesp. Mestra em Distúrbios do Desenvolvimento pela Universidade Presbiteriana Mackenzie.

Felipe Kenji Sudo Psiquiatra. Professor do PPG em Ciências Médicas do Instituto D'Or de Pesquisa e Ensino (IDOR). Especialista em Psiquiatria e Psicogeriatria pela ABP. Mestre e Doutor em Psiquiatria pelo Instituto de Psiquiatria da Universidade Federal do Rio de Janeiro (IPUB-UFRJ).

Gilberto Sousa Alves Psiquiatra. Professor adjunto de Psiquiatria da Faculdade de Medicina da Universidade Federal do Maranhão (UFMA). Especialista em Psiquiatria Geriátrica pela AMB. Mestre em Psiquiatria e Saúde Mental pela UFRJ. Doutor em Psiquiatria pela Goethe-Universität, Alemanha, e UFRJ. Pós-doutorado em Psiquiatria na Goethe-Universität.

Lee Fu-I Psiquiatra. Médica supervisora do IPq-HCFMUSP. Especialista em Psiquiatria da Infância e Adolescência pelo IPq-HCFMUSP. Mestra e Doutora em Medicina pelo Departamento de Psiquiatria da FMUSP.

Luciana Sarin Psiquiatra. Coordenadora do Observatório da Escola Paulista de Medicina (EPM) da Unifesp. Especialista em Transtornos de Humor pela Unifesp. Mestra em Psiquiatria pela Unifesp.

Marcelo Caixeta Psiquiatra. Médico-chefe e professor de Psiquiatria do Programa de Residência Médica do Hospital Asmigo/UFG. Pesquisador do Cerne/UFG. Coordenador do Ambulatório e Programa de Transtornos Cognitivos do Cerne/UFG. Especialista em Psiquiatria pela Universidade de Paris XI.

Mariana Lima Caetano Psiquiatra. Especialista em Psiquiatria da Infância e da Adolescência pelo Hospital de Saúde Mental Infantil de Goiás. Mestra em Ciências da Saúde pela UFG.

Mayara Bottentuit Nogueira Acadêmica de Medicina da Faculdade de Medicina da UFMA.

Miguel Alves de Souza Neto Psiquiatra. Especialista em Psicogeriatria pelo Hospital Asmigo/UFG. Mestre em Ciências da Saúde pela UFG.

Moysés Chaves Psiquiatra. Mestre em Ciências da Saúde pela UFG.

Naielly Rodrigues da Silva Consultora científica. Mestra e Doutora em Farmacologia pela Faculdade de Medicina de Ribeirão Preto (FMRP) da USP. Pós-doutorado em Fisiologia Molecular na Universität des Saarland, Alemanha.

Paulo Verlaine Borges e Azevêdo Psiquiatra. Professor adjunto de Psiquiatria da Pontifícia Universidade Católica (PUC) de Goiás. Especialista em Psiquiatria da Infância e da Adolescência pela ABP/AMB. Especialista em Terapia Comportamental pela PUC-Goiás e em Pesquisa Clínica pela Faculdade de Ciências Médicas da Santa Casa de Misericórdia de São Paulo (FCMSCSP). Mestre e Doutor em Ciências da Saúde pela UFG.

Pedro Paulo Dias Soares Psiquiatra e advogado. Colaborador de pesquisa do Cerne. Mestrando em Psiquiatria da FMUFG.

Suzy Mara M. R. Alfaia Psiquiatra. Mestra em Ciências da Saúde pela UFG.

Tiago Batista de Oliveira Psiquiatra. Coordenador de Saúde Mental de Goiânia, GO. Mestre em Ciências da Saúde pela FMUFG. Vice-presidente da Associação Psiquiátrica de Goiás.

Tiago Figueiredo Psiquiatra. Especialista em Neurodesenvolvimento Humano pelo Instituto Cognus de Ensino e Pesquisa. Mestre em Psiquiatria Clínica pelo IPUB-UFRJ. Doutor em Ciências Médicas pelo IDOR. Pós-doutorado em andamento no Programa de Saúde da Criança da Faculdade de Medicina da UFMG.

Victor M. Caixeta Psiquiatra. Professor adjunto de Psiquiatria do Hospital Asmigo e da FMUFG. Mestre e Doutor em Demência pela FMUFG.

Yanley Lucio Nogueira Psiquiatra. Pesquisador do Cerne/UFG e do Laboratório de Imagem e Biomarcadores em Cognição (LimBic) da Universidade Estadual de Campinas (Unicamp). *Fellowship* em Neurologia Cognitiva, Neuropsicologia e Demências pela Unicamp. Mestre em Ciências da Saúde pela FMUFG.

APRESENTAÇÃO

Por que você deveria se interessar por um novo livro sobre transtorno bipolar (TB) escrito por colegas brasileiros? São várias as razões. Este livro oferece uma narrativa rica que retrata como a humanidade observava os comportamentos relacionados às mudanças de humor, desde a depressão até a mania, em uma época em que não havia o uso generalizado de medicação. Era intrigante observar uma pessoa que passava meses sem tomar banho e se isolava do contato humano, apenas para ressurgir cheia de energia. Em 1851, na França, Pierre Falret iniciou a caracterização fenomenológica da doença com seu conceito de *"folie circulaire"*, dando nome às variações de humor que Kraepelin mais tarde descreveria como *psicose maníaco-depressiva*, hoje denominada *transtorno bipolar*. Desde então, houve avanços significativos e, trazendo os conhecimentos para a atualidade, o livro aborda também a incidência contemporânea estimada da doença, os fatores de risco identificados até o momento, bem como seu diagnóstico e seu tratamento nas diferentes fases do ciclo vital.

O TB pode se manifestar desde a infância e a adolescência, mas como identificá-lo? Quais são os principais sintomas que levam ao diagnóstico? Como diferenciar as fases da doença nesses períodos? E quanto ao tratamento, podem ser utilizados fármacos nessa faixa etária? Como escolher a melhor terapêutica e quais são os principais efeitos adversos? Além da farmacologia, existem outras alternativas? O livro inclui um capítulo dedicado a essa população, com orientações para diagnóstico diferencial e escolha do tratamento mais adequado, além de diretrizes para uma abordagem clínica atualizada.

Há também dois capítulos dedicados ao TB em adultos, abordando condições como hipertimia, estados mistos, depressão unipolar, hipomania, mania pura e depressão mista, com detalhamento das características clínicas de cada uma. O livro ainda traz orientações sobre como o clínico deve lidar com a depressão que se apresenta como unipolar, incluindo quais características clínicas e históricas devem ser investigadas para identificar um possível quadro do espectro bipolar. Além disso, são apresentados questionários que podem auxiliar na identificação de casos da doença. O transtorno da personalidade *borderline*, frequentemente associado ao TB, é discutido como um importante fator para identificação e manejo clínico direcionado, dada a relevância do seu impacto no prognóstico.

O capítulo que trata da terapêutica demonstra o profundo conhecimento científico dos seus autores. O tratamento do paciente com TB representa um dos grandes desafios na prática clínica psiquiátrica. No capítulo destinado a esse assunto, há uma descrição sobre como personalizar o tratamento de modo a cuidar do paciente para motivar a esperança, construir sua resiliência e buscar sua estabilização de acordo com seus objetivos e valores. É importante ressaltar que fazem parte do tratamento a psicoeducação para os familiares, a avaliação de um tratamento psicoterápico personalizado que considere o estilo de vida do paciente – o que inclui alimentação saudável, prática de atividades físicas monitoradas e higiene do sono –, além de orientações sobre os riscos do tabagismo e do uso de álcool e drogas.

Portanto, os fármacos não representam os únicos tratamentos direcionados ao paciente. Há toda uma esfera da vida que deve ser investigada pelo clínico. A relação médico-paciente, pautada na transparência, no acolhimento e no respeito às escolhas e aos interesses do paciente, é crucial para uma boa adesão ao tratamento. A escolha do fármaco está relacionada com o estágio do episódio agudo (mania, depressão ou misto) e, após sua resolução, busca-se muitas vezes a melhor combinação terapêutica direcionada à estabilização e à prevenção das recaídas dos episódios maníacos e depressivos.

A população idosa merece cuidados adicionais, devido aos problemas clínicos concorrentes, tais como prejuízo da função hepática, complicações renais, doenças cardiovasculares, entre outros. A fenomenologia do TB apresenta *nuances* que são abordadas em um capítulo específico, com informações sobre a terapêutica particular, raramente descrita em outros veículos científicos.

Uma prática clínica baseada na identificação do estágio da doença e na compreensão do projeto de vida do paciente – com uma orientação pedagógica adequada aos familiares e uma imersão do clínico no tratamento multifacetado que a condição exige – tem permitido, cada vez mais, que as pessoas com TB atinjam um bom nível de convivência e realização social.

Assim, pelo fato de acompanhar a evolução do tratamento desses pacientes ao longo do tempo, é com grande satisfação que compartilhamos o conteúdo deste livro que difunde conhecimentos de qualidade, possibilitando atualização aos profissionais da área de saúde mental, sendo que os maiores beneficiários são os pacientes que têm a chance de recuperar sua autonomia, funcionalidade e, acima de tudo, seu potencial criativo.

Jair de Jesus Mari
Professor titular do Departamento de
Psiquiatria da Escola Paulista de Medicina,
Universidade Federal de São Paulo.

SUMÁRIO

PARTE 1 — CONCEITOS E FUNDAMENTOS

1 HISTÓRICO E EPIDEMIOLOGIA: DA MANIA AO ESPECTRO BIPOLAR 3
Alexandrina Maria Augusto da Silva Meleiro
Naielly Rodrigues da Silva
Aline Lulho Roncalho

2 LÍTIO: UMA MOLÉCULA QUE MARCOU A HISTÓRIA DO TRANSTORNO BIPOLAR 19
Leonardo Caixeta
Marcelo Caixeta

PARTE 2 — CLÍNICA

3 AVALIAÇÃO SEMIOLÓGICA E PSICOPATOLÓGICA DO TRANSTORNO BIPOLAR: EXAME DO ESTADO MENTAL E DE SEUS COMPONENTES 41
Leonardo Caixeta
Yanley Lucio Nogueira
Mariana Lima Bannach

4 TRANSTORNO BIPOLAR NA INFÂNCIA E NA ADOLESCÊNCIA 63
Lee Fu-I
Fabrícia Signorelli Galeti

5 ESPECTRO BIPOLAR NO ADULTO 85
Luciana Sarin

6 TRANSTORNO BIPOLAR NO IDOSO 105
Leonardo Caixeta
Tiago Batista de Oliveira
Cedric de Melo Caixeta
Victor M. Caixeta

7 AS VÁRIAS FACES E DISFARCES DO TRANSTORNO BIPOLAR NO CICLO VITAL 119
Moysés Chaves
Leonardo Caixeta

8 ESTADOS MISTOS NO CICLO DA VIDA 137
Leonardo Caixeta
Arthur Rabahi
Danilo Fiorotto

9 MANIAS SECUNDÁRIAS (ORGÂNICAS) 159
Leonardo Caixeta

10 ASPECTOS COGNITIVOS DO TRANSTORNO BIPOLAR NO CICLO DA VIDA 185
Leonardo Caixeta
Pedro Paulo Dias Soares
Tiago Figueiredo

PARTE 3
TERAPÊUTICA

11 TRATAMENTO DO TRANSTORNO BIPOLAR NO ADULTO 207
Luiz Dieckmann
Michel Haddad

12 TRATAMENTO DO TRANSTORNO BIPOLAR NO IDOSO 227
Gilberto Sousa Alves
Aníbal Diniz
Felipe Kenji Sudo
Mayara Bottentuit Nogueira

13 TRATAMENTO DOS ESTADOS MISTOS 243
Leonardo Caixeta
Ciro Mendes Vargas
Suzy Mara M. R. Alfaia
Miguel Alves de Souza Neto

ÍNDICE 263

PARTE 1
CONCEITOS E FUNDAMENTOS

HISTÓRICO E EPIDEMIOLOGIA
DA MANIA AO ESPECTRO BIPOLAR

ALEXANDRINA MARIA AUGUSTO DA SILVA MELEIRO
NAIELLY RODRIGUES DA SILVA
ALINE LULHO RONCALHO

Ao longo da história, a percepção e a conceitualização dos transtornos bipolares foram submetidas a mudanças de acordo com a visão e os conhecimentos vigentes em cada época. As definições variaram desde "perturbações da alma", passando por "doenças da mente" até se tornarem alvo de discussões sobre ser ou não uma doença única, e nos dias atuais ainda ocorre o debate sobre a conceitualização dos transtornos bipolares.

Apesar de ser um distúrbio com predominante influência genética, os eventos estressores ocorridos desde o período pré-natal até a idade adulta influenciam no desenvolvimento e no estabelecimento dos transtornos bipolares. Fatores como idade, sexo, condição socioeconômica, abuso de substâncias e até mesmo comorbidade com outras doenças também determinam o curso da doença.

Neste capítulo, se percorrerá a trajetória histórica dos transtornos bipolares desde o Período Clássico até a atualidade, descrevendo os principais conceitos e visões de cada época. Também serão abordados os aspectos epidemiológicos e os fatores de risco tanto para o desenvolvimento do transtorno como para a ocorrência de episódios maníacos ou depressivos.

HISTÓRICO

PERÍODO CLÁSSICO

Desde a Antiguidade, a mania e a melancolia são consideradas estados independentes de "perturbações da alma", e a etimologia das palavras nos permite deduzir que, desde que elas foram cunhadas, o entendimento desses dois estados não mudou muito. Mania, do grego *manía*, significando "loucura", descreve um estado alterado, persistentemente elevado, eufórico, com agitação motora e alterações na percepção da realidade (podendo ocorrer delírios e alucinações). A melancolia, por sua vez, é um termo grego advindo da junção de dois outros termos, *melan* (negro) e *cholis* (bílis), significando bile negra. Essa nomenclatura é atribuída a Hipócrates e à teoria humoral (século IV a.C.), que classificava a melancolia a partir de um conjunto de sintomas como falta de ânimo, insônia, aversão a comida, inquietação e irritabilidade. Segundo a teoria humoral, o estado melancólico seria uma consequência do desequilíbrio do organismo causado pela intoxicação do cérebro por um excesso de bile negra. Apesar de tal correlação, atualmente, nos parecer absurda, os trabalhos de Hipócrates foram as primeiras descrições de doenças realizadas sobre bases físicas e biológicas, sem atribuições ao sobrenatural ou alusões mitológicas.

Muitos outros médicos da era clássica (entre os séculos VIII a.C. e V d.C.) apresentaram diversas definições para os estados de mania e melancolia, mas foi Areteu da Capadócia quem fez a mais conhecida conexão entre esses dois estados. Areteu passou grande parte de sua vida em Alexandria, no século I d.C., e foi o representante mais proeminente da escola eclética (ou ecletismo), cuja característica era adotar o melhor de diversas fontes, conciliando vários estilos históricos. Suas descrições das doenças seguiam as bases biológicas, bastante apoiadas nos trabalhos de Hipócrates, sendo livres de superstições e dogmas. Em seus dois livros sobre doenças crônicas, Areteu propôs definições abrangentes e meticulosas sobre mania e melancolia, defendendo que ambas teriam a mesma etiologia e seriam distúrbios das funções do cérebro e de outros órgãos, em uma visão bem próxima da teoria humoral. Também propôs que a mania seria um agravamento da melancolia, sendo sua contraparte fenomenológica, e uma diferenciação entre a melancolia e a "depressão reativa", de maneira que a melancolia seria uma doença consequente de disfunções biológicas, enquanto a depressão reativa seria causada por um estado psicológico do indivíduo. Além disso, Areteu foi o primeiro a relacionar um maior risco de melancolia às mulheres e a identificar que o início da mania geralmente ocorria na fase anterior à adulta (que hoje é conhecida como puberdade e adolescência).

IDADE MÉDIA

Embora o período conhecido como Idade Média (século V d.C a XV d.C) tenha sido marcado pelo obscurantismo, alguns avanços foram realizados na compreensão das "doenças da mente". Na primeira metade da era medieval, as contribuições mais significativas foram dadas por médicos islâmicos do Oriente Médio, que incorporaram os conceitos deixados por gregos, romanos e egípcios e adicionaram novas informações empíricas às definições das doenças. Naquela época, a mania e a melancolia eram percebidas como estados distintos, porém relacionados, que poderiam ocorrer na mesma pessoa em diferentes intervalos de tempo. Para os médicos islâmicos do período, a mania era um estado de loucura ou demência, com humor exaltado, excitabilidade exacerbada, distúrbios de sono e, em alguns casos, agressividade e violência. Um tipo específico de mania, chamado de *daol-kahl*, era conhecido por apresentar pronunciada agressividade e excitabilidade desenfreada, seguidas por comportamentos calmos e cooperativos, embora não necessariamente melancólicos. De todos os trabalhos islâmicos, os escritos de Ishaq Ibn Imran e de Avicena foram os mais proeminentes ao longo da história. Ambos defendiam que a mania e a melancolia seriam intimamente relacionadas, podendo ser percebidas como um processo contínuo de passagem de um estado para o outro. Apesar dessa concepção, não é claro se essas desordens eram vistas como fases de uma única doença ou como distúrbios separados.

O período final da Idade Média teve contribuições mais dispersas no entendimento da mania e da melancolia, tendo médicos cristãos europeus como protagonistas. Entre os séculos XIII e XIV, o médico inglês John of Gaddesden considerou a mania e a melancolia como diferentes formas da mesma doença; nos séculos seguintes, XV e XVI, o médico italiano Giovanni Manardo passou a defender que a mania seria uma manifestação da melancolia, a qual a substituía de tempos em tempos. No final do século XVI, o médico suíço Felix Platter postulou que uma perturbação do "espírito do cérebro" produziria mania ou melancolia de acordo com a influência que recebia de outros materiais externos ou internos ao indivíduo. Neste mesmo período, o médico holandês Jason Pratensis publicou o que se conhece como o primeiro livro de neurologia da história, chamado *De Cerebri Morbis* (1549), no qual argumentou que a mania seria uma corrupção mental que levava o indivíduo para fora de sua própria mente e o arrastava para fora de sua própria razão. Pratensis também defendia que mania e melancolia não poderiam ser facilmente distinguidas, uma vez que elas têm a mesma procedência apesar de suas dissimilaridades clínicas.

SÉCULOS XVII E XVIII

A aplicação de conceitos da física para explicar as práticas e condições médicas foi característica de uma escola conhecida como iatromecânica. Essa escola teve grandes adeptos durante o século XVII e propunha que as partes do corpo seriam conectadas por pequenos canais que transportavam sangue e outros fluidos (fleuma, bílis amarela e bílis negra, conforme a teoria humoral). Dois representantes dessa época, o médico alemão Friedrich Hoffmann e o botânico holandês Herman Boerhaave, consideravam a melancolia e a mania como estados alternados do mesmo transtorno, sendo a melancolia a forma primária e a mania uma forma mais grave e aguda da doença.

No século XVIII, o destaque ficou para os trabalhos do médico da corte espanhola Andres Piquer, que detalhou características de doenças psiquiátricas a partir da observação da família real e cunhou o termo "insanidade maníaco-depressiva". Influenciado pelos trabalhos do médico inglês Richard Mead, Piquer também defendia uma alternância dos estados maníaco e melancólico, os quais conformariam uma mesma doença. Em um de seus manuscritos, Piquer escreveu: "Melancolia e mania são termos que denotam uma única doença, acompanhada de diversas desordens de humor. Quando a mente doente é dirigida pelo medo e pela tristeza, denomina-se melancolia, e quando ela é movida pela raiva e pela audácia, denomina-se mania". Ele foi o primeiro a introduzir o conceito de "dano mental" (ou cerebral) como um fator fundamentalmente etiológico para as alterações de humor e de comportamento. A caracterização de Piquer para a insanidade maníaco-depressiva guarda grande semelhança com a concepção moderna de bipolaridade, que contempla episódios mistos de mania e melancolia, mudanças sazonais de humor e rápida alternância entre os dois estados, podendo haver recorrência de vários ciclos durante um mesmo ano.

SÉCULOS XIX E XX

As discussões e propostas científicas do século XIX ocorreram, em sua grande maioria, entre os médicos e eruditos da Alemanha e da França. No início dos anos 1800, o francês Philippe Pinel foi pioneiro na luta contra as condições inumanas de tratamento para doenças mentais em asilos e manicômios e lutou para que a psiquiatria fosse reconhecida como uma especialidade. Além disso, liderou a expansão dos hospitais psiquiátricos humanitários, no movimento que ficou conhecido como "reforma humanitária". Pinel classificava os transtornos mentais como partes de um único processo de uma doença denominada "alienação mental", que teria como apresentações clínicas a mania, a melancolia, a demência e a idiotia (termo utilizado na época para o que hoje é denominado deficiência intelectual). A mania, segundo Pinel, seria um certo tipo de delírio com estados mais ou menos agitados ou agressivos, que poderia acontecer de maneira intermitente ou periódica, sendo a forma mais comum de transtorno mental. Pinel também reconheceu que havia uma íntima associação entre mania e melancolia, mas não chegou a formular nenhum conceito envolvendo os dois estados em um único transtorno. Anos mais tarde, Jean-Étienne Esquirol, aluno de Pinel, defendeu a ideia de que mania e melancolia seriam tão facilmente transmutadas uma na outra que esse fenômeno levaria os estudiosos à confusão; no entanto, assim como seu mestre, Esquirol não incorporou os dois estados em uma única doença.

Já o médico Johann Christian August Heinroth, em 1818, na Alemanha, publicou um livro de psiquiatria em que considerava melancolia e mania condições clínicas distintas e não estágios alternados de um mesmo transtorno. Apesar dessa distinção, Heinroth também reconhecia a existência de "distúrbios mistos de humor" (p. ex., ocorrência de "melancolia com estupidez" ou de "raiva silenciosa") e a ciclagem rápida de estados. Tal conceito de estados sintomáticos diferentes, defendido por Heinroth, seguiu sendo trabalhado por Carl Friedrich Flemming (1844), que também desenvolveu o conceito de "distimia mutável" – em que o paciente poderia mudar para uma fase depressiva ou hipomaníaca ou, ainda, apresentar-se com sinais de ambos os tipos simultaneamente, como na melancolia exaltada.

De volta à França, o psiquiatra Jean-Pierre Falret apresentou o conceito de "*folie circulaire*" (loucura circular) em um breve artigo publicado em 1851, no qual descrevia a recorrência de episódios de mania e melancolia alternados de maneira contínua, circular. Posteriormente, Falret completou esse conceito incluindo a descrição de períodos de estabilidade e bem-estar intercalados com a ocorrência de mania e melancolia. Três anos após essas publicações, em 1854, Jules Baillarger apresentou seu trabalho intitulado *Folie à double forme* (Loucura em forma dupla) à Academia Parisiense de Medicina, descrevendo o transtorno como uma sucessão súbita ou progressiva de depressão e excitação na qual o indivíduo poderia apresentar intervalos sem a doença. Nitidamente, os termos e concepções são muito semelhantes, tendo sido propostos em um curto intervalo de tempo. Essa situação gerou uma reinvindicação de Falret pela concepção do conceito, que também enfatizava a sua aparente contribuição para a descrição realizada por Baillarger; este, por sua vez, acusava Falret de plágio, mantendo a acusação até a sua morte, em 1890. Apesar do esforço de Baillarger em impingir o trabalho de Falret como plagiado, as publicações dos conceitos deste são amplamente referenciadas como o nascimento do conceito moderno de bipolaridade.

Em 1861, Wilhelm Griesinger, um dos fundadores da psiquiatria científica na Alemanha, descreveu mania e melancolia como "um círculo de ambos os tipos com mudanças regulares" e defendeu, claramente influenciado pelos trabalhos de Falret, que essa alternância de estados seria algo usual. Posteriormente, Griesinger descreveu mania e melancolia como "desordens afetivas sazonais": a melancolia iniciaria no outono e no inverno, e a mania, na primavera. Ainda na Alemanha, em 1871, o psiquiatra Karl Ludwig Kahlbaum introduziu o termo *"katatonie"* (insanidade de tensão). Ele defendeu que apresentações clínicas semelhantes não compartilhariam necessariamente a mesma etiologia, o mesmo curso e os mesmos resultados, e também enfatizou a importância de diferenciar os distúrbios orgânicos dos distúrbios funcionais. Para Kahlbaum, em consonância com o trabalho de Falret e Baillarger, a insanidade circular seria caracterizada como um distúrbio de humor e representaria uma doença única. Sua maior contribuição, porém, foi a introdução do conceito de ciclotimia: uma forma relativamente benigna da insanidade circular.

Os trabalhos desenvolvidos pelo psiquiatra alemão Emil Kraepelin entre o final do século XIX e o início do século XX deram a ele o título de "pai da psiquiatria moderna". Ao longo de sua carreira, Kraepelin publicou oito edições de seu livro, denominado inicialmente de *Compêndio de Psiquiatria*, no qual descrevia com detalhes a sintomatologia das doenças mentais, buscando classificá-las de acordo com suas manifestações observáveis. Na primeira edição, publicada em 1883, Kraepelin defendeu que a mania e a loucura circular seriam manifestações de um mesmo processo patológico – portanto, a mesma doença. Segundo ele, essa conclusão seria possível devido à observação dos mesmos traços básicos em ambas as situações. A segunda edição do compêndio passou a se chamar *Tratado de Psiquiatria* (1889) e trouxe o conceito de "desordem delirante" como uma tentativa de orientar os casos com destacados sintomas afetivos e psicóticos. Na quarta edição (1893), Kraepelin começou a esboçar uma definição dos estados mistos ao descrever o "estupor maníaco" como um estado de estupor incomum dentro da fase de excitação das condições circulares.

Após três anos, na quinta edição do tratado (1896), Kraepelin descreveu a relação entre mania, melancolia, insanidade periódica ou circular e estados mistos sob o conceito unificado de "desordens periódicas constitucionais".

Todas essas definições e conceitos pavimentaram o caminho para que Kraepelin desenvolvesse o conceito de "insanidade maníaco-depressiva", proposto na sexta edição do tratado (1899) e que marcou tanto a história do psiquiatra quanto a da psiquiatria. Para Kraepelin, tratava-se de um transtorno unitário que abrangeria os estados depressivos, a mania simples e os quadros circulares; nessa mesma edição, Kraepelin propôs a distinção entre insanidade maníaco-depressiva e condições psicóticas mais crônicas, que ele denominou de "*dementia præcox*" (demência prematura, em tradução livre). A sétima (1903–1904) e a oitava (1909–1915) edições apresentaram a versão final do conceito de insanidade maníaco-depressiva, considerando-a, inclusive, um transtorno hereditário. Segundo Kraepelin, as causas da insanidade maníaco-depressiva apontariam para uma "predisposição mórbida" encontrada na "mácula hereditária".

Carl Wernicke, psiquiatra alemão contemporâneo de Kraepelin, foi um dos primeiros a desafiar a proposta unitária de doença maníaco-depressiva, ainda em 1881. Wernicke defendia novas entidades com polaridades, incluindo o que ele denominou de "psicose da motilidade", com manifestações hipercinéticas. Anos mais tarde, entre 1930 e 1950, Karl Kleist e Edda Neele aprimoraram o conceito defendido por Wernicke, propondo que o transtorno maníaco-depressivo seria composto por entidades monopolares (estado depressivo recorrente) e bipolares (transtorno maníaco-depressivo bipolar). Além disso, Kleist defendia que embora a mania e a melancolia fossem frequentemente associadas, elas não seriam expressões de um mesmo distúrbio, e, ainda, que muitas condições psicóticas não se encaixariam dentro dos conceitos de insanidade maníaco-depressiva ou de esquizofrenia. Embora essas ideias não tenham sido amplamente aceitas em um primeiro momento, os trabalhos de Karl Leonhard, desenvolvidos entre as décadas de 1950 e 1960, deram suporte à distinção unipolar e bipolar proposta em outros estudos, que havia diferença entre os históricos familiares observados em casos de psicoses e depressão e os observados em desordens bipolares.

Estudos independentes liderados por Jules Angst (1966), Carlo Perris (1966) e George Winokur (1969) corroboraram as observações feitas por Leonhard. Embora a ideia unificada proposta por Kraepelin ainda tivesse muitos defensores, as propostas de Leonhard, Angst, Perris e Winokur ganharam força no final da década de 1960, tornando amplamente aceitos como nosologicamente distintos os conceitos de transtorno unipolar e de transtorno bipolar (TB) – também denominado transtorno afetivo bipolar (TAB). Além disso, a introdução do lítio na prática clínica, como uma proposta relativamente específica para o tratamento do TB, bem como a dos antidepressivos para o tratamento da depressão, contribuíram para que a nosologia dos transtornos se tornasse mais evidente.

No final do século XX, a American Psychiatric Association (APA) incluiu oficialmente o transtorno bipolar em sua terceira edição do *Manual Diagnóstico e Estatístico de Transtornos Mentais* (DSM-III, 1980) e, na edição seguinte, adicionou o transtorno bipolar tipo II juntamente com a ciclotimia (DSM-IV, 1994). A Organização Mundial da Saúde (OMS) passou a incluir os transtornos bipolares tipos I e II na décima edição da *Classificação Internacional de Doenças* (CID-10, 1999). Essa classificação dos transtornos bipolares em tipo I (TB-I) e tipo II (TB-II) foi baseada nos trabalhos de Leonhard e se distanciou significativamente do conceito unitário de Kraepelin, além de abandonar quase que explicitamente a ocorrência dos estados mistos.

Contrapondo essa visão dicotômica, surgiram os trabalhos de Athanasios Koukopoulos (1980) e Hagop Akiskal (1983). Na Itália, Koukopoulos observou em seus pacientes uma incompatibilidade de sintomas e de características que pudessem ser encaixados na dicotomia unipolar/bipolar: pacientes deprimidos frequentemente apresentavam sintomas maníacos, e muitos pacientes maníacos apresentavam sintomas depressivos; ou seja, empiricamente os estados mistos eram mais comuns do que os estados puros. Outra questão importante levantada por Koukopoulos foi o fato de que muitos pacientes unipolares (depressivos) não respondiam ao tratamento com antidepressivos, além de apresentarem características diagnósticas típicas da bipolaridade – curso altamente recorrente e idade precoce de início. Dessa forma, Akiskal, situado nos Estados Unidos, observou que muitos pacientes pareciam ficar entre as categorias bipolar e unipolar. Ele propôs, então, ampliar a distinção dicotômica de maneira a incluir um "espectro bipolar", o qual abarcaria as apresentações depressivas atípicas e os temperamentos de humor. Ao se voltarem para os trabalhos de Kraepelin, ambos os pesquisadores encontraram validação para suas propostas.

No início dos anos 1990, Frederick Goodwin, à época diretor do National Institute of Mental Health (NIMH), e seu colega Kay Jamison publicaram um livro, a partir de uma extensa revisão de literatura, no qual expuseram dados que contradizem a proposta adotada pelo DSM-III, baseada na dicotomia de Leonhard. Goodwin e Jamison demonstraram que as evidências genéticas disponíveis podiam corroborar tanto os trabalhos de Kraepelin quanto os trabalhos de Leonhard, uma vez que famílias com pacientes maníacos apresentavam histórico de depressão e famílias com pacientes depressivos apresentavam histórico de mania; ou seja, a depressão e a mania não ocorriam de maneira separada nas famílias.

SÉCULO XXI

Atualmente, os conceitos de TB-I e TB-II são amplamente aceitos, além de variações como ciclotimia e episódios inespecíficos – este último podendo ocorrer como consequência de outras doenças ou induzido pelo uso de substâncias. No entanto, o debate acerca da denominação e da classificação dos transtornos bipolares continua ativo, refletindo uma tendência a expandir a gama de transtornos dentro do conceito atual.

Há uma vertente de autores que defendem que o conceito unitário de insanidade maníaco-depressiva, assim como a sua diferenciação da *dementia præcox*, conforme descritos por Kraepelin, sofreram uma simplificação moderna, muitas vezes caindo no simplismo. Tal vertente aponta que o próprio Kraepelin baseava o seu trabalho em outros autores, incluindo em sua obra os conceitos de insanidade periódica, insanidade circular, melancolia, mania simples e disposições de humor. Esses autores argumentam, ainda, que o trabalho de Kraepelin data da era pré-farmacológica, sendo, portanto, baseado em observações da forma "pura" dos estados maníaco-depressivos, ou seja, sem uma possível interferência de medicamentos psicotrópicos na sintomatologia. Esse argumento é oriundo de trabalhos que demonstraram que alguns antidepressivos podem induzir episódios de mania ou hipomania e que, portanto, assim como defendia Kraepelin, a melancolia/depressão não existe por si só, mas é uma outra face da mania. Koukopoulos traduziu este conceito em uma frase que soa quase como poesia: "A mania é o fogo da doença, a depressão é sua cinza".

Uma outra vertente de autores é adepta do conceito de estados dicotômicos (ou seja, unipolar/bipolar), levando as definições dos manuais diagnósticos atuais como as únicas possíveis. Muitos, inclusive, apoiam-se nas definições desses manuais para a seleção e a classificação dos pacientes submetidos a estudos que visem um maior entendimento dos transtornos. Os argumentos desse grupo estão baseados em um receio de que sejam estabelecidos diagnósticos excessivos e pouco precisos, levando a tratamentos desnecessários ou pouco acertados. Além disso, também há o argumento de que é preciso ter grupos homogêneos e com fenótipos bem definidos para o estudo da fisiopatologia – que ainda não é completamente conhecida –, e aumentar os limites de classificação e diagnóstico pode comprometer o entendimento dos mecanismos subjacentes aos transtornos bipolares, uma vez que isso prejudique a delimitação de fronteiras em relação a outros distúrbios.

A Tabela 1.1 apresenta os momentos históricos detalhados nesta seção.

TABELA 1.1
HISTÓRICO DE TEORIAS E HIPÓTESES DOS TRANSTORNOS BIPOLARES

PERÍODO	AUTOR	TEORIAS E HIPÓTESES
Século IV a.C.	Hipócrates	Teoria humoral
Século I d.C.	Areteu da Capadócia	Mania é contraparte fenomenológica da melancolia.
Idade Média (século V ao XV)	Ishaq Ibn Imran e *Avicena*	Mania e melancolia como um processo contínuo.
	John of Gaddesden	Mania e melancolia como formas diferentes da mesma doença.
	Giovanni Manardo	Mania como uma manifestação da melancolia.

→

TABELA 1.1
HISTÓRICO DE TEORIAS E HIPÓTESES DOS TRANSTORNOS BIPOLARES

PERÍODO	AUTOR	TEORIAS E HIPÓTESES
Século XVI	Felix Platter	Mania ou melancolia como produto do "espírito do cérebro", modulado por fatores internos ou externos ao indivíduo.
	Jason Pratensis	Autor de *De Cerebri Morbis*. Mania como corrupção mental, tendo a mesma origem da melancolia.
Século XVII	Friedrich Hoffmann e Herman Boerhaave	Teoria *iatromecânica*. Melancolia e mania como um estado alternado do mesmo transtorno.
Século XVIII	Andres Piquer	"Insanidade maníaco-depressiva". Mania e melancolia como entidades da mesma doença.
Anos 1800	Philippe Pinel	Pioneiro da reforma humanitária em hospitais psiquiátricos. "Alienação mental": mania, melancolia, demência e idiotia como apresentações clínicas.
1818	Johann Christian August Heinroth	Melancolia e mania como condições clínicas distintas. "Distúrbios mistos de humor": "melancolia com estupidez" e "raiva silenciosa".
1844	Carl Friedrich Flemming	Passando de uma fase depressiva (distimia *atra*) para uma fase hipomaníaca (distimia *candida*) ou constituída por elementos coexistentes de ambas, como a melancolia exaltada (melancolia hilar).
1851	Jean-Pierre Falret	"*Folie circulaire*": episódios de mania e melancolia acontecendo de maneira contínua.
1854	Jules Baillarger	"*Folie à double forme*": sucessão súbita ou progressiva de depressão e excitação.
1861	Wilhelm Griesinger	Mania e melancolia como um círculo de ambos os tipos com mudanças regulares. "Desordens afetivas sazonais".

→

TABELA 1.1
HISTÓRICO DE TEORIAS E HIPÓTESES DOS TRANSTORNOS BIPOLARES

PERÍODO	AUTOR	TEORIAS E HIPÓTESES
1871	Karl-Ludwig Kahlbaum	"Katatonie" (insanidade de tensão). Apresentações clínicas semelhantes não compartilham necessariamente a mesma etiologia. Introdução do conceito de ciclotimia, uma forma relativamente benigna da insanidade circular.
1881	Carl Wernicke	"Psicose da motilidade": mania e melancolia como novas entidades com polaridades.
1883–1915	Emil Kraepelin	Autor do *Tratado de Psiquiatria*. "Insanidade maníaco-depressiva": mania e melancolia como um transtorno unitário.
1930–1950	Karl Kleist e Edda Neele	Transtorno maníaco-depressivo composto por entidades monopolares (estado depressivo recorrente) e bipolares (transtorno maníaco-depressivo bipolar).
1950–1960	Karl Leonhard	Distinção entre transtornos unipolar e bipolar.
1966-1969	Jules Angst, Carlo Perris, George Winokur	Transtorno unipolar e transtorno bipolar como nosologicamente distintos.
1980–1983	Athanasios Koukopoulos e Hagop Akiskal	Primeiros indícios do espectro bipolar e consideração de estados mistos. Validação nos trabalhos de Kraepelin.
1980 e 1994	DSM (APA)	Inclusão do transtorno bipolar no manual diagnóstico e, posteriormente, inclusão do transtorno bipolar tipo II e da ciclotimia.
1990	Frederick Goodwin e Kay Jamison	Evidências genéticas disponíveis corroboram tanto os trabalhos de Kraepelin quanto os de Leonhard.
1999	CID (OMS)	Inclusão dos transtornos bipolares tipos I e II.

→

TABELA 1.1
HISTÓRICO DE TEORIAS E HIPÓTESES DOS TRANSTORNOS BIPOLARES

PERÍODO	AUTOR	TEORIAS E HIPÓTESES
Século XXI	Diversos autores	Reconhecimento da existência dos transtornos bipolares tipo I e tipo II, além de variações como ciclotimia, hipomania e episódios inespecíficos. Debate sobre estados dicotômicos, unificados ou pertencentes a um espectro.

▶ EPIDEMIOLOGIA E FATORES DE RISCO

Considerando o aspecto multifatorial dos transtornos bipolares, pode-se prever que diversos componentes precisam ser reconhecidos quando sua epidemiologia e seus fatores de risco são abordados. Eventos ocorridos desde o período pré-natal, passando pelas fases iniciais do desenvolvimento e incluindo estressores vivenciados na vida adulta, contribuem para o desenvolvimento de transtornos bipolares e irão influenciar a epidemiologia da doença. Além disso, fatores como condição socioeconômica, características demográficas e presença de comorbidades também precisam ser levados em consideração nesta equação.

Os levantamentos realizados pela OMS mostram que os transtornos bipolares são a segunda maior causa de incapacidade, atingindo cerca de 40 milhões de pessoas em todo o mundo. A prevalência por toda a vida é estimada em 2,4%, sendo 0,6% para o TB-I, 0,4% para o TB-II e 1,4% para transtornos bipolares subliminares. No entanto, a própria OMS reconhece a possibilidade de esses números serem subestimados por conta de erros diagnósticos (visto que a maior busca por tratamento se dá na fase depressiva, o que pode levar a um diagnóstico inicial de transtorno depressivo) e de casos não diagnosticados, geralmente de indivíduos sem acesso aos sistemas de saúde e, portanto, sem tratamento adequado. Além disso, o TB é um transtorno grave quando são considerados os índices de suicídio associados a ele – estima-se que entre 25% e 50% dos pacientes com TB tentarão o suicídio pelo menos uma vez ao longo da vida, sendo que 8% a 19% destes completarão o suicídio –, o que torna o TB um importante problema de saúde pública.

Os sintomas do TB geralmente têm início por volta dos 20 anos de idade, embora alguns autores relatem uma variação entre os 20 e os 30 anos. No entanto, um estudo de coorte observou a ocorrência de dois picos de início dos transtornos bipolares, um entre 15 e 24 anos e outro entre 45 e 54 anos, sugerindo uma distribuição bimodal. Além disso, há uma dificuldade inerente em definir com precisão a idade em que se iniciam os transtornos bipolares devido aos longos períodos em que a doença não é tratada, quando os sintomas ainda não são tão pronunciados ou incapacitantes. Isso leva a um subcadastramento nos sistemas de saúde, prejudicando o fornecimento de informações sobre o curso do transtorno como medida de início para muitos estudos.

Em relação ao gênero, os dados são bastante controversos. Enquanto alguns estudos indicam maior prevalência do TB-I e de episódios maníacos em homens, assim como do TB-II em mulheres, também há estudos mostrando não haver diferença na distribuição e incidência. De maneira geral, não há evidências suficientes para defender um padrão de prevalência diferente do TB entre os gêneros.

Alguns estudos investigaram a influência de variáveis sociodemográficas e, embora haja divergência entre os resultados, também existem alguns pontos que valem a pena ser considerados, especialmente em relação à classe social. Aparentemente, há uma maior ocorrência de TB em pessoas pertencentes aos grupos de baixa renda e de desempregados. No entanto, é preciso considerar que transtornos mentais geralmente causam prejuízos sociais *per se* – como dificuldades na socialização, estigmatização e até mesmo marginalização do indivíduo – e a classe social pode ser uma consequência desses fatores.

Quanto aos eventos da vida do indivíduo que podem influenciar na sua predisposição ao desenvolvimento do TB, pode-se incluir a exposição a agentes infecciosos durante o período pré-natal, visto que esse fator tem sido associado a um vasto número de doenças mentais, incluindo os transtornos bipolares. Estudos de metanálise demonstraram uma forte associação entre a toxoplasmose e o desenvolvimento do TB. Evidências sugeriram que a infecção por *Toxoplasma gondii* provoca alterações nas vias dopaminérgicas, causando um aumento na produção de dopamina, um mecanismo semelhante ao observado nos episódios de mania. Também foi demonstrado que a toxoplasmose induz a uma resposta inflamatória logo após a infecção, causando o aumento das interleucinas pró-inflamatórias, que vêm sendo associadas aos transtornos bipolares e podem ser a causa da deterioração cognitiva apresentada pelos pacientes.

Após o nascimento, diversos fatores ao longo da vida contribuem para o desenvolvimento do TB, tais como maus-tratos sofridos na infância, exposição excessiva a eventos estressores e uso de substâncias. Abuso emocional é o evento que apresenta a maior associação ao posterior desenvolvimento do TB. Ademais, maus-tratos ocorridos na infância parecem estar associados a piores resultados clínicos na bipolaridade, com sintomas mais graves e episódios de alteração de humor mais frequentes, além de um início visivelmente mais precoce e um risco aumentado de suicídio.

Além do papel dos eventos estressores no desenvolvimento global do indivíduo, o curso do TB também parece estar correlacionado a esses eventos. Além da quantidade de eventos estressores, alguns eventos específicos parecem ser mais graves no contexto do TB, como a perda precoce dos pais ou o nascimento de um filho. Uma metanálise demonstrou que o parto aumentou o risco de episódios de humor alterado em pacientes com TB, sendo esse risco maior do que o apresentado para depressão unipolar ou esquizofrenia. No entanto, não fica evidente se essa correlação é consequente das alterações hormonais do puerpério, se têm uma causa genética ou se são desencadeadas pelo nascimento do filho *per se*. Por último, parece haver uma relação sinérgica entre a ocorrência de eventos estressores e a de episódios bipolares, de maneira que o estresse pode desencadear um episódio maníaco ou depressivo, e esse episódio, por si só, pode causar eventos estressores na vida do indivíduo, podendo, portanto, piorar o prognóstico do transtorno.

O uso de substâncias como cannabis, opioides, cocaína, sedativos e álcool têm relação direta com o desenvolvimento de transtornos bipolares. O uso de cannabis parece quadriplicar o risco de episódios maníacos, além de aumentar o risco do desencadeamento de um primeiro episódio bipolar de maneira dose-dependente. De forma semelhante, o uso de opioides foi demonstrado como um risco para o desenvolvimento do TB – inclusive maior do que para outros transtornos do humor. O uso de estimulantes, inclusive para fins terapêuticos, deve ser analisado com cuidado especial, pois eles podem induzir estados maníacos ou sintomas semelhantes aos de tais estados, levando a um diagnóstico precipitado ou errôneo. No entanto, o maior índice de problemas relacionados ao abuso de substâncias por pacientes com TB é associado ao álcool, que, por sua vez, também está correlacionado com a desestabilização do TB e com diversas complicações relacionadas ao quadro psiquiátrico.

As comorbidades com outras condições médicas e psiquiátricas são desafios bastante prevalentes no contexto do TB. As causas das comorbidades vão desde predisposições genéticas e vulnerabilidades ambientais até consequências do tratamento, viés clínico ou relação causal direta com o transtorno. Dentre as comorbidades psiquiátricas, os transtornos de ansiedade são os mais comuns, com cerca de 80% dos pacientes apresentando histórico correspondente aos critérios para diagnóstico conforme o DSM-5-TR. Dentre os transtornos de ansiedade, os ataques de pânico e a fobia social são os mais frequentes, o que induz a uma reflexão sobre as condições sociais às quais os indivíduos com TB estão submetidos. O preconceito e a estigmatização são fatores que provavelmente contribuem para o desenvolvimento dessas comorbidades. Há, também, estudos demonstrando a associação do TB com autismo, transtorno de déficit de atenção e transtornos da personalidade. No entanto, mais estudos são necessários para estabelecer uma associação ou correlação mais precisa. Em relação a condições médicas não psíquicas, asma, obesidade, traumatismo craniano e enxaqueca têm sido correlacionados com o TB; destas a asma é a que apresenta evidências mais contundentes, com estudos prospectivos demonstrando uma possível via inflamatória em comum com os transtornos bipolares. O uso de corticosteroides durante a infância também parece contribuir para a comorbidade na vida adulta.

CONSIDERAÇÕES FINAIS

Desde a Antiguidade há um esforço para entender e conceitualizar os transtornos bipolares. Hipócrates, com a teoria humoral, realizou a primeira tentativa científica nesse sentido, seguido por Areteu da Capadócia. Entre os séculos IX e XI, a escola islâmica teve seu protagonismo e introduziu a possibilidade de haver um espectro do TB, conceito que perdura até hoje, com algumas modificações. Apesar de a Idade Média ser conhecida pelo obscurantismo da época, também foram alcançados alguns avanços durante o período, como o reconhecimento de que mania e melancolia eram desordens do cérebro. Nos séculos seguintes, houve uma predominância de médicos franceses e alemães nas propostas relacionadas aos transtornos bipolares. Foi nessa época que Kraepelin desenvolveu seus trabalhos, que lhe renderam o título (mais do que justificado) de "pai da psiquiatria moderna". A ideia de que a mania e a melancolia seriam duas faces da mesma moeda, bastante defendida ainda na atualidade, nasce dos trabalhos de Kraepelin. Em contraposição às ideias kraepelianas, surgiu o conceito dicotômico dos transtornos bipolares de tipos I e II, elaborado por diversos psiquiatras mas tendo como representante maior o alemão Leonhard, cujos trabalhos foram a base para a elaboração do DSM. A retomada de uma visão mais kraepeliana foi levantada por alguns pesquisadores entre o final do século XX e o início do século XXI, especialmente por Akiskal e Koukopoulos.

Ainda hoje, o debate sobre o conceito unitário ou dicotômico segue sob os holofotes, com defensores de ambas as vertentes. De certa maneira, a ampliação dos conceitos se mostra benéfica à medida que permite o diagnóstico de pacientes que não preenchem todos os requisitos. No entanto, essa mesma ampliação pode levar à perda de especificidade, complicando o diagnóstico e comprometendo o tratamento.

Os dados epidemiológicos e de fatores de risco atualmente disponíveis sobre os transtornos bipolares demonstram a complexidade e as diversas variáveis a serem consideradas em relação ao seu diagnóstico e tratamento. A estigmatização e o preconceito persistem como questões significativas no âmbito dos transtornos mentais, especialmente no dos que são potencialmente debilitantes, como o TB. Por ser um distúrbio multifatorial, eventos ocorridos durante a vida podem influenciar o desenvolvimento e o curso do TB para além da vulnerabilidade genética predisposta. Nesse sentido, o delineamento dos limites diagnósticos para o TB continua sendo um tópico importante e bastante discutido, dado que novas descobertas sobre inovações terapêuticas e sobre a neurobiologia do TB permitem um maior entendimento do distúrbio, tanto em relação à nosologia quanto em relação à epidemiologia, e, portanto, tem um impacto significativo na compreensão e no refinamento do diagnóstico e do manejo da doença.

LEITURAS RECOMENDADAS

Agnew-Blais J, Danese A. Childhood maltreatment and unfavourable clinical outcomes in bipolar disorder: a systematic review and meta-analysis. Lancet Psychiatry. 2016;3(4):342-9.

American Psychiatric Association. Manual diagnóstico e estatístico dos transtornos mentais: DSM5TR. 5.ed. rev. Porto Alegre: Artmed; 2023.

Angst J, Marneros A. Bipolarity from ancient to modern times: conception, birth and rebirth. J Affect Disord. 2001;67(1-3):3-19.

Ashok AH, Marques TR, Jauhar S, Nour MM, Goodwin GM, Young AH, et al. The dopamine hypothesis of bipolar affective disorder: the state of the art and implications for treatment. Mol Psychiatry. 2017;22(5):666-79.

Baethge C, Salvatore P, Baldessarini RJ. "On cyclic insanity" by Karl Ludwig Kahlbaum, MD: a translation and commentary. Harv Rev Psychiatry. 2003;11(2):78-90.

Baldessarini RJ. A plea for integrity of the bipolar disorder concept. Bipolar Disord. 2000;2(1):3-7.

Baldessarini RJ, Tondo L, Visioli C. First-episode types in bipolar disorder: predictive associations with later illness. Acta Psychiatr Scand. 2014;129(5):383-92.

Barichello T, Badawy M, Pitcher MR, Saigal P, Generoso JS, Goularte JA, et al. Exposure to perinatal infections and bipolar disorder: a systematic review. Curr Mol Med. 2016;16(2):106-18.

Barros JLVM, Barbosa IG, Salem H, Rocha NP, Kummer A, Okusaga OO, et al. Is there any association between Toxoplasma gondii infection and bipolar disorder? A systematic review and meta-analysis. J Affect Disord. 2017;209:59-65.

Beer MD. The endogenous psychoses: a conceptual history. Hist Psychiatry. 1996;7(25):1-29.

Berrios GE. Classifications in psychiatry: a conceptual history. Aust N Z J Psychiatry. 1999;33(2):145-60.

Bortolato B, Köhler CA, Evangelou E, León-Caballero J, Solmi M, Stubbs B, et al. Systematic assessment of environmental risk factors for bipolar disorder: an umbrella review of systematic reviews and meta-analyses. Bipolar Disord. 2017;19(2):84-96.

Crump C, Sundquist K, Winkleby MA, Sundquist J. Comorbidities and mortality in bipolar disorder: a Swedish national cohort study. JAMA Psychiatry. 2013;70(9):931-9.

Del-Porto JA, Del-Porto KO. História da caracterização nosológica do transtorno bipolar. Arch Clin Psychiatry (São Paulo). 2005;32(Supl 1):7-14.

Feingold D, Weiser M, Rehm J, Lev-Ran S. The association between cannabis use and mood disorders: A longitudinal study. J Affect Disord. 2015;172:211-8.

Fornaro M, Stubbs B. A meta-analysis investigating the prevalence and moderators of migraines among people with bipolar disorder. J Affect Disord. 2015;178:88-97.

Forty L, Ulanova A, Jones L, Jones I, Gordon-Smith K, Fraser C, et al. Comorbid medical illness in bipolar disorder. Br J Psychiatry. 2014;205(6):465-72.

GBD 2019 Mental Disorders Collaborators. Global, regional, and national burden of 12 mental disorders in 204 countries and territories, 1990-2019: a systematic analysis for the Global Burden of Disease Study 2019. Lancet Psychiatry. 2022;9(2):137-50.

Ghaemi SN. Bipolar spectrum: a review of the concept and a vision for the future. Psychiatry Investig. 2013;10(3):218-24.

Ghaemi SN, Dalley S. The bipolar spectrum: conceptions and misconceptions. Focus. 2015;13(1):75-84.

Gibbs M, Winsper C, Marwaha S, Gilbert E, Broome M, Singh SP. Cannabis use and mania symptoms: a systematic review and meta-analysis. J Affect Disord. 2015;171:39-47.

Goldney RD. From mania and melancholia to the bipolar disorders spectrum: a brief history of controversy. Aust N Z J Psychiatry. 2012;46(4):306-12.

Goodwin FK, Jamison KR. Manic-depressive illness: bipolar disorders and recurrent depression. Oxford: Oxford University; 2007. v. 2.

Hamdani N, Daban-Huard C, Lajnef M, Gadel R, Le Corvoisier P, Delavest M, et al. Cognitive deterioration among bipolar disorder patients infected by toxoplasma gondii is correlated to interleukin 6 levels. J Affect Disord. 2015;179:161-6.

Healy D. Mania: a short history of bipolar disorder. Baltimore: Johns Hopkins University; 2008.

Latalova K, Kamaradova D, Prasko J. Suicide in bipolar disorder: a review. Psychiatr Danub. 2014;26(2):108-14.

Kessler RC, Avenevoli S, Costello J, Green JG, Gruber MJ, McLaughlin KA, et al. Severity of 12-month DSM-IV disorders in the National Comorbidity Survey Replication Adolescent Supplement. Arch Gen Psychiatry. 2012;69(4):381-9.

Koenders MA, Giltay EJ, Spijker AT, Hoencamp E, Spinhoven P, Elzinga BM. Stressful life events in bipolar I and II disorder: cause or consequence of mood symptoms? J Affect Disord. 2014;161:55-64.

Koukopoulos A, Reginaldi D, Tondo L, Visioli C, Baldessarini RJ. Course sequences in bipolar disorder: depressions preceding or following manias or hypomanias. J Affect Disord. 2013;151(1):105-10.

Kraam A. On the origin of the clinical standpoint in psychiatry, Dr Ewald Hecker in Görlitz. Hist Psychiatry. 2004;15(59 Pt 3):345-60.

Krishnan KR. Psychiatric and medical comorbidities of bipolar disorder. Psychosom Med. 2005;67(1):1-8.

Kroon JS, Wohlfarth TD, Dieleman J, Sutterland AL, Storosum JG, Denys D, et al. Incidence rates and risk factors of bipolar disorder in the general population: a population-based cohort study. Bipolar Disord. 2013;15(3):306-13.

Leboyer M, Henry C, Paillere-Martinot ML, Bellivier F. Age at onset in bipolar affective disorders: a review. Bipolar Disord. 2005;7(2):111-8.

Lex C, Bäzner E, Meyer TD. Does stress play a significant role in bipolar disorder? A meta-analysis. J Affect Disord. 2017;208:298-308.

Marangoni C, Hernandez M, Faedda GL. The role of environmental exposures as risk factors for bipolar disorder: a systematic review of longitudinal studies. J Affect Disord. 2016;193:165-74.

Marneros A, Röttig S, Röttig D, Tscharntke A, Brieger P. Bipolar I disorder with mood-incongruent psychotic symptoms: a comparative longitudinal study. Eur Arch Psychiatry Clin Neurosci. 2009;259(3):131-6.

McElroy SL. Diagnosing and treating comorbid (complicated) bipolar disorder. J Clin Psychiatry. 2004;65 Suppl 15:35-44.

Merikangas KR, Akiskal HS, Angst J, Greenberg PE, Hirschfeld RM, Petukhova M, et al. Lifetime and 12-month prevalence of bipolar spectrum disorder in the National Comorbidity Survey replication. Arch Gen Psychiatry. 2007;64(5):543-52.

Nabavi B, Mitchell AJ, Nutt D. A lifetime prevalence of comorbidity between bipolar affective disorder and anxiety disorders: a meta-analysis of 52 interview-based studies of psychiatric population. EBioMedicine. 2015;2(10):1405-19.

Oliveira J, Kazma R, Le Floch E, Bennabi M, Hamdani N, Bengoufa D, et al. Toxoplasma gondii exposure may modulate the influence of TLR2 genetic variation on bipolar disorder: a gene-environment interaction study. Int J Bipolar Disord. 2016;4(1):11.

Omrani A, Holtzman NS, Akiskal HS, Ghaemi SN. Ibn Imran's 10th century treatise on melancholy. J Affect Disord. 2012;141(2-3):116-9.

Palmier-Claus JE, Berry K, Bucci S, Mansell W, Varese F. Relationship between childhood adversity and bipolar affective disorder: systematic review and meta-analysis. Br J Psychiatry. 2016;209(6):454-9.

Pearce JMS. The neurology of aretaeus: radix pedis neurologia. Eur Neurol. 2013;70(1-2):106-12.

Perna G, Vanni G, Di Chiaro NV, Cavedini P, Caldirola D. Childhood trauma, temperament, and character in subjects with major depressive disorder and bipolar disorder. J Nerv Ment Dis. 2014;202(9):695-8.

Pichot P. Tracing the origins of bipolar disorder: from Falret to DSM-IV and ICD-10. J Affect Disord. 2006;96(3):145-8.

Prandovszky E, Gaskell E, Martin H, Dubey JP, Webster JP, McConkey GA. The neurotropic parasite Toxoplasma gondii increases dopamine metabolism. PLoS One. 2011;6(9):e23866.

Salvatore P, Baldessarini RJ, Centorrino F, Egli S, Albert M, Gerhard A, et al. Weygandt's On the Mixed States of Manic-Depressive Insanity: a translation and commentary on its significance in the evolution of the concept of bipolar disorder. Harv Rev Psychiatry. 2002;10(5):255-75.

Schepis TS, Hakes JK. Non-medical prescription use increases the risk for the onset and recurrence of psychopathology: results from the National Epidemiological Survey on Alcohol and Related Conditions. Addiction. 2011;106(12):2146-55.

Schepis TS, Hakes JK. Dose-related effects for the precipitation of psychopathology by opioid or tranquilizer/sedative nonmedical prescription use: results from the National Epidemiologic Survey on Alcohol and Related Conditions. J Addict Med. 2013;7(1):39-44.

Schmitt A, Malchow B, Hasan A, Falkai P. The impact of environmental factors in severe psychiatric disorders. Front Neurosci. 2014;8:19.

Shorter E. Bipolar disorder in historical perspective. In: Shorter E. Bipolar II disorder: modelling, measuring and managing. 2nd ed. Baltimore: Cambridge University; 2012. p. 1-9.

Soares JC, Gershon S. The diagnostic boundaries of bipolar disorder. Bipolar Disord. 2000;2(1):1-2.

Steinberg H, Herrmann-Lingen C, Himmerich H. Johann Christian August Heinroth: psychosomatic medicine eighty years before Freud. Psychiatr Danub. 2013;25(1):11-6.

Teodoro T. Antidepressant use and the risk of mood instability. Acta Med Port. 2020;33(1):76.

Teodoro T, Durval R. Emil Kraepelin's taxonomic unitary view of manic-depressive insanity in the 21st century: the never-ending diagnostic conundrum of bipolar depression. CNS Spectr. 2022:1-2.

Tondo L, Miola A, Pinna M, Contu M, Baldessarini RJ. Differences between bipolar disorder types 1 and 2 support the DSM two-syndrome concept. Int J Bipolar Disord. 2022;10(1):21.

Trede K, Salvatore P, Baethge C, Gerhard A, Maggini C, Baldessarini RJ. Manic-depressive illness: evolution in Kraepelin's Textbook, 1883-1926. Harv Rev Psychiatry. 2005;13(3):155-78.

Vakili N, Gorji A. Psychiatry and psychology in medieval Persia. J Clin Psychiatry. 2006;67(12):1862-9.

Van Meter AR, Youngstrom EA, Findling RL. Cyclothymic disorder: a critical review. Clin Psychol Rev. 2012;32(4):229-43.

Wu MK, Wang HY, Chen YW, Lin PY, Wu CK, Tseng PT. Significantly higher prevalence rate of asthma and bipolar disorder co-morbidity: a meta-analysis and review under PRISMA guidelines. Medicine (Baltimore). 2016;95(13):e3217.

Zhao Z, Okusaga OO, Quevedo J, Soares JC, Teixeira AL. The potential association between obesity and bipolar disorder: a meta-analysis. J Affect Disord. 2016;202:120-3.

Zivanovic O, Nedic A. Kraepelin's concept of manic-depressive insanity: one hundred years later. J Affect Disord. 2012;137(1-3):15-24.

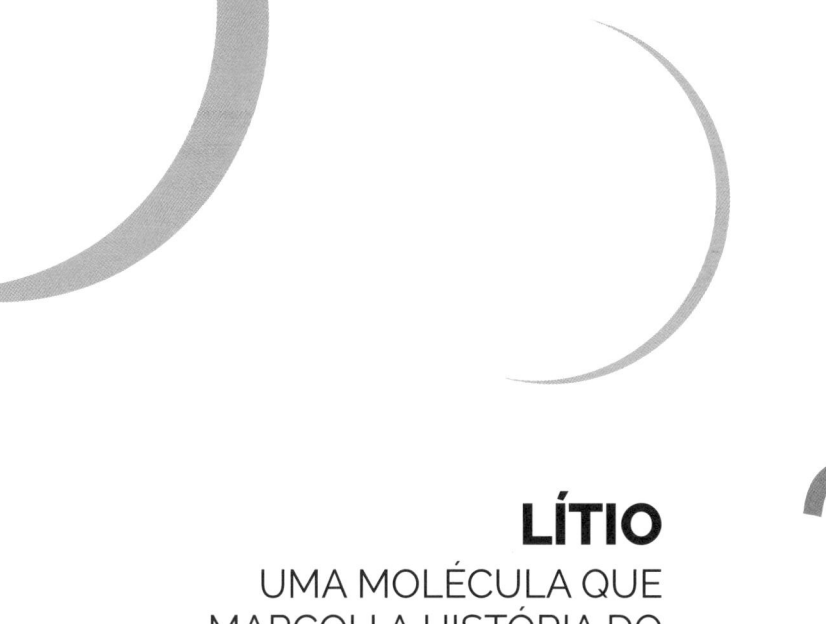

LÍTIO
UMA MOLÉCULA QUE MARCOU A HISTÓRIA DO TRANSTORNO BIPOLAR

2

LEONARDO CAIXETA
MARCELO CAIXETA

"Tudo que é velho se torna novo novamente."

HISTÓRICO

O lítio, conhecido há quase 200 anos, é utilizado como psicofármaco há mais de um século e possui uma longa e curiosa história cheia de serendipidades dentro do imaginário médico e popular.[1]

O lítio foi descoberto em 1800, na ilha de Utö, na Suécia, por José Bonifácio de Andrade e Silva, um cientista e aristocrata brasileiro.[2] Naquela região – então um importante centro de mineração – o brasileiro descobriu um cristal, a petalita; em sua constituição, havia um misterioso elemento químico. Coube ao químico sueco Johan A. Arfwedson, em 1817, a identificação e o batismo da substância alcalina, doravante denominada "lítio".[2] O nome foi derivado do grego *lithos*, que significa pedra, em óbvia alusão à sua origem mineral.

O uso do lítio no cenário médico teve início após a publicação de um artigo intitulado "A incrível afinidade do lítio pelo ácido úrico", em 1844, pelo cirurgião britânico Alexander Ure. Nesse artigo, Ure aconselhava o uso do lítio na forma de sal para o tratamento dos cálculos renais, dada a ligação destes com o ácido úrico, já conhecida na época. Infelizmente, a utilização em larga escala do sal (de forma descuidada, como se poderia esperar naquela época) maculou a reputação da jovem substância, uma vez que se registraram muitos casos de intoxicação e, até aquele momento, não se conhecia a dose terapêutica do fármaco.[2]

Outro artigo, entretanto, desta vez publicado por um médico inglês chamado Alfred B. Garrod em 1859, conseguiu reabilitar o lítio. Novamente, encontrou-se alusão à sua utilização como terapêutica em uma doença que tem na elevação do ácido úrico um importante elemento da sua fisiopatologia: a gota. Qual dado empírico motivou Garrod, naquela época, a indicar a seus pacientes que imergissem seus pés gotosos em infusões com sais de lítio? Esse influente trabalho deu ensejo a toda uma cultura de uma época em que se acreditava que o ácido úrico poderia ocasionar diferentes tipos de doenças, tais como epilepsia, enxaqueca e até hemorroidas, dependendo do local onde se acumulasse no corpo. Nesse contexto, e com base em tal crença aparentemente absurda, o lítio tornou-se uma espécie de panaceia, sendo indicado para doenças muito díspares, mas ligadas pela explicação comum do ácido úrico como gerador de seus distúrbios metabólicos – denominada "teoria da diátese úrica". O mesmo Alfred Garrod, impulsionado por essa teoria, criou o conceito de "mania gotosa" ao sugerir que os transtornos do humor constituiriam uma espécie de "gota que subira à cabeça".[3] Além de ter o mérito de anunciar (ainda que equivocadamente) uma das primeiras hipóteses fisiopatológicas para a mania, de certa forma, é Garrod quem cria espaço para o uso do lítio nessa condição mórbida.

De modo oficial, entretanto, coube ao médico norte-americano William Alexander Hammond, em 1871 (e não a Garrod), o reconhecimento pela primeira recomendação formal do uso dos sais de lítio na psiquiatria, para o tratamento das excitações maníacas. São suas as palavras: "Usei o brometo de lítio em diversos casos de mania aguda e estou muito satisfeito. É mais eficaz que qualquer outro remédio indicado para diminuir a quantidade de sangue nos vasos cerebrais e acalmar a excitação nervosa". Como Hammond advogava doses generosas e provavelmente tóxicas de lítio, pode-se supor que o que ele creditava como seu efeito terapêutico (a sedação, principalmente), provavelmente se tratasse de um efeito de intoxicação.[2]

Uma vez mais, retornamos à Escandinávia. Desta vez, ao médico dinamarquês Carl Lange, que publicou em 1897 os achados de suas pesquisas, os quais constataram boas respostas dos pacientes depressivos que usaram o lítio. Foram 11 anos de pesquisa para que Lange chegasse nesses resultados.[1]

Todo esse conjunto de interpretações e achados científicos reunidos e articulados dentro da teoria da diátese úrica, bem como o desdobramento terapêutico em sua utilização universal, criaram o ambiente para a popularização do uso do lítio. O ápice deste fenômeno social foi a criação, no final do século XIX, de sanatórios para o tratamento de transtornos mentais, sobretudo de transtornos compulsivos e dependências químicas, apoiados no poder terapêutico das águas de lítio. Talvez o mais notório desse tipo de estabelecimento tenha sido o famoso Lithia Spring Sanitarium, nos Estados Unidos. Além disso, surgiram estâncias de recreação com a proposta – carente de fundamentação científica – de oferecer águas minerais medicinais ricas em lítio. Tais estações receberam o nome de Lithia Springs (**Figura 2.1**) e constituíram o destino de milhares de pessoas que desejavam tratar de diversos males, desde cefaleia e diarreia, passando por problemas renais e vesicais, até flatulência e hemorroidas. Tais balneários, porém, eram destinados à elite, e a grande massa de pessoas que não conseguia ter acesso a esses locais tinha a opção de comprar a água de suas nascentes. O sucesso foi tanto que empresas se especializaram no engarrafamento do produto, algumas chegando a produzir 120 mil garrafas de água rica em lítio ao dia e até diversificando suas apresentações em bebidas diferentes (p. ex., *Lithia Beer*, *Lithium Coke*) e outras novidades. Os anúncios não economizavam na lista de potenciais benefícios, abrangendo problemas como gota e outros reumatismos, cistite e demais distúrbios urológicos, distúrbios neurológicos, dores de variados tipos (p. ex., neuralgia, lombalgia, cefaleia), obstipação, problemas hepáticos e até obesidade. Tal campanha tinha o respaldo de artigos médicos publicados em revistas respeitadas, incluindo o JAMA, que recomendava seu uso para toda essa gama de distúrbios.[1]

O deslumbre com o lítio e o encanto provocado pelos balneários começaram a ter seus dias contados a partir do momento em que se constatou que a concentração do elemento nas "águas medicinais" era irrisório do ponto de vista terapêutico. Esse golpe, entretanto, não foi suficiente para aplacar a "febre do lítio" – como se podia testemunhar pelos 43 medicamentos à base de lítio disponibilizados nas farmácias norte-americanas nos idos de 1907 –, ainda que começasse a pairar uma desconfiança sobre os efeitos colaterais potencialmente graves da substância. Um golpe mais duro, porém, sobreveio décadas depois (em 1948, mais precisamente), quando foram registrados vários óbitos em decorrência da troca do cloreto de sódio por lítio em soluções para o tratamento de doenças cardiovasculares.[3]

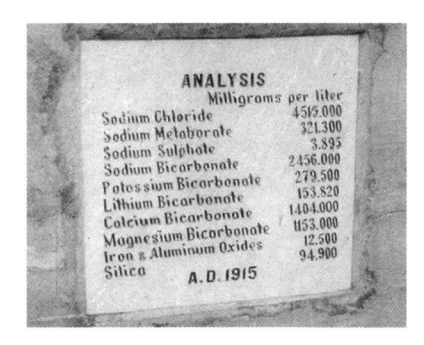

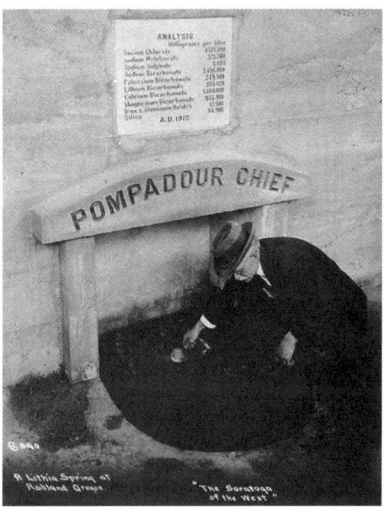

▶ **FIGURA 2.1**
COMPOSIÇÃO MINERAL DA ÁGUA EM UMA FONTE DE LITHIA SPRINGS.
Fonte: Caixeta.[1]

Uma casualidade, entretanto, daquelas que acompanham as grandes descobertas da medicina, colaborou na reabilitação do lítio perante a opinião pública. O psiquiatra australiano John Cade trabalhava a hipótese de que a psicose maníaco-depressiva (PMD) estaria associada ao excesso de ureia e, para testá-la, injetou em ratos sais de urato de lítio (ao invés de sais puros de urato, já que aqueles são mais solúveis e fáceis de administrar) no intuito de desencadear crises maniformes nos animais. Qual não foi a surpresa do psiquiatra, porém, quando observou efeito contrário ao que almejava: os animais ficaram mais calmos, numa evidente resposta tranquilizante. Cade concluiu, meio apressadamente, que a causa da PMD poderia estar relacionada à deficiência de lítio.[4,5] Então, ele passou para a etapa experimental seguinte, desta vez numa série de 10 pacientes humanos, ratificando sua impressão de que o lítio apresentava nítidos efeitos benéficos sobre a PMD. Em um de seus pacientes, Cade relata que "o estado de mania crônica, com o paciente sempre movimentando-se, sujo, destrutivo e cruel, ficou, após três dias de medicação, mais calmo, organizado, menos desinibido e mais concentrado". O mesmo efeito extraordinário foi observado nos outros nove pacientes submetidos ao lítio. Cade afirmava que o lítio acalmava a excitação maníaca em cinco a dez dias.[4] À medida que a prática foi estendida para vários outros pacientes, entretanto, novamente surgiram vítimas fatais em resposta à toxicidade da medicação, uma vez que não se dispunha, à época, de conhecimentos sobre a faixa terapêutica do fármaco e, muito menos, sobre as formas de dosá-lo no sangue.

Independentemente de todas essas descobertas, revisar a literatura mundial sobre o lítio era considerada uma tarefa fácil até 1959, quando haviam pouquíssimos artigos a respeito. Então, uma vez mais, a história se volta para a Escandinávia, quando Mogens Schou, um psiquiatra dinamarquês, resolve retomar a linha de pesquisa de John Cade e publica o primeiro estudo duplo-cego sobre o uso de lítio na mania, com o propósito de identificar seus benefícios para essa enfermidade. Até hoje tal estudo é considerado uma referência, sendo citado quando se abordam as evidências do benefício do lítio no tratamento da mania.[1]

Ronald Fieve, um dos pioneiros na introdução do lítio nos Estados Unidos na década de 1960, ao usar o lítio nos primeiros pacientes, afirmou: "Durante os anos que eu dediquei à formação psiquiátrica, bem como nos anos adicionais no treinamento psicoanalítico e durante o período de pesquisa, eu nunca encontrei qualquer outro tratamento psiquiátrico que funcionasse tão rápido, tão especificamente e tão permanentemente como o lítio para os estados de humor recorrentes maníacos e depressivos".[6]

Algum tempo depois, outro psiquiatra dinamarquês, chamado Poul Christian Baastrup, agregou uma outra peça cara para a compreensão do quebra-cabeça terapêutico da PMD ao demonstrar, em 1964, que o lítio exercia efeito sobre a história natural da doença, impedindo suas recaídas tão características e, portanto, mudando o curso da história da PMD. Completa-se, assim, com um mesmo fármaco, todo um perfil terapêutico que vai desde o tratamento dos sintomas na fase aguda até a prevenção de recaídas maníacas e depressivas. Esse estudo abriu caminho para o uso efetivo e frequente do lítio na clínica psiquiátrica, culminando, em 1970, com a aprovação da Food and Drug Administration (FDA) – agência reguladora dos Estados Unidos para o licenciamento de indicações das medicações – para sua utilização no tratamento da mania e, em 1974, na prevenção de recaídas.[3] O lítio manteve-se como único estabilizador de humor por vários anos, constituindo-se como padrão-ouro para o tratamento do transtorno bipolar (TB), também conhecido como transtorno afetivo bipolar (TAB).

Na década de 1990, a indústria farmacêutica começou a investir em outras modalidades de estabilizadores do humor, fazendo estudos a partir de fármacos indicados para o tratamento da epilepsia já existentes no mercado. Foi assim que se extrapolou o uso do valproato de sódio e da carbamazepina, dois notórios anticonvulsivantes, para o tratamento do TB. Mais tarde, outros representantes do grupo dos antiepilépticos engrossaram as fileiras dos estabilizadores do humor: a oxcarbazepina, a lamotrigina e o topiramato. Mais modernamente, também entraram em cena os antipsicóticos atípicos. Quase todos pleiteavam, no início, alguma função na estabilização do humor bipolar. Depois, à medida que alguns estudos surgiam, muitos deles duvidosos em suas metodologias e financiados pelos próprios laboratórios responsáveis pela fabricação das substâncias em teste, surgiu o seguinte fenômeno: o lítio foi sendo paulatinamente relegado ao segundo escalão das medicações indicadas para o TB e se tornou subutilizado na prática psiquiátrica. Muito mais por motivos técnicos do que mercadológicos, não existia interesse em manter o investimento no lítio – já que, por ser extraído da natureza, ele não pode ser patenteado, o que o torna pouco atraente para a indústria farmacêutica. O lítio é, por natureza (literalmente), uma medicação barata.

Como conclusão dessa introdução, o lítio representa a substância mais extensivamente estudada na psiquiatria;[7] é, entretanto, geralmente subprescrita.[8] Como se pôde notar pela história do lítio, essa substância viveu fases bipolares, ora passando por períodos de franca falta de investimento – geralmente motivados pelo seu mau uso e pela restrita experiência terapêutica e toxicológica –, ora experimentando períodos de ascensão – geralmente impulsionados pela constatação de seus nítidos benefícios sobre uma doença potencialmente grave: o TB.

Estes últimos períodos geralmente se mantinham até que, por dificuldades inerentes ao manejo da medicação (a qual custou algumas vidas), optava-se por abandoná-la.

Mais recentemente, entretanto, observou-se uma estagnação do período de ouro do lítio, justificada não por motivos de experiência no manejo (já que essa expertise foi conquistada na prática atual), mas por questões de mercado, de estratégias financeiras das grandes indústrias de psicofármacos, as quais nem sempre coincidem com os interesses do paciente e, portanto, da classe psiquiátrica, que tem a missão de defendê-lo e tratá-lo com as melhores opções disponíveis.

O fato é que nunca se conseguiu "aposentar" o lítio, seja porque, até o momento, nenhum outro fármaco conseguiu equiparar-se ao seu poder de estabilização do humor, seja porque o seu perfil de efeitos colaterais é perfeitamente tolerável, em muitos casos até mais tolerável e seguro do que o de seus pares. Além disso, poucas são as substâncias sobre as quais se acumulou tanta experiência e conhecimento na medicina (afinal, são 60 anos de uso), o que torna o lítio uma das medicações mais seguras para uso em longo prazo em humanos.[5]

Talvez a atração pelo lítio também se deva ao fato de que, numa era em que novos fármacos são desenvolvidos pela indústria farmacêutica (*designer drugs*), um elemento presente na natureza, e não um composto biofarmacêutico sintetizado, constitua o padrão-ouro para o tratamento do TB. Assim, a comparação com o digitálico (substância derivada de um vegetal e que, por décadas, representou a melhor opção para o tratamento da insuficiência cardíaca) é inescapável. O que o digitálico fez para o coração, o lítio faz pelo cérebro.

FARMACOLOGIA, MECANISMO DE AÇÃO

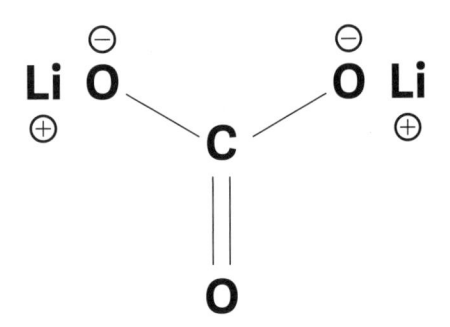

▶ **FIGURA 2.2**
MOLÉCULA QUÍMICA DO CARBONATO DE LÍTIO.

FARMACOLOGIA

Quase todos lembram das aulas de química do Ensino Médio: o lítio é um elemento sólido (número atômico 3, peso atômico 6,94), membro do grupo 1A dos metais alcalinos (junto com sódio, potássio, rubídio, césio e frâncio). A molécula química do sal carbonato de lítio é apresentada na **Figura 2.2**.

O lítio é rapidamente absorvido por via oral, atingindo picos plasmáticos entre uma hora e uma hora e meia após a ingestão.[9–12]

O elemento não possui propriedades de ligação com proteínas plasmáticas ou metabólitos (ativos ou inativos). É excretado quase que totalmente pelos rins, embora pequenas quantidades sejam perdidas nas fezes e no suor. A meia-vida de eliminação é de 18 a 24 horas; em idosos, esta pode ser muito mais prolongada pela diminuição da filtração glomerular.[9–12]

O lítio se distribui por todos os tecidos, porém em uma extensão variável. A entrada e a saída do lítio no sistema nervoso central (SNC) são lentas. Isso talvez explique por que superdoses agudas são, algumas vezes, seletivamente bem-toleradas, mas intoxicações crônicas melhoram muito mais lentamente do que a diminuição do seu nível sérico pode sugerir.

MECANISMO DE AÇÃO

O exato mecanismo de ação do lítio ainda é desconhecido. Existem várias hipóteses bioquímicas sobre a ação do lítio no SNC;[9–12] não obstante todas serem plausíveis, nenhuma demonstrou sua veracidade definitivamente.

O lítio possui, muito provavelmente, várias ações neurais em diferentes níveis da cascata de eventos que caracteriza a transmissão de impulsos nervosos. Reconhece-se, mais especificamente, que o lítio interfere no metabolismo do segundo mensageiro denominado inositol trifosfato (IP3), responsável pela liberação do cálcio de seus depósitos intracelulares (**Figura 2.3**). Possivelmente, o lítio inibe enzimas que permitem a reciclagem do IP3. Com a inibição de enzimas na rota de formação do inositol (p. ex., inositol-monofosfatase), há um aumento na formação da rota com-

LÍTIO

MACRO ↓

- **Humor**: ↓Mania, ↓depressão, estabilização e profilaxia do humor de longo prazo; ↓Comportamento suicida
- **Cognição**: Pode alterar o funcionamento cognitivo
- **Estrutura**: Neuroprotetor: ↑Volume da substância cinzenta global; ↑Amígdala, hipocampo e regiões corticais pré-frontais
- **Neurotransmissão**: ↑Neurotransmissão inibitória (GABA); ↓Neurotransmissão excitatória (glutamato e dopamina)
- **Modificações celulares e intraceluares**: Modulação da neurotransmissão; Modulação do sistema de segundo mensageiro (sistema AC, depleção de inositol, PKC e MARCKS); Defesa antioxidante; Ações antiapoptóticas (↓GSK); Fatores neuroprotetores (↑BDNF, bcl-2)

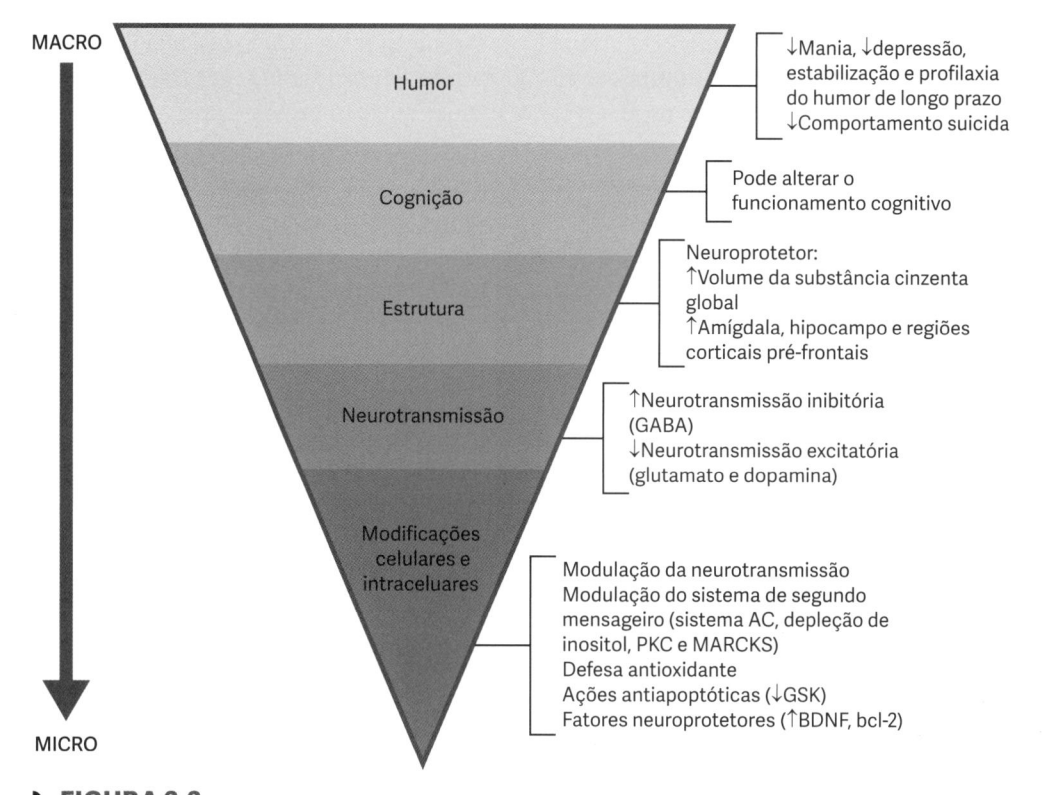

MICRO

▶ FIGURA 2.3
AÇÕES DO LÍTIO.

O lítio exerce seus efeitos em vários níveis, começando com mudanças clínicas no humor, neutralizando a mania e a depressão e diminuindo as tendências suicidas. Evidências dos efeitos do lítio na cognição a partir de alguns estudos neuropsicológicos e de ressonância magnética funcional apontam, em geral, para algum comprometimento nesse domínio; no entanto, as evidências ainda são contraditórias. Estudos de imagem estrutural forneceram evidências de neuroproteção com aumento dos volumes da substância cinzenta, em particular na amígdala, hipocampo e regiões corticais pré-frontais em pacientes tratados com lítio. Alterações na neurotransmissão que tem impacto clínico podem ser explicadas pelo aumento da inibição e diminuição da neurotransmissão excitatória em pacientes tratados com lítio. No nível intracelular, o lítio influencia os sistemas de segundos mensageiros, que modulam a neurotransmissão e facilitam a viabilidade celular pela promoção de defesas antioxidantes, diminuindo a apoptose e aumentando proteínas neuroprotetoras.

AC, adenil ciclase; bcl-2, linfoma de células B; BDNF, fator neurotrófico derivado do cérebro; GSK, glicogênio sintase ciinase; MARCKS, substrato de cinase C rico em alanina miristoilada; PKC, proteína cinase.
Fonte: Malhi e colaboradores.[13]

---

plementar do diacilglicerol (DAG), que atua em um dos sítios da fosfoquinase C (PKC). A PKC, então, irá fosforilar várias proteínas responsáveis por diversas funções. Parece que o uso crônico do lítio provocaria uma *down regulation* da PKC, levando, inclusive, a alterações na transcrição gênica.[9-12] Isso explicaria a ação profilática do uso continuado do lítio no TB.

Existem, ainda, outras tentativas de explicação do mecanismo de ação do lítio. De acordo com uma delas, o lítio atuaria como íon de substituição (por sua similaridade com outros elementos químicos como Na, K, Ca, Mg), alterando os níveis de neurotransmissores (assim, aumentaria os níveis de serotonina e diminuiria os de noradrenalina). Alteraria, ainda, os níveis de dopamina, ácido gama-aminobutírico (GABA) e acetilcolina. Em outra modalidade de explicação, o lítio causaria uma provável inibição das enzimas adenilato ciclase e inositol-1-fosfatase, levando à redução da neurotransmissão noradrenégica.

Avanços recentes no conhecimento da biologia celular e molecular resultaram na identificação de dois alvos de ação do lítio. Essas descobertas podem exercer grandes impactos sobre o uso futuro deste cátion na biologia e na medicina. Alguns autores sugerem o uso do lítio como agente neurotrópico e neuroprotetor no tratamento de longo prazo dos transtornos do humor.[12]

Desde a sua introdução no arsenal terapêutico da psiquiatria, em 1949, até hoje, o lítio foi avaliado no tratamento de várias condições neuropsiquiátricas, mas, indubitavelmente, foi no tratamento do TB que ele se tornou mais eficaz e indicado. Isso sugere que ele possua especificidade para o tratamento desse transtorno.

INDICAÇÕES TRADICIONAIS DO LÍTIO

Não obstante o leque de indicações terapêuticas do lítio ter se estendido nas últimas quatro décadas para abarcar várias condições neuropsiquiátricas (de enxaqueca a esclerose lateral amiotrófica, passando pela síndrome de Kleine-Levin e por outras parassonias), suas indicações mais clássicas encontram-se no campo dos transtornos do humor, particularmente no tratamento do TB – seja na fase de mania aguda, seja na profilaxia e no tratamento da depressão bipolar. O lítio é, ainda hoje, o fármaco mais eficaz para o tratamento do TB.

O lítio é uma fármaco único, porém paradoxalmente pouco estudado.[14] Em mais de 70 anos de observação, mostrou múltiplas propriedades clínicas importantes no tratamento da mania aguda, com eficácia maximizada quando usado para prevenir episódios maníacos e depressivos. Além disso, mostrou poder ser uma boa escolha de tratamento para pacientes com história familiar positiva para transtorno bipolar, padrão de intervalo mania-depressão, poucos episódios afetivos/hospitalizações anteriores, alto risco de suicídio, e sem comorbidades.[15]

O lítio também é útil na depressão unipolar, seja como potencializador do efeito antidepressivo, na prevenção de recaídas, na redução das taxas de suicídio ou, ainda, como opção para pacientes resistentes ao tratamento com antidepressivos.[16]

A eficácia do lítio no tratamento da mania e da depressão bipolar, assim como na reversão do quadro de depressão unipolar resistente em pacientes não responsivos a antidepressivos, está notadamente bem estabelecida. Embora o perfil de tolerabilidade ao fármaco não seja o ideal, há poucas dúvidas de que o lítio tenha sido literalmente um salva-vidas para milhares de pacientes.[17-19]

O lítio é, em geral, o fármaco mais eficaz para o tratamento da mania aguda, produzindo melhora em cerca de 70 a 80% dos pacientes. As taxas de resposta variam em diferentes tipos de TB. Nos estados maníacos puros e típicos, o lítio é muito eficaz, enquanto nas manias de tipos mista, atípica e/ou secundária ou reativa, as taxas de resposta tendem a ser mais baixas, com descrições de valores entre 29 e 42%. Em conclusão, o lítio é o fármaco mais eficaz nos quadros típicos, sugerindo especificidade nessa condição.[17]

Muitos estudos – tanto abertos quanto controlados – têm documentado a eficácia do tratamento com lítio na profilaxia das fases maníaca e depressiva do TB. As características clínicas de estados maníacos clássicos e de mania seguida de eutimia ou depressão predizem um bom prognóstico para a profilaxia com lítio. A presença de história familiar de transtornos do humor também é um fator preditivo positivo de resposta. Por outro lado, pacientes com estados mistos, quadros disfóricos, ciclagem rápida, grande número de episódios anteriores e mania secundária a comorbidades podem apresentar resposta pobre ao lítio.[17-19] Desse modo, o lítio pode ser considerado altamente eficaz no TB de tipos I e II (DSM-5-TR).

Na depressão bipolar, o lítio apresenta bons resultados, ainda que essa área careça de melhores alternativas.[18] Nesta fase, o lítio pode ser usado em combinação com antidepressivos, além de ser mantido na manutenção para a profilaxia de novas fases. Na depressão unipolar, ele é menos efetivo do que na bipolar, porém é o fármaco mais utilizado na potencialização dos antidepressivos nos casos de depressão resistente.[16] Os autores deste capítulo acreditam que a maior parte dos casos de depressão crônica refratária constituam casos de depressão bipolar.

No transtorno esquizoafetivo, quanto mais proeminente for o componente afetivo, mais evidente será o benefício do lítio. Na esquizofrenia, o lítio parece ser um bom coadjuvante nos casos em que existe aceleração psicomotora e evolução com periodicidade.

O lítio mostra efeitos benéficos nos casos de agressividade, em particular na agressividade cíclica. Em relação aos abusos de álcool e de drogas ilícitas, estudos abertos trazem relatos de algum benefício, embora não sejam dados controlados (os autores deste capítulo acreditam que esses dados se refiram a pacientes bipolares com uso associado de substâncias e/ou álcool). O mesmo pode ser referido em relação a transtornos alimentares, compulsividade e estados de hipersonia.

O lítio, a carbamazepina e o valproato são largamente utilizados como estabilizadores do humor na área pediátrica, embora só o primeiro tenha a aprovação da FDA para o TB em crianças e adolescentes acima dos 12 anos – com o suporte de poucos estudos clínicos usando o lítio como estabilizador de humor na área pediátrica.[20]

EFICÁCIA DO LÍTIO NA MANIA E NA TERAPIA DE MANUTENÇÃO DO TRANSTORNO BIPOLAR

O lítio foi introduzido em 1949 como tratamento para a mania, sendo essa, ainda, a mais forte evidência de sua eficácia. Foram alcançados resultados consistentemente melhores do que os dos neurolépticos e os da carbamazepina, bem como resultados equivalentes aos do divalproato de sódio no tratamento da mania.[17] Sua eficácia na depressão bipolar permanece estudada de forma limitada.[17] O lítio fornece, também, benefícios na profilaxia da mania.

Evidências convergentes de estudos clínicos e em animais indicam que um dos principais efeitos comportamentais do lítio é a redução da atividade motora, o que está em conformidade com a evidência mais forte da eficácia da substância no tratamento da mania aguda, na qual o mesmo sintoma é tão central. O lítio está sendo cada vez mais utilizado em regimes combinados de tratamento, o que permite o uso de doses menores, mais bem toleradas e com benefícios adicionais.[17]

Recentes ensaios clínicos controlados de novos medicamentos para o TB incluíram o lítio como padrão-ouro de comparação, e Smith e colaboradores[21] utilizaram esses estudos em uma metanálise que avaliou a efetividade do lítio como tratamento contínuo para o transtorno. A metanálise, que abrangeu 14 ensaios clínicos controlados e randomizados[21] (dos quais oito incluíram placebo), forneceu forte evidência para a eficácia do uso profilático do lítio, que preveniu a recaída de qualquer episódio de alteração do humor com uma razão de risco (HR, do inglês *hazard ratio*) de 0,68 (IC 95%; 0,53–0,86). A eficácia profilática total do lítio foi largamente verificada pela redução de recaídas maníacas (com HR de 0,53; IC 95%; 0,35–0,79). Pacientes tratados com lítio também tiveram menos recaídas depressivas, mas esse efeito foi menor e não significativo estatisticamente.

A eficácia do lítio no tratamento de manutenção do TB é reconhecida pela maioria das diretrizes recentes (baseadas em evidências), que o recomendam como tratamento de primeira linha.[22] Ainda, diversos ensaios clínicos foram favoráveis ao lítio: em uma comparação, ele se mostrou superior a antipsicóticos e anticonvulsivantes no tratamento da mania, bem como foi considerado consistentemente superior a fármacos antipsicóticos em ensaios randomizados e duplos-cegos. No maior estudo controlado (e único com grupo paralelo) sobre seu uso na mania, o lítio foi comparado ao anticonvulsivante divalproato de sódio e ambos os fármacos foram significativamente superiores ao placebo. Esses resultados são particularmente dignos de nota tendo em vista que os pacientes estavam gravemente doentes, com mais de um terço deles apresentando sintomas psicóticos. Nenhum neuroléptico foi permitido nesse estudo, e apenas lorazepam ou hidrato de cloral puderam ser associados durante os seus primeiros dez dias.[17]

Em outra comparação randomizada cega do lítio com o divalproato de sódio, os fármacos foram igualmente eficazes para o tratamento de episódios de mania, assim como para profilaxia, com melhora moderadamente maior, ainda que não significativa, entre os pacientes tratados com lítio. No pequeno número de comparações existentes com a carbamazepina, o lítio foi superior ou, no mínimo, igualmente eficaz. Esses estudos não foram controlados com placebo. O lítio foi considerado superior ao verapamil (bloqueador de canais de cálcio) no único estudo comparativo randomizado entre as substâncias.[17]

A resposta de quadros agudos de mania ao lítio parece ser do tipo "tudo ou nada", ou seja, a maioria dos pacientes responsivos apresenta grande controle do quadro, enquanto os não responsivos pouco se modificam. Os fatores associados a uma boa resposta são o uso prévio positivo, a sintomatologia maníaca pura e de gravidade leve a moderada, a ocorrência de poucos episódios polares e as ausências de cursos de ciclos rápidos, de sintomatologia psicótica, de abuso de drogas e de comorbidades.

As evidências da eficácia do lítio no tratamento de manutenção do TB também são fortes. Diversos estudos controlados por placebo foram positivos. Em ensaios randomizados e duplos-cegos, o lítio foi comparado a antipsicóticos e anticonvulsivantes e considerado consistentemente superior ou, no mínimo, igual aos fármacos antipsicóticos.[17]

Em estudos controlados, o lítio foi comparável ao anticonvulsivante divalproato de sódio em termos de eficácia, com o diferencial de uma taxa de descontinuação menor. No pequeno número de comparações com a carbamazepina, o lítio foi superior ou, no mínimo, igualmente eficaz. Análises longitudinais também falam a favor da eficácia do lítio na profilaxia do TB.[17]

Os fatores associados à boa resposta no uso crônico são uso prévio positivo, sintomatologia maníaca pura e de gravidade leve a moderada, poucos episódios polares, litemias maiores ou iguais a 0,8 mEq/L, além de ausência de cursos de ciclos rápidos, de sintomatologia psicótica, de abuso de drogas e de comorbidades.[17]

O LÍTIO NO TRATAMENTO DA DEPRESSÃO BIPOLAR

Poucas condições médicas são tão desafiadoras quanto a depressão bipolar, uma das grandes "dores de cabeça" da psiquiatria. Ainda não existem tratamentos totalmente eficazes para essa fase do TB, e o tratamento da depressão bipolar representa uma área relativamente pouco estudada na psiquiatria clínica, sendo necessários, para isso, mais ensaios terapêuticos randomizados e controlados; ainda assim, muito se evoluiu nesse mister.

As fases depressivas do TB podem ser muito incapacitantes. Com base em um seguimento de 18 meses, Keller e colaboradores notaram que a probabilidade de o paciente permanecer doente por um ano ou mais foi de 22% para pacientes com depressão, enquanto que, para pacientes com mania, foi de 7%.[23]

O termo "depressão bipolar" se refere a um episódio de depressão maior ocorrendo num paciente que preenche os critérios para TB.[19] Nesses quadros, tais episódios são frequentemente caracterizados por períodos de duração mais breve quando comparados aos episódios de depressão unipolar, podendo apresentar início mais rápido, anergia, lentificação psicomotora e sintomas neurovegetativos reversos (p. ex., hipersonia e hiperfagia ao invés de insônia e inapetência, clássicas da depressão unipolar).

Esses e outros sintomas depressivos atípicos – além de história familiar de TB e episódios depressivos de início precoce, bem como depressão pós-parto, ideação ou tentativas de suicídio, oscilações de humor, ausência ou retardo na resposta (ou resposta extremamente rápida) à exposição aos antidepressivos e intensos efeitos colaterais com o uso de antidepressivos – constituem indicadores de que o paciente com sintomas depressivos pode, na verdade, ser portador de TB e não de depressão unipolar.

Uma ampla gama de estudos mostra que 25 a 50% dos pacientes bipolares tentam o suicídio ao menos uma vez. Em uma revisão de estudos de seguimento, constatou-se que, 15% dos pacientes cometeram suicídio. Essa taxa é pelo menos 30 vezes superior à encontrada na população geral.[16,24,25]

Embora não seja tangível nem ético conduzir estudos duplos-cegos sobre a redução de suicídios, evidências maciças mostram redução na morbidade no tratamento com lítio e sugerem o tratamento sistemático de longo prazo com esse medicamento na depressão unipolar, a fim de reduzir consideravelmente a taxa de suicídio.[16,24,25] Os psiquiatras devem ser treinados para serem capazes de prolongar ao máximo o período de uso do lítio, pois o seu uso salva vidas.[17]

O lítio é indicado para o tratamento inicial da fase depressiva do TB, obtendo-se respostas em torno de 79%.[18] Outros estabilizadores do humor também demonstraram eficácia em pesquisas preliminares. Anticonvulsivantes têm sido pesquisados com esse intuito, como, por exemplo, a carbamazepina, cujo efeito antidepressivo é inferior ao do lítio, podendo ser potencializado por este; o valproato de sódio, que parece ser mais eficaz no tratamento da mania do que no da depressão, com um efeito antidepressivo fraco a moderado; a lamotrigina, que apresentou resultados preliminares promissores (indicados pelos estudos enviesados de Calabrese e colaboradores[26]), mas depois se revelou decepcionante; e a gabapentina, que poderá, segundo alguns pesquisadores, vir a ser uma opção de segunda linha para o tratamento inicial da fase depressiva do TB.

Dentre os antidepressivos, os inibidores seletivos da recaptação de serotonina (ISRSs) podem ser associados ao lítio com menor risco de indução de hipomania, mania e ciclagem rápida, tanto em comparação aos inibidores da monoamina oxidase (IMAOs) quanto aos antidepressivos duais e tricíclicos. Os IMAOs, porém, podem ser considerados como uma opção interessante para os pacientes com depressão bipolar anérgica.[18]

A eletroconvulsoterapia mostrou ser muito eficaz em pacientes com quadros graves, com risco de suicídio ou alterações psicóticas, apesar das tentativas de interferência de alguns psicólogos e de seu conselho profissional nesses tratamentos, no intuito de retirar essa importante e segura modalidade terapêutica do arsenal médico. As demais formas de tratamento, incluindo privação de sono, fototerapia, fármacos mais modernos e psicoterapia,[27] ainda necessitam de pesquisas adicionais para confirmar se possuem algum benefício no tratamento dessa fase do TB.

O LÍTIO NA DEPRESSÃO UNIPOLAR E NA PREVENÇÃO DO SUICÍDIO

A depressão unipolar constitui um dos grandes problemas de saúde pública do terceiro milênio e logo será a maior causa de prejuízo funcional no mundo. É um transtorno psiquiátrico relativamente comum, grave, que atinge preferencialmente mulheres e é recorrente, com elevada morbidade ao longo da vida e mortalidade prematura por suicídio. A maior parte dos tratamentos clínicos para depressão falham porque o clínico geral desconhece que, após um episódio de depressão responder à terapêutica, os pacientes necessitam de continuidade do tratamento por um período considerável de tempo para prevenir recaídas e recidivas. A Organização Mundial da Saúde (OMS) recomenda um período de cerca de oito meses de tratamento após a recuperação clínica. Obviamente, esse prazo é arbitrário e o final do período de manutenção necessário pode apenas ser determinado por tentativa e erro, isto é, pela interrupção do tratamento e a observação do paciente com relação à recidiva.[28]

Segundo vários estudos, reconhece-se modernamente que os pacientes com dois ou três episódios prévios têm chance muito alta (aproximadamente 98%) de nova recidiva; assim, o tratamento de manutenção deve se estender por um prazo mais prolongado ou mesmo (idealmente) indeterminado.[16]

Há muito tempo, reconhece-se o papel do lítio como potencializador dos efeitos dos antidepressivos no tratamento da depressão unipolar. Além disso, há também numerosos ensaios duplos-cegos, controlados por placebo, demonstrando que o lítio é muito eficaz na redução das recidivas quando administrado como terapia de manutenção; da mesma forma, é muito eficaz quando administrado como terapia de manutenção após a eletroconvulsoterapia. O lítio pode ser administrado uma vez por dia, à noite, e ensaios controlados mostraram um nível plasmático entre 0,5 e 0,7 mmol/L, em 12 horas, como sendo o mais eficaz e tendo poucos efeitos colaterais.[16] Não se sabe, porém, se esse efeito positivo do lítio na depressão unipolar constitui ou não um sinalizador de que, na verdade, os pacientes com depressão bipolar tenham sido diagnosticados erroneamente como unipolares.

A redução da morbidade afetiva e da hospitalização em pacientes com litemias menores que 0,79 mEq/L foi de 34,2% (p < 0,05). Estudos de longa duração sobre o tratamento de manutenção com lítio mostram baixa frequência de suicídios: 1,3 suicídios por 1.000 pacientes/ano; esse número é muito menor do que o encontrado em estudos comparativos de longa duração sobre a depressão não tratada (cerca de 5,4 suicídios por 1.000 pacientes/ano).[16]

O LÍTIO NO COMBATE AO COMPORTAMENTO SUICIDA

Estudos mais recentes na área de suicidologia constataram uma nova façanha do lítio: seu poder de prevenir comportamentos suicidas como nenhum outro fármaco consegue. Diversos estudos indicaram uma diminuição do risco de suicídio em até 80%, em comparação a pacientes tratados com outras medicações.[16,24,25] Números expressivos como esses são uma conquista da medicina, verificada em raríssimas outras situações clínicas.

Em duas recentes metanálises, foi mostrado que o lítio reduz a incidência de suicídio e de tentativas de suicídio em pessoas com transtornos do humor.[26,27] Em sua metanálise de ensaios controlados e randomizados, Cipriani e colaboradores[29] descobriram que o lítio reduz o risco de suicídio (razão de chances [OR, do inglês *odds ratio*] 0,26; IC 95%; 0,09–0,77; p = 0,01) e de autolesões (avaliado em conjunto com o suicídio como resultado composto; OR 0,21; IC 95%; 0,08–0,5; p = 0,0005) entre os pacientes com transtorno de humor. Baldessarini e colaboradores[30] incluíram estudos abertos assim como ensaios controlados e randomizados em sua metanálise. No total, o tratamento a longo prazo com lítio resultou em 4,91 vezes (IC 95%; 3,82–6,31; p < 0,0001) menos risco de atos suicidas ou 80% de redução no risco. A análise de um subgrupo mostrou que a redução de atos suicidas ocorreu em estudos que incluíram somente pacientes com TB, assim como em estudos que incluíram uma mistura de pacientes com transtornos emocionais importantes ou esquizoafetivos. Além de diminuir a taxa de atos suicidas, o lítio parece reduzir a letalidade do suicídio – conforme indicada pela taxa de tentativas de suicídio – e o suicídio propriamente dito. Essa taxa é comumente muito menor em pessoas com TB (5:1) em comparação com a população geral (20–30:1), e o tratamento com lítio a aumenta em aproximadamente 2,9 vezes. A eficácia do lítio na redução do comportamento suicida, mesmo com sua limitada eficácia profilática para a depressão bipolar, sugere que sua ação antissuicida deva operar via domínios diferentes dos daqueles indivíduos com humor depressivo, possivelmente por um efeito em sua impulsividade e agressividade (demonstrada ou não), ambos os traços comuns no TB e com influências potenciais no comportamento suicida.[30]

Em situações clínicas, uma avaliação do risco de suicídio deve preceder qualquer tentativa de tratar doenças psiquiátricas.[16] Com exceção do lítio, pouco se sabe sobre contribuições específicas de tratamentos que possam reduzir as taxas de mortalidade em pessoas com graves transtornos do humor e, em particular, com depressão bipolar.

Como o risco de suicídio associa-se, preferentemente, a episódios depressivos ou bipolares mistos, a melhor proteção contra a depressão bipolar será a chave para reduzir o comportamento suicida no distúrbio bipolar. Numa revisão de 22 estudos, entre 1974 e 1998, foram mostradas taxas de suicídio sete vezes menores em pacientes sob tratamento com lítio em longo prazo do que nos que não estavam recebendo esse tratamento ou nos casos após a sua suspensão.[16]

Embora o lítio reduza o risco de suicídio em indivíduos com TB, as taxas de suicídio permanecem elevadas mesmo entre os pacientes que são tratados com lítio. Gonzalez-Pinto e colaboradores[31] demonstraram recentemente que a adesão ao tratamento profilático com lítio pode estar correlacionada com o risco de suicídio. Atos suicidas (incluindo as tentativas e o suicídio propriamente dito) ocorreram em 12,5% dos pacientes que tiveram adesão ao tratamento com lítio e em 43,8% daqueles sem adesão. A adesão ao tratamento foi um forte "preditor" do comportamento suicida mesmo após o controle para efeitos de outros fatores de risco, como idade, episódios prévios e número de episódios depressivos.[31] A adesão é potencialmente modificável; sendo assim, comportamentos suicidas podem ser reduzidos. Colom e colaboradores[32,33] avaliaram o efeito de um programa psicoeducacional de 21 sessões, estruturado em grupos de acordo com os resultados apresentados pelos pacientes e os níveis séricos de lítio avaliados em indivíduos eutímicos com TB por mais de dois anos. Os níveis séricos de lítio nos 49 pacientes que participaram do programa psicoeducacional foram significativamente maiores e mais estáveis do que os dos 44 pacientes do grupo controle.[33] Além disso, os pacientes que participaram do programa psicoeducacional tiveram menos recaídas maníacas e depressivas.[29]

O LÍTIO COMO SUBSTÂNCIA NEUROPROTETORA

Um efeito benéfico do lítio no risco de demência é sugerido em um estudo brasileiro sobre o assunto.[34] Sabe-se que pacientes idosos com TB geralmente têm risco aumentado para a doença de Alzheimer, mas, nessa pesquisa, os idosos tratados com lítio apresentaram a mesma prevalência da doença em comparação com a população idosa geral. Também constatou-se alguma evidência (ainda contraditória) que aborda a possibilidade de a terapia com lítio diminuir o risco de demência.[35]

Alguma precaução, entretanto, deve ser tomada antes de assumir essas impressões como dados inequívocos. Fountoulakis e colaboradores[36] conduziram uma revisão da literatura e concluíram que os dados a respeito dos efeitos neuroprotetores da terapia com lítio "não são claros e são conflitantes", pois há evidências dúbias de estudos não controlados e não randomizados e de estudos da área básica com animais experimentais. Esses autores recomendam, então, manter a orientação clínica de utilização do lítio em seus níveis terapêuticos mais baixos.

Os efeitos neuroprotetores presumidos do lítio incluem (**Figura 2.4**):

- Bloqueio do acúmulo de peptídeos beta-amiloides, que produzem o precursor da proteína amiloide no cérebro das pessoas com doença de Alzheimer;
- Inibição da hiperfosforilação da proteína tau, o principal componente dos emaranhados neurofibrilares;[35]
- Aumento do volume da substância cinzenta encefálica;[37,38]
- Aumento dos níveis de N-acetil-aspartato em todas as regiões cerebrais (um

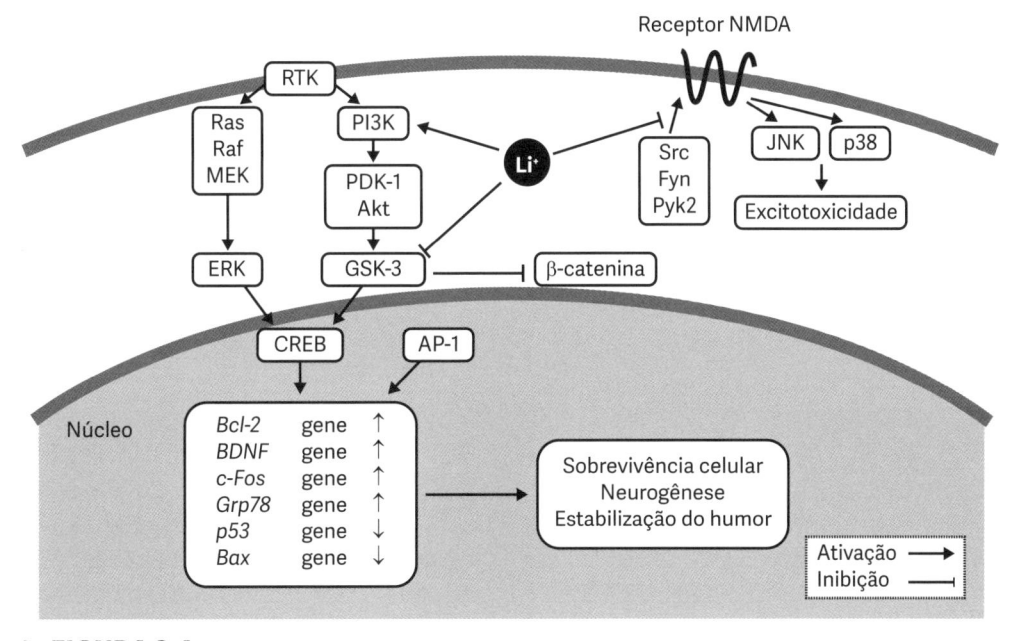

▶ **FIGURA 2.4**
MECANISMOS DE NEUROPROTEÇÃO DO LÍTIO.
Fonte: Elaborada com base em Zung e colaboradores.[41]

potencial marcador de viabilidade e função neuronais);[39]
- Antagonismo da neurotoxicidade do alcaloide vinca, que induz neuropatia periférica e dano muscular.[40]

Há 20 anos, em estudos *in vivo* e *in vitro*, observou-se que o lítio tem efeitos neuroprotetores e neurotróficos importantes, que atuam por meio de vários mecanismos de ação (ver **Figura 2.4**). Um dos principais dentre esses mecanismos é a inibição da enzima glicogênio-sintase-quinase-3-beta (GSK-3-beta), responsável pela síntese de glicogênio e pela fosforilação da proteína tau.[41] A proteína tau hiperfosforilada é um dos principais constituintes dos emaranhados neurofibrilares, causa de várias tauopatias. Dessa forma, tem-se especulado se a ação do lítio sobre a diminuição da fosforilação da tau, e, consequentemente, sobre a diminuição da formação de emaranhados neurofibrilares, poderia retardar o aparecimento de demências em pessoas predispostas,[42] bem como auxiliar no tratamento de tauopatias.[43]

AS TENTATIVAS DE NEGLIGENCIAR O USO DO LÍTIO

O uso do lítio no tratamento do TB está diminuindo paradoxalmente ao aumento progressivo do conhecimento sobre sua eficácia e seus efeitos colaterais.[44] A litioterapia está em declínio possivelmente devido a dois grandes motivos:

1 O despreparo dos psiquiatras no uso dessa substância e no marketing agressivo que induz à prescrição de outras medicações que podem ser patenteadas e, por isso, mais rentáveis.[45,46]
2 O subdiagnóstico do TB, em favor do diagnóstico equivocado de depressão unipolar.

A diminuição no uso do lítio foi demonstrada por estudos empíricos nos Estados Unidos,[47,48] no Canadá,[49] e na Alemanha, na Suíça e na Áustria.[50] Também foi possível notar uma redução nas prescrições por colegas brasileiros. Em um estudo sobre padrões de prescrição para americanos com TB entre 2002 e 2003, Baldessarini e colaboradores[51] descobriram que o lítio foi prescrito inicialmente apenas para 7,5% dos pacientes, mas mantido em monoterapia por muito mais tempo do que outros tratamentos que tiveram sua prescrição aumentada ou foram descontinuados.

O declínio no uso do lítio, porém, não é universal. Seu uso aumentou na Espanha[52] e permanece alto na Inglaterra, onde um estudo recente revelou que há prescrição do lítio para aproximadamente metade dos pacientes com TB.

O declínio no uso do lítio ocorreu ao mesmo tempo em que a base de evidências que confirmava o seu uso foi sendo fortalecida. Embora sua eficácia no tratamento da mania aguda já tenha sido estabelecida há muito tempo, dúvidas permaneceram até recentemente quanto ao seu uso profilático.

Um motivo para o declínio no uso do lítio pode ser devido à sua reputação, entre os psiquiatras, de substância tóxica e difícil de usar. Realmente, a monitoração dos níveis séricos de lítio é necessária para otimizar a eficácia do tratamento, assim como para prevenir a sua toxicidade. Entretanto, isso não é uma razão para negligenciar o lítio: avaliar seus níveis séricos é rápido, simples, acurado e barato. Além disso, devido ao fato de que os efeitos colaterais do lítio têm sido estudados por décadas, há diretrizes completas para sua prevenção, monitoramento e tratamento.[22] A preocupação particular em relação ao lítio – conforme alegaram muitos psiquiatras para não o utilizarem – foi o seu potencial para nefrotoxicidade, o qual foi estudado em animais, mas nunca comprovado em seres humanos. O risco potencial de efeitos renais adversos pode ser melhorado com medidas preventivas, vigilância e tratamento apropriado, e não deve ser motivo de contraindicação para o tratamento com lítio.

Atualmente, também, tem havido questionamentos a respeito da neurotoxicidade do tratamento a longo prazo com lítio. Os efeitos neurotóxicos dele incluiriam alterações reversíveis no eletroencefalograma,[53] lentidão da condução nervosa motora e sensitiva[54] e deterioração do controle cerebelar da movimentação rápida da articulação.[55] De qualquer modo, existe literatura científica consistente apontando a evolução nefasta de alguns casos de TB não tratados para demência (a chamada "demência vesânica"),[56] o que reforça a necessidade de tratamento do TB.

CONSIDERAÇÕES FINAIS

O lítio foi um dos grandes responsáveis pelo esvaziamento dos antigos manicômios e pela consequente inauguração de uma nova era na psiquiatria, mais centrada em tratamentos ambulatoriais e cada vez mais distante da institucionalização e consequente alienação do paciente de sua comunidade, o que favoreceu o envolvimento familiar na condução do tratamento.[57,58] Alguns autores elencam o lítio entre os dez fármacos que mais contribuíram para a melhoria das condições humanas e para o progresso da medicina.[57]

A especificidade e a resposta satisfatória do uso do lítio no TB podem ser úteis na elucidação da fisiopatologia desse transtorno e, muito possivelmente, levar ao futuro desenvolvimento de fármacos ainda mais eficazes. De fato, nos últimos anos, o número de agentes farmacológicos disponíveis para o tratamento de pacientes com TB aumentou significativamente, e alguns pacientes podem ser mais bem tratados por outras medicações que não o lítio. Porém, o tratamento com esse agente continua a ser a opção mais efetiva e mais bem tolerada para muitos pacientes. Enfatizando: o lítio é, ainda hoje, o fármaco mais eficaz para o tratamento do TB. Os psiquiatras devem continuar a incluir esse tratamento em seus arsenais terapêuticos para o transtorno.

Para que o tratamento do TB seja bem-sucedido, entretanto, a adesão do paciente à litioterapia é de extrema importância, pois a descontinuação aumenta o risco de recaídas maníacas.[59] É fundamental que o médico psiquiatra explique ao paciente e aos familiares os benefícios trazidos pela litioterapia, bem como que esclareça mitos infundados e preconceitos não científicos que tentam difamar essa modalidade de tratamento. Os autores deste capítulo fazem questão de explicar que o lítio não causa dependência – nem física, nem psicológica – e é uma das medicações mais conhecidas da medicina, pois consta em nosso rol de possibilidades de tratamento há mais de um século. O lítio é um sal encontrado na natureza (basta lembrar da tabela periódica de química), assemelhando-se, portanto, a uma medicação mais natural.

REFERÊNCIAS

1. Caixeta L. Tratamento da doença bipolar: a reabilitação do lítio. São Paulo: Conectfarma; 2010.
2. Johnson FN. The history of lithium therapy. London: Macmillian; 1984.
3. Tondo L. A redescoberta do lítio. Mente e Cérebro. 2007;15(10):68-73.
4. Cade JFJ. Lithium salts in the treatment of psychotic excitement. Med J Austr. 1949;2(10):349-52.
5. Rybakowski JK. Lithium treatment in the era of personalized medicine. Drug Dev Res. 2021;82(5):621-7.
6. Fieve R. Moodswings. 2nd ed. New York: Bantam; 1989.
7. Nivoli AM, Murru A, Vieta E. Lithium: still a cornerstone in the long-term treatment in bipolar disorder? Neuropsychobiology. 2010;62(1):27-35.
8. Licht RW. Lithium: still a major option in the management of bipolar disorder. CNS Neurosci Ther. 2012;18(3):219-26.
9. Lenox RH, Hahn CG. Overview of the mechanism of action of lithium in the brain: fifty-year update. J Clin Psychiatry. 2000;61(Suppl 9):5-15.
10. Soares JC, Gershon S. The psychopharmacologic specificity of the lithium ion: origins and trajectory. J Clin Psychiatry. 2000;61(Suppl 9):16-22.
11. Kilts CD. In vivo imaging of the pharmacodynamics and pharmacokinetics of lithium. J Clin Psychiatry. 2000;61(Suppl 9):41-6.
12. Manji HK, Moore GJ, Chen G. Lithium up-regulates the cytoprotective protein Bcl-2 in the CNS in vivo: a role for neurotrophic and neuroprotective effects in manic depressive illness. Jf Clin Psychiatry. 2000;61(Suppl 9):82-96.
13. Malhi GS, Tanious M, Das P, Coulston CM, Berk M. Potential mechanisms of action of lithium in bipolar disorder. Current understanding. CNS Drugs. 2013;27(2):135-53.
14. Zivanovic O. Lithium: a classic drug-frequently discussed, but, sadly, seldom prescribed! Aust N Z J Psychiatry. 2017;51(9):886-96.
15. Crapanzano C, Casolaro I, Amendola C, Damiani S. Lithium and valproate in bipolar disorder: from international evidence-based guidelines to clinical predictors. Clin Psychopharmacol Neurosci. 2022;20(3):403-14.
16. Coppen A. Lithium in unipolar depression and the prevention of suicide. J Clin Psychiatry. 2000;61(Suppl 9):52-6.
17. Bowden CL. Efficacy of lithium in mania and maintenance therapy of bipolar disorder. J Clin Psychiatry. 2000;61(Suppl 9):35-40.
18. Compton MT, Nemeroff CB. The treatment of bipolar depression. J Clin Psychiatry. 2000;61(Suppl 9):57-67.
19. Ballone GJ. Lítio e litioterapia. Psiqweb; 2005 [capturado em 10 out 2023]. Disponível em: www.psiqweb.med.br.
20. Giedd JN. Bipolar disorder and attention-deficit/hyperactivity disorder in children and adolescents. J Clin Psychiatry. 2000;61(Suppl 9):31-4.
21. Smith LA, Cornelius, V, Warnock A, Bell A, Young AH. Effectiveness of mood stabilizers and antipsychotics in the maintenance phase of bipolar disorder: a systematic review of randomized controlled trials. Bipolar Disord. 2007;9(4):394-412.
22. Yatham LN, Kennedy SH, Parikh SV, Schaffer A, Bond DJ, Frey BN, et al. Canadian Network for Mood and Anxiety Treatments (CANMAT) and International Society for Bipolar Disorders (ISBD) 2018 guidelines for the management of patients with bipolar disorder. Bipolar Disord. 2018;20(2):97-170.
23. Keller MB, Lavori PW, Coryell W, Andreasen NC, Endicott J, Clayton PJ, et al. Differential Outcome of Pure Manic, Mixed/Cycling, and Pure Depressive Episodes in Patients With Bipolar Illness. JAMA. 1986;255(22):3138-42.
24. Tondo L, Baldessarini RJ. Reduced suicide risk during lithium maintenance treatment. J Clin Psychiatry. 2000;61(Suppl 9):97-104.
25. Jamison KR. Suicide and bipolar disorder. J Clin Psychiatry. 2000;61(Suppl 9):47-51.
26. Calabrese JR, Bowden CL, Sachs GS, Ascher JA, Monaghan E, Rudd GD. A double-blind placebo-controlled study of lamotrigine monotherapy in outpatients with bipolar I depression. Lamictal 602 Study Group. J Clin Psychiatry. 1999;60(2):79-88.
27. Rothbaum BO, Astin MC. Integration of pharmacotherapy and psychotherapy for bipolar disorder. J Clin Psychiatry. 2000;61(Suppl 9):68-75.

28. World Health Organization. Global health work-force, finances remain low for mental health. Geneva: WHO; 2015.
29. Cipriani A, Pretty H, Hawton K, Geddes JR. Lithium in the prevention of suicidal behavior and all-cause mortality in patients with mood disorders: a systematic review of randomized trials. Am J Psychiatry. 2005;162(10):1805-19.
30. Baldessarini RJ, Tondo L, Davis P, Pompili M, Goodwin FK, Hennen J. Decreased risk of suicides and attempts during long-term lithium treatment: a meta-analytic review. Bipolar Disord. 2006;8(5 Pt 2):625-39.
31. Gonzalez-Pinto A, Mosquera F, Alonso M, López P, Ramírez F, Vieta E, et al. Suicidal risk in bipolar I disorder patients and adherence to long-term lithium treatment. Bipolar Disord. 2006;8(5 Pt 2):618-24.
32. Colom F, Vieta E, Martinez-Aran A, Reinares M, Goikolea JM, Benabarre A, et al. A randomized trial on the efficacy of group psychoeducation in the prophylaxis of recurrences in bipolar patients whose disease is in remission. Arch Gen Psychiatry. 2003;60(4):402-7.
33. Colom F, Vieta E, Sanchez-Moreno J, Martínez-Arán A, Reinares M, Goikolea JM, et al. Stabilizing the stabilizer: group psychoeducation enhances the stability of serum lithium levels. Bipolar Disord. 2005;7 Suppl 5:32-6.
34. Nunes PV, Forlenza OV, Gattaz WF. Lithium and risk for Alzheimer's disease in elderly patients with bipolar disorder. Br J Psychiatry. 2007;190:359-60.
35. Terao T, Nakano H, Inoue Y, Okamoto T, Nakamura J, Iwata N. Lithium and dementia: a preliminary study. Progr NeuroPsychopharmacol Biol Psychiatry. 2006;30(6):1125-8.
36. Fountoulakis KN, Vieta E, Bouras C, Notaridis G, Giannakopoulos P, Kaprinis G, et al. A systematic review of existing data on long-term lithium therapy: neuroprotective or neurotoxic? Int J Neuropsychopharmacol. 2008;11(2):269-87.
37. Moore GJ, Bebchuk JM, Wilds IB, Chen G, Manji HK. Lithium-induced increase in human brain grey matter. Lancet. 2000;356(9237):1241-2.
38. Beyer JL, Kuchibhatla M, Payne ME, Moo-Young M, Cassidy F, Macfall J, et al. Hippocampal volume measurement in older adults with bipolar disorder. Am J Geriatr Psychiatry. 2004;12(6):613-20.
39. Moore GJ, Bebchuk JM, Hasanat K, Chen G, Seraji-Bozorgzad N, Wilds IB, et al. Lithium increases N-acetyl-aspartate in the human brain: in vivo evidence in support of bcl-2's neurotrophic effects? Bioll Psychiatry. 2000;48(1):1-8.
40. Petrini M, Vaglini F, Cervetti G, Cavalletti M, Sartucci F, Murri L, et al. Is lithium able to reverse neurological damage induced by vinca alkaloids? J Neural Transm (Vienna). 1999;106(5-6):569-75.
41. Zung S, Michelon L, Cordeiro Q. O uso do lítio no transtorno afetivo bipolar. Arq Med Hosp Fac Cienc Med Santa Casa São Paulo. 2010;55(1):30-7.
42. Forlenza OV. Influência de mecanismos colinérgicos nos processos neurodegenerativos relacionados à formação de amilóide e a fosforilação da proteína tau [tese]. São Paulo: Universidade de São Paulo; 2000.
43. Caixeta L, Caixeta VM, Nogueira YL, Aversi-Ferreira TA. Pharmacological interventions in corticobasal degeneration: a review. Dement Neuropsychol. 2020;14(3):243-7.
44. Young AH, Hammond JM. Lithium in mood disorders: increasing evidence base, declining use? Br J Psychiatry. 2007;191:474-6.
45. Fieve R. Lithium therapy at the millennium: a revolutionary drug used for 50 years faces competing options and possible demise. Bipolar Disord. 1999;1(2):67-70.
46. Jefferson JW. Old versus new medications: how much should be taught? Acad Psychiatry. 2005;29(2):162-6.
47. Fenn HH, Robinson D, Luby V, Dangel C, Buxton E, Beattie M, et al. Trends in pharmacotherapy of schizoaffective and bipolar affective disorders: a 5-year naturalistic study. Am J Psychiatry. 1996;153(5):711-3.
48. Blanco C, Laje G, Olfson M, Marcus SC, Pincus HA. Trends in the treatment of bipolar disorder by outpatient psychiatrists. Am J Psychiatry. 2002;159(6):1005-10.
49. Shulman KI, Rochon P, Sykora K, Anderson G, Mamdani M, Bronskill S, et al. Changing prescription patterns for lithium and valproic acid in old age: shifting practice without evidence. BMJ. 2003;326(7396):960-1.
50. Wolfsperger M, Greil W, Rössler W, Grohmann R. Pharmacological treatment of acute mania in psychiatric in-patients between 1994 and 2004. J Affect Disord. 2007;99(1-3):9-17.
51. Baldessarini RJ, Leahy L, Arcona S, Gause D, Zhang W, Hennen J. Patterns of psychotropic drug prescription for U.S. patients with diagnoses of bipolar disorders. Psychiatr Serv. 2007;58(1):85-91.

52. Castells X, Vallano A, Rigau D, Pérez J, Casas M, Capellà D. Trends in lithium prescription in Spain from 1985 to 2003. J Affect Disord. 2006;91(2-3):273-6.
53. Struve FA. Lithium-specific pathological electroencephalographic changes: a successful replication of earlier investigative results. Clin Electroencephal. 1987;18(2):46-53.
54. Chang YC, Lin HN, Deng HC. Subclinical lithium neurotoxicity: correlation of neural conduction abnormalities and serum lithium level in manic-depressive patients with lithium treatment. Acta Neurol Scand. 1990;82(2):82-6.
55. Setta F, Manto MU, Jacquy J, Hildebrand J, Godaux E, Linkowski P. Kinematics of fast wrist movements in manic-depressive illness chronically treated with lithium carbonate. Neurol Res. 1998;20(4):32-6.
56. Luatè JP, Favel P, Rémy C, Sanabria E, Bidault E. Troubles de l'humeur et démence de type frontal. Encéphale. 1994;20(1):27-36.
57. Hager T. Dez drogas. São Paulo: Todavia; 2019.
58. Shorter E. A history of psychiatry. New York: John Wiley & Sons; 1997.
59. Goodwin GM. Recurrence of mania after lithium withdrawal. Implications for the use of lithium in the treatment of bipolar affective disorder. Br J Psychiatry. 1994;164(2):149-52.

LEITURAS RECOMENDADAS

Anderson IM, Haddad PM, Chaudhry I. Changes in pharmacological treatment for bipolar disorder over time in Manchester: a comparison with Lloyd et al (2003). J Psychopharmacol. 2004;18(3):441-4.

Bauer M, Grof P, Muller-Oerlinghausen B. Lithium in neuropsychiatry: the comprehensive guide. London: Informa Healthcare; 2006.

Boeving A, Cubas ER, Santos CMC, Carvalho GA, Graf H. O uso de carbonato de lítio no tratamento da tireotoxicose induzida por amiodarona. Arq Bras Endocrinol Metab. 2005;49(6):991-5.

Coyle JT, Manji HK. Getting balance: drugs for bipolar disorder share target. Nat Med. 2002;8(6):557-8.

Dunn N, Holmes C, Mullee M. Does lithium therapy protect against the onset of dementia? Alzheimer Dis Assoc Disord. 2005;19(1):20-2.

Dunner DL. Optimizing lithium treatment. J Clin Psychiatry. 2000;61(Suppl 9):76-81.

El-Mallakh RS. Lithium: actions and mechanisms. Washington: American Psychiatric Association; 1996.

Guzzetta F, Tondo L, Centorrino F, Baldessarini RJ. Lithium treatment reduces suicide risk in recurrent major depressive disorder. J Clin Psychiatry. 2007;68(3):380-3.

Hawton K, Geddes JR. Lithium in the prevention of suicidal behavior and all-cause mortality in patients with mood disorders: a systematic review of randomized trials. Am J Psychiatry. 2005;162(10):1805-19.

Müller-Oerlinghausen B, Berghöfer A, Ahrens B. The antisuicidal and mortality-reducing effect of lithium prophylaxis: consequences for guidelines in clinical psychiatry. Can J Psychiatry. 2003;48(7):433-9.

Müller-Oerlinghausen B, Felber W, Berghöfer A, Lauterbach E, Ahrens B. The impact of lithium long-term medication on suicidal behavior and mortality of bipolar patients. Arch Suicide Res. 2005;9(3):307-19.

Müller-Oerlinghausen B. How should findings on antisuicidal effects of lithium be integrated into practical treatment decisions? Eur Arch Psychiatry Clin Neurosci. 2003;253(3):126-31.

Müller-Oerlinghausen B. Pharmacological suicide prevention under special consideration of lithium salts. Psychiatr Prax. 2007;34 Suppl 3:S292-5.

Nemeroff CB. Introduction: fifty years of lithium use in the treatment of bipolar disorder. J Clin Psychiatry. 2000;61(Suppl 9):3-4.

Ohgami H, Terao T, Shiotsuki I, Ishii N, Iwata N. Lithium levels in drinking water and risk of suicide. Br J Psychiatry. 2009;194(5):464-5.

Rosa AR, Kapczinski F, Oliva R, Stein A, Barros HMT. Monitoramento da adesão ao tratamento com lítio. Rev Psiquiatr Clín. 2006;33(5):249-61.

Schou M. Lithium Treatment of mood disorders: a practical guide. 6th ed. Switzerland: S. Karger AG; 2004.

Schrauzer GN, Shrestha KP. Lithium in drinking water and the incidences of crimes, suicides, and arrests related to drug addictions. Biol Trace El Res. 1990;25(2):105–13.

Suppes T, Dennehy EB, Gibbons EW. The longitudinal course of bipolar disorder. J Clin Psychiatry. 2000;61(Suppl 9):23–30.

Vismari L, Pires MLN, Benedito-Silva AA, Calil HM. Bioavailability of immediate and controlled release formulations of lithium carbonate. Rev Bras Psiquiatr. 2002;24(2):74–9.

Young AH, Macritchie KAN. Adverse syndromes associated with lithium. In: Haddad P, Dursun S, Deakin B, editors. Adverse syndromes and psychiatric drugs: a clinical guide. Oxford University Press; 2004. p. 89–124.

PARTE 2
CLÍNICA

AVALIAÇÃO SEMIOLÓGICA E PSICOPATOLÓGICA DO TRANSTORNO BIPOLAR
EXAME DO ESTADO MENTAL E DE SEUS COMPONENTES

LEONARDO CAIXETA
YANLEY LUCIO NOGUEIRA
MARIANA LIMA BANNACH

A avaliação psicopatológica dos transtornos do humor, em especial do transtorno bipolar (TB), pode ser de especial dificuldade. Se por um lado o TB pode, como em outros casos, expressar-se de maneira típica, conduzindo a um fácil diagnóstico, por outro, constitui-se desafio diagnóstico e terapêutico. Nesse sentido, o exame do estado mental de um paciente deve ser realizado de maneira meticulosa, em prol de escrutinar o mais precisamente possível cada função psíquica.

Genericamente, divide-se o exame psicopatológico em componentes (**Quadro 3.1**), seguindo-se, em certa medida, a ordem em que estes são formalmente apreendidos em uma observação clínica. Naturalmente, tal divisão é arbitrária, estando passível a complementações e adaptações, conforme o melhor julgamento clínico.[1-3] Não obstante, o exame serve como um método de sistematização, auxiliando na coleta mais completa e integrada de informações – o que é de singular interesse nos casos de difícil diagnóstico e manejo.

O exame psicopatológico não deve se preocupar apenas em listar e descrever sintomas, mas também em configurar estruturas que possam ser classificadas em síndromes posteriormente. Ainda mais, deve ser capaz de apreciar o estado pré-mórbido, estabelecendo um padrão de evolução ou ligação dos sinais e sintomas. Isso guiará o raciocínio diagnóstico, dando pistas importantes sobre a possível topografia afetada e qual a entidade nosológica mais plausível para o caso.[1-3]

Valendo-se da fenomenologia, o psiquiatra pode ainda recorrer à redução eidética. Nesse procedimento, objetiva-se

QUADRO 3.1
COMPONENTES DO ESTADO MENTAL

- Aparência e atitude
- Atividade motora (psicomotricidade)
- Orientação
- Atenção e concentração
- Fala e linguagem
- Memória e outras funções cognitivas
- Humor e afeto
- Forma e conteúdo do pensamento
- Sensopercepção
- Compulsões e comportamentos repetitivos
- *Insight* ou autoconsciência

atingir a essência da vivência do fenômeno psicopatológico. Desta forma, organiza-se o conjunto de sintomas dentro de uma hierarquia, contribuindo para a estruturação mais efetiva do diagnóstico.

Antes de esmiuçar mais os componentes do exame mental, é útil lembrar que há diferentes modos de se classificar o TB, desde as simples categorias bipolar tipo I, bipolar tipo II e ciclotimia até a grande variedade do espectro bipolar (**Quadro 3.2**). Cabem, no entanto, comentários que serão feitos utilizando os variados modelos. Isso porque o exercício semiológico de excelência

QUADRO 3.2
TIPOS DE TRANSTORNO AFETIVO BIPOLAR (TB-0 A TB-VI)

TIPO	DESCRIÇÃO
TB-0	Esquizofrenia
TB-½	Transtorno esquizobipolar
TB-I	TB "clássico"
TB-I ½	Depressão com hipomania protraída
TB-II	Hipomania com depressão maior
TB-II ½	Depressão sobreposta ao temperamento ciclotímico
TB-III	Depressão recorrente com hipomania ocorrendo somente com antidepressivos
TB-III ½	Mudanças do humor que persistem após uso de estimulantes ou abuso de álcool
TB-IV	Depressão sobreposta ao temperamento hipertímico
TB-V	Depressões recorrentes sem hipomania isolada, mas com episódios depressivos mistos com hipomania (irritabilidade/agitação/pensamento acelerado)
TB-VI	Bipolaridade no contexto de demência

Fonte: Adaptada de Fountoulakis.[4]

requer que o médico não apenas seja capaz de identificar os quadros típicos, mas esteja atento à variabilidade, isto é, à atipicidade de cada caso, o que permite um diagnóstico diferencial mais robusto ou, ainda, uma fenotipagem refinada, em vez de uma interpretação rasa do fenômeno psicopatológico.

VISÃO SINDRÔMICA

Esquematicamente, a **Figura 3.1** apresenta o protótipo dos diferentes episódios afetivos no TB. Assim, é possível perceber quadros ditos puros – quando ocorrem sintomas apenas de um polo tímico, seja ele depressivo ou maníaco – e quadros mistos – em que o paciente expressa, concomitantemente, sintomas de ambos os polos afetivos. A psicopatologia dos estados mistos é complexa, e seu tratamento, igualmente arrevesado. Seria possível ainda discorrer sobre outras formas, como a ciclotimia, mas essa condição será mais detalhada mais adiante neste livro. Acreditamos que o leitor, ao concluir a leitura do capítulo, acumulará informações suficientes para compreender as diferentes apresentações do espectro da doença bipolar.

Este modelo de compreensão da doença bipolar parte de sua estrutura sindrômica.[6,7] Embora o raciocínio médico seja dinâmico, sabe-se que idealmente a elaboração diagnóstica sindrômica se dá posteriormente, ao final da consulta. Ainda assim, são apresentadas, desde já, as principais síndromes afetivas dentro do TB

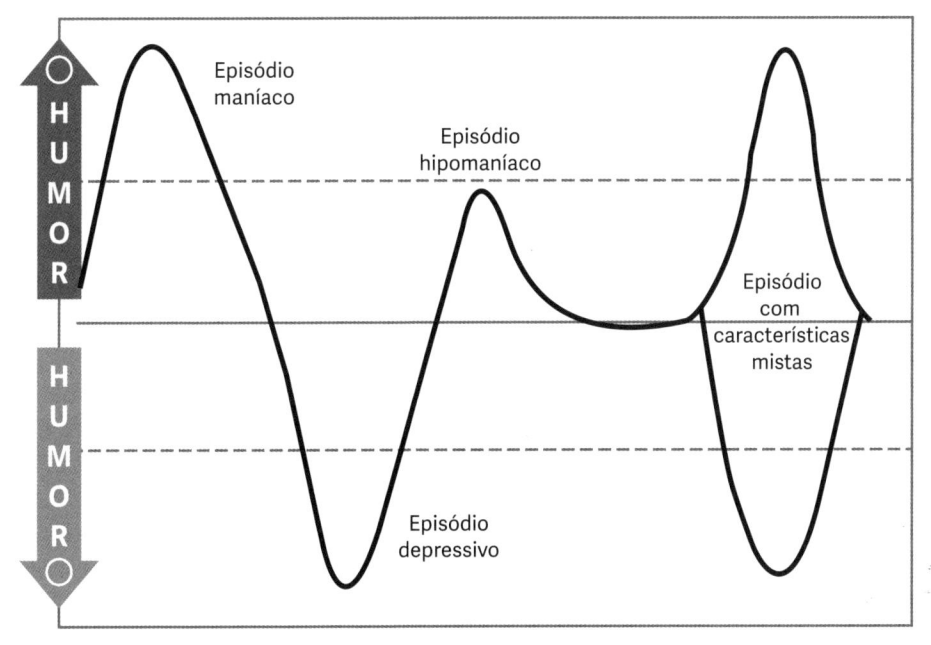

FIGURA 3.1
MODELO DE EPISÓDIOS AFETIVOS DENTRO DO ESPECTRO DO TB.
Fonte: Elaborada com base em Stahl.[5]

(**Tabela 3.1**). O escrutínio sistematizado dos elementos do exame psíquico torna-se mais refinado ao entendermos que a doença bipolar inclui essas síndromes. Além disso, essa antecipação habilita o clínico a treinar seu olhar para o diagnóstico de (sub)fenótipos, o que auxilia no tratamento e em todo o seguimento do paciente.

TABELA 3.1
APRESENTAÇÕES SINDRÔMICAS DO TRANSTORNO BIPOLAR

SÍNDROME	SINAIS E SINTOMAS	SUBTIPOS
Maníaca	▪ Elação do humor, expansividade (persistente > 1 semana) ▪ Aumento da energia/grande disposição ▪ Anosognosia ▪ Autoestima aumentada/megalomania ▪ Aumento da sensação de prazer ▪ Déficit de atenção (hipervigilância hipotenaz) ▪ Taquipsiquismo ▪ Arborização e fuga de ideias ▪ Logorreia/verborragia ▪ Agitação psicomotora/impaciência ▪ Desorganização ▪ Impulsividade/agressividade ▪ Hiperbulia (aumento de gastos, uso de drogas, uso de vestes mais extravagantes, jogos de azar, investimentos de risco) ▪ Aumento da libido ▪ Redução da necessidade de sono ▪ Delírios: de grandeza, místico-religiosos, de revelação ▪ Alucinações (temas: persecutoriedade, paranoia, delírios de influência)	▪ Mania pura ▪ Mania psicótica ▪ Mania catatônica (estupor maníaco) ▪ Mania ansiosa ▪ Mania com ciclagem rápida/ultrarrápida ▪ Mania mista
Hipomaníaca	▪ Observa-se, na hipomania, uma correspondência de intensidade mais leve entre os sintomas maníacos, levando a uma desorganização menor do paciente. ▪ De um modo genérico, o impacto dos sintomas não costuma ser prejudicial e disfuncional a ponto	▪ Hipomania pura ▪ Hipomania mista ou disfórica ▪ Hipomania ansiosa ▪ Hipomania com ciclagem rápida

→

TABELA 3.1
APRESENTAÇÕES SINDRÔMICAS DO TRANSTORNO BIPOLAR

SÍNDROME	SINAIS E SINTOMAS	SUBTIPOS
Hipomaníaca	de comprometer gravemente a funcionalidade do indivíduo. ■ É comum que um avaliador externo, sem conhecimento da personalidade de base do indivíduo, interprete-o como uma pessoa feliz ou que acabou de receber uma boa notícia. ■ Outra distinção fundamental é a ausência de delírios e alucinações nos quadros hipomaníacos. Ainda que o paciente apresente algumas percepções deliroides, elas não são tão pregnantes para o estabelecimento de um delírio primário.	
Depressiva	■ Humor deprimido e pouco reativo (persistente > 2 semanas) ■ Labilidade emocional ■ Choro fácil ■ Fadiga ■ Apatia ■ Baixa autoestima ■ Desesperança ■ Anedonia ■ Déficit atencional e mnêmico ■ Hipobulia ■ Redução da atividade psicomotora ■ Isolamento social ■ Redução da libido ■ Insônia/hipersonia ■ Redução do apetite ■ Delírios de culpa/ruína ■ Ansiedade ■ Sintomas somáticos	■ Depressão pura ■ Depressão melancólica ■ Depressão atípica ■ Depressão ansiosa ■ Depressão catatônica ■ Depressão psicótica ■ Depressão mista
Mista (estado misto)	■ Combinação entre os quadros supracitados. ■ É comum, no entanto, observar-se o predomínio de um dos polos afetivos orientando as linhas terapêuticas.	■ Mania mista ■ Hipomania mista ■ Depressão mista

Fonte: Adaptado de Moreno e Tavares.[8]

Ao longo da avaliação psiquiátrica, também é fundamental detectar e investigar se os sinais e sintomas apresentados pelo paciente são mais bem explicados como característicos de um transtorno psiquiátrico primário ou se decorrem de outra causa, compondo um transtorno psiquiátrico secundário.[6,7] Uma vez que a doença bipolar é dinâmica e crônica, com episódios pleomórficos e sujeitos a diversos fatores estressores-desencadeantes (psicológicos, biológicos e ambientais), o contato médico-paciente regular é indispensável, mas deve sempre ser convenientemente complementado por exames como os apresentados na **Tabela 3.2**. Os exames, inclusive, ocupam papel precípuo na investigação de pacientes idosos, de quadros arrastados e com sinais/sintomas neurológicos.

TABELA 3.2
PROPOSTAS PARA A AVALIAÇÃO DE PACIENTES COM TRANSTORNO BIPOLAR

TIPO DE AVALIAÇÃO	NA PRIMEIRA CONSULTA	NO SEGUIMENTO
Medidas antropométricas	- Peso corporal - Altura - IMC	- Medidas antropométricas devem ser regularmente aferidas em todas as consultas. - Podem ser feitas espaçadamente, se as consultas forem próximas (até 2 meses).
Sinais vitais	- Pulso - Pressão arterial - Frequência cardíaca	- Pulso - Pressão arterial - Frequência cardíaca - Temperatura*
Bioquímica	- Hemograma completo - Glicemia de jejum - Lipidograma - Eletrólitos - Ureia - Creatinina - ASL/ALT - Fosfatase alcalina - Gama-glutamil-transferase - Bilirrubinas (total e frações) - TSH	- Quando for clinicamente pertinente. - Sugere-se que avaliações laboratoriais sejam feitas regularmente.

→

TABELA 3.2
PROPOSTAS PARA A AVALIAÇÃO DE PACIENTES COM TRANSTORNO BIPOLAR

TIPO DE AVALIAÇÃO	NA PRIMEIRA CONSULTA	NO SEGUIMENTO
Bioquímica	<ul><li>T4 livre</li><li>Vitamina B12</li><li>Vitamina D</li><li>Cortisol*</li><li>Prolactina*</li></ul>	
Rastreio infeccioso	<ul><li>VDRL e FTA-abs**</li></ul>	<ul><li>Quando for clinicamente pertinente.</li></ul>
Dosagem de fármacos	<ul><li>Medicações de uso contínuo que possuem meta de doses séricas terapêuticas.</li></ul>	<ul><li>Regularmente para medicações de uso contínuo que possuem meta de doses terapêuticas.</li></ul>
Gravidez	<ul><li>Dosagem sérica de beta-hCG para mulheres com chance de gravidez.</li></ul>	<ul><li>Quando for clinicamente pertinente.</li></ul>
Exames de imagem	<ul><li>RM de crânio, se indicado com base no exame neurológico ou histórico.***</li><li>Alternativamente, TC de crânio.</li></ul>	<ul><li>Imagem cerebral pode ser considerada quando for clinicamente indicada, como em pacientes idosos ou que evoluam com sinais neurológicos.</li></ul>
Triagem toxicológica	<ul><li>Quando for clinicamente pertinente.</li></ul>	
Estudos eletrofisiológicos	<ul><li>ECG convencional</li><li>EEG, se sinais clínicos neurológicos</li></ul>	
Testes genéticos	<ul><li>Farmacogenômica para guiar o tratamento de pacientes refratários.</li><li>Testes genéticos devem ser pesados e direcionados para casos em que há indícios clínicos.</li></ul>	

* Quando houver necessidade clínica.
** VDRL e FTA-abs são mandatórios para casos de mania e de hipomania que surjam após os 40 anos de idade.
*** RM de crânio é mandatória para TB-VI ou para quando o TB se associa a sinais neurológicos.
ASL/ALT, aspartato/alanina aminotransferase; B-hCG, subunidade beta da gonadotrofina coriônica; ECG, eletrocardiograma; EEG, eletroencefalograma; FTA-abs, teste de imunofluorescência indireta para determinação de anticorpos contra *treponema pallidum* em soro humano; IMC, índice de massa corporal; RM, ressonância magnética; TC, tomografia computadorizada; TSH, hormônio tireoestimulante; VDRL, teste laboratorial de pesquisa de doença venérea.

SOCIODEMOGRAFIA DO TRANSTORNO BIPOLAR

O TB caracteriza-se pelo seu curso crônico, com início tipicamente no final da adolescência e início da fase adulta.[9] Quando, então, o início do quadro de humor se dá a partir de 40 anos de idade, este é classificado como de início tardio. Há divergências quanto ao ponto de corte de idade; no entanto, determinar se o início dos sintomas afetivos surge mais tardiamente indica a possibilidade de causas orgânicas para o quadro de humor.[10] Nesse sentido, o médico deve estar sempre atento tanto ao caráter longitudinal na vida do paciente, quanto ao período de início dos sintomas.

Reconhecidamente, quadros típicos de TB apresentam sintomas depressivos que se alternam, no seu início, com períodos de ativação do humor (mania/hipomania). Aqui, verifica-se o primeiro elemento de dificuldade diagnóstica: a maioria dos pacientes demora para apresentar o primeiro episódio de ativação do humor – isto é, apresenta inúmeras polarizações depressivas antes de qualquer sintoma maníaco ou hipomaníaco.[9] O **Quadro 3.3** apresenta alguns elementos prognósticos na tentativa de separar quadros unipolares de bipolares.

APARÊNCIA E ATITUDE

O exame inicia-se tão logo o paciente adentra o consultório e engloba o registro da presença (ou ausência) de um acompanhante – o que pode ser um indício do grau de disfuncionalidade do paciente, do *insight* sobre seu estado e da própria dinâmica familiar.[1] Além disso, são examinadas sua aparência e atitudes/comportamentos. Isso inclui o nível de consciência (nível de alerta), os autocuidados (encontra-se devidamente higienizado? Mantém a vaidade ou está desleixado?), a conveniência do vestuário (há alguma evidência de desinibição? Usa roupas de frio em um dia quente?) e o seu grau de cooperação e hostilidade. É comum que os pacientes maníacos usem um grande número (ao menos para o seu habitual) de penduricalhos, como anéis, pulseiras e colares, geralmente em cores exuberantes. Igualmente, esta é uma forma precoce de detectar a escalada da ativação do humor em pacientes entrando em estado maníaco. A forma de contato

---

QUADRO 3.3
ELEMENTOS PROGNÓSTICOS PARA FUTURO EPISÓDIO MANÍACO OU HIPOMANÍACO EM PACIENTES DEPRIMIDOS (PSEUDOUNIPOLARES)

- Início muito precoce (infância ou início da adolescência).
- Temperamento ciclotímico.
- Qualquer tipo de ciclagem (p. ex., entre algo deprimido e gravemente deprimido): labilidade emocional.
- Padrão de comportamento tipo A (personalidade tipo A), especialmente os descritos como "pavio curto": impacientes, com senso de urgência, facilmente exasperáveis, irritados.
- Comportamento incongruente com o humor.
- Presença de qualquer sintoma de polo tímico oposto.
- Indução para polarização oposta com uso de antipsicóticos típicos ou antidepressivos.
- História familiar de transtorno psicótico.

Fonte: Adaptada de Fountoulakis.[4]

inicial pode ser observada pelo contato visual, o cumprimento com a mão e a postura. Naturalmente, como muitos sinais examinados, esses têm significado diagnóstico limitado quando isolados, mas precisam compor parte de uma estratégia integrada de exame do estado mental.

Além do comportamento do paciente, pode ser útil observar a sua interação com o ambiente imediato. Os apáticos participam e se interessam pouco pela consulta; os pacientes frontalizados ou hipomaníacos/maníacos interrompem muito, são impulsivos e exploram mais ativamente o ambiente; os dependentes olham excessivamente para o familiar quando questionados, e seus acompanhantes estão sempre atentos; pacientes disfóricos ou negativistas discordam de modo sistemático de todas as informações prestadas por seus acompanhantes; e os orbitofrontais podem apresentar síndrome de dependência ambiental.

Algumas pistas na avaliação da aparência e da atitude incluem:

- **Biotipo**: apesar de estar em desuso, a tipologia de Kretschmer pode oferecer indícios interessantes de uma correlação biopsicopatológica (o biotipo longilíneo é mais associado às esquizofrenias e às personalidades do grupo psicótico, enquanto o biotipo pícnico é mais associado aos transtornos do humor, como o TB), desde que não seja usada de forma radical ou tola. Outras dicas de correlações: biotipo pícnico e apneia obstrutiva do sono; fácies hipocrática e anorexia nervosa; desnutrição, nas situações de maus-tratos e na consumpção por câncer ou por aids/HIV.
- **Postura**: expansiva na mania e na hipomania; cabisbaixa e retraída nos depressivos. Outro ponto importante é o modo de se sentar, se na ponta da cadeira e tenso (p. ex., pacientes ansiosos ou paranoides), ou mesmo sem conseguir ficar parado/sentado na cadeira, levantando-se e sentando-se várias vezes (p. ex., pacientes hipomaníacos/maníacos ou com acatisia). Ainda mais, posições estereotipadas, como retrocolis, podem ser resultado do uso de agentes antidopaminérgicos ou parte de quadros dissociativos.
- **Mímica**: hipermimia nos hiperativos, hipomimia nos parkinsonianos e deprimidos. Sinal do enrugamento glabelar nos depressivos.
- **Aperto de mão**: "mão ateliótica" na esquizofrenia e na demência frontal (aperto de mão "frouxo", sem vitalidade, parecendo não assimilar a natureza e o simbolismo do gesto); aperto de mão vigoroso, por vezes muito forte ("apertando" a mão do médico), na mania e hipomania, com o paciente evitando a aproximação em postura desconfiada/paranoide na esquizofrenia ou na mania.
- **Estigmas físicos**: escaras no punho no paciente suicida; lesões psoriáticas no paciente bipolar; dermatite seborreica na doença de Parkinson; ponta dos dedos queimadas ou amareladas e leitos ungueais amarelados em fumantes; bem como sinais de uso de substâncias injetáveis na região da fossa antecubital ou desabamento da sela nasal em dependentes químicos. Como já apontado, é preciso estar sempre atento a sinais de demais causas de estados psicóticos e maniformes, como o abuso de substâncias.
- **Atitude**: irritada ou agressiva no paciente maníaco, distímico ou paranoide; assoberbado ou altivo no narcisista

ou no maníaco, ao contrário do paciente fóbico ou evitativo, que faz questão de se anular, com discurso em tom de voz baixo e monossilábico; atitude desconfiada no paranoide.

- **Vestimentas e adornos**: adornos excessivos ou inadequados no bipolar – incluindo o uso exacerbado, fora do habitual, de maquiagem; desalinho nas demências e nas psicoses de modo geral.

ATIVIDADE MOTORA

A atividade motora diz muito a respeito do estado mental de quem está sendo examinado. A linguagem gestual traduz bastante bem o mundo interno, não obstante existirem algumas armadilhas. No caso dos transtornos do humor, o exame adequado da atividade serve como importante meio para avaliar condições comórbidas ou que se expressam com patoplastia maniforme, as quais podem conduzir a diagnósticos inadequados.

Pacientes com parkinsonismo, por exemplo, apresentam pouca mímica facial e gestualização pobre, o que pode remeter falsamente a uma impressão de humor depressivo. Ao contrário, pacientes hiperativos com hipercinesia (p. ex., na coreia de Huntington) ou tremores facilmente induzem, de modo errôneo, ao diagnóstico de ansiedade, quando, na verdade, não experimentam tal sentimento.

A atividade motora pode estar aumentada ou reduzida, bem como pode ser sem propósito (abrir e fechar gavetas, como em alguns casos de demência), descontextualizada (comportamento de imitação ou utilização na síndrome de dependência ambiental), inadequada e compulsiva (esterotipias), podendo estar relacionada a doenças neurológicas ou até, naturalmente, a quadros psiquiátricos como o de esquizofrenia.

A agitação ou inquietação pode ser uma característica de ansiedade, hipomania, mania, demência ou *delirium*. Uma forma bastante específica e extremamente angustiante de inquietação é a acatisia, em que o paciente tem um desejo forte e subjetivo de andar e não consegue sentar-se. O *wandering* é uma tendência de andar a esmo, não acompanhada de angústia e observada em casos de demência, sobretudo frontotemporal.

A apatia pode resultar em intensa redução da atividade motora e ser confundida com lentidão psicomotora ou bradicinesia. A diminuição da psicomotricidade deve, assim, ser relacionada com outros elementos do exame para uma compreensão diagnóstica: em episódios catatônicos, estará presente o negativismo, que se traduzirá numa resistência do paciente à sua mobilização (como se se tornasse uma estátua); em episódios depressivos, haverá anedonia; pacientes esquizofrênicos, por sua vez, apresentarão embotamento afetivo.[11]

A marcha é parte importante da psicomotricidade e pode fornecer indícios da natureza da doença, devendo ser examinada desde o momento da entrada do paciente.[12] Por exemplo, paciente com quadro clínico cognitivo e comportamental compatível com Doença de Pick, mas que exibe marcha tabética, deve necessariamente também ser investigado para neurossífilis; mas se a sua marcha for ebriosa/atáxica, ataxias cerebelares devem ser consideradas.[11]

ORIENTAÇÃO

A determinação da orientação do paciente no tempo e no espaço pode surpreender, amparando diagnósticos diferenciais importantes desde transtornos da personalidade e transtornos dissociativos até doenças neurológicas.

Durante a entrevista, o indivíduo aparentemente alerta pode até saber que está no hospital, saber a hora (dando uma rápida olhada em um relógio), mas, ao mesmo tempo, dizer com confiança que o ano atual é um de décadas atrás. Por outro lado, é preciso reconhecer que a orientação depende do interesse do indivíduo para com a sua realidade, de tal maneira que pacientes apáticos, como os deprimidos, podem se apresentar desorientados com relação ao tempo ou ao espaço – isto é, a afetação não está na habilidade, mas numa disrupção na relação das funções psíquicas que concorrem para o processo de orientação.

Quanto à autodesorientação, o psiquiatra deve sempre suspeitar de demência grave, *delirium* ou transtorno dissociativo. Outra importante alteração da orientação autopsíquica é a despersonalização, cuja concomitância com sintomas ansiosos e depressivos é muito comum, apesar de poder ser resultado de um quadro depressivo grave. Em geral, quando em depressão, o paciente descreverá uma sensação de estranhamento com o seu eu e com as próprias emoções, chegando a relatar que é incapaz de experimentar emoções e ter sentimentos. O agravamento da despersonalização pode culminar em alterações graves, como o niilismo.

Outras duas considerações pertinentes para o momento da avaliação da orientação são:

- Afásicos apresentam falso negativo na avaliação da orientação quando esta se apoia na linguagem (nesse caso, deve-se buscar testes mais ecológicos).
- A avaliação do trajeto e da porta de saída escolhidos pelo paciente ao deixar o consultório fornece pistas sobre a sua orientação espacial.

ATENÇÃO E CONCENTRAÇÃO

A atenção é um domínio cognitivo altamente complexo da topografia frontal. Talvez seja uma das principais funções psíquicas afetadas pela doença bipolar que acomete, entre outras, redes neurais frontais. É possível dividir a atenção em alguns subdomínios: atenção sustentada, atenção dividida, atenção seletiva e velocidade de processamento.[13]

Durante a avaliação, há várias maneiras de apreendermos o funcionamento atencional do paciente, seja observando a sua interação durante a conversa e se é capaz de manter o fluxo do discurso, seja avaliando o seu desempenho em testagens específicas. Pode-se examinar a atenção sustentada de forma mais simplória (pelo tempo que é possível manter o contato visual) ou de uma maneira mais elaborada (por meio de testes como *span* de dígitos, meses ao contrário e subtrações sucessivas). A baixa atenção pode se tornar evidente durante a entrevista geral pela atitude alienada, a mudança frequente de temas ou a incapacidade de recontar algo que acabou de ser explicado.[14] Problemas de concentração são comuns na depressão e na ansiedade – tipicamente uma disprosexia hipertenaz e hipovigilante, embora estados mistos possam cursar com o oposto, graças ao fundo maníaco/hipomaníaco.[12]

FALA E LINGUAGEM

A fala é o principal instrumento de acesso à vida mental e, portanto, tem importância capital na psiquiatria, ainda que seja possível um bom exame psicopatológico mesmo em pacientes com mutismo ou afasia.

No exame, avalia-se tanto a linguagem verbal quanto a não verbal, tanto a expressão quanto a compreensão. Deve-se atentar ao comprometimento ou não da fluência, ao débito verbal, ao acesso lexical e à compreensão (funções do hemisfério esquerdo, dominante). Além disso, é importante considerar o ritmo, o pragmatismo e a prosódia da fala (funções do hemisfério não dominante). Pode-se observar desde alterações dos elementos estruturais da fala (sintaxe, fonologia e semântica) até problemas mais modestos, como tangencialidade e circunstancialidade (fala irrelevante).[15]

Um paciente que fala excessivamente (logorreia, verborragia) ou que conta histórias muito longas pode estar ansioso ou hipomaníaco, enquanto a lentidão ou a monotonia do discurso podem sugerir demência ou depressão. Um discurso incoerente pode sugerir *delirium* ou outros transtornos mentais orgânicos. Uma fala pastosa ou arrastada (lembrando a de um bêbado) pode apontar para intoxicação exógena ou por benzodiazepínicos. A jargonafasia, ou "salada de palavras", é uma grave alteração da linguagem e sugere fortemente o diagnóstico de esquizofrenia, mas pode ser encontrada em alguns quadros demenciais. Alterações na fala podem refletir um transtorno neurológico, como a disartria nas lesões dos gânglios da base ou a fala escandida nas lesões cerebelares.

O examinador deve estar vigilante para as pistas de um estado mental anormal que podem estar presentes no conteúdo das respostas às questões do exame cognitivo (p. ex., "Escreva uma frase" ou "Descreva o que você vê nesta imagem"). Assim, um paciente hipomaníaco pode descrever coisas em linguagem "brilhante" e entusiasta, com termos empolados, em congruência com o humor; um paciente paranoico pode revelar medos ou preocupações; e um indivíduo deprimido pode espontaneamente revelar sentimentos de culpa, desamparo, insuficiência ou tristeza, ou apresentar respostas como, por exemplo, "não sei", atestando negativismo e falta de colaboração em relação aos testes cognitivos.

MEMÓRIA

Embora o exame da memória possa parecer de menor relevância nos transtornos do humor, as alterações mnêmicas constituem parte do desafio diagnóstico, o qual envolve a diferenciação entre causas afetivas e neurodegenerativas. Vale a pena ressaltar que estados depressivos – particularmente em idosos – afetam frequentemente várias funções cognitivas, o que pode levar ao diagnóstico inadequado de um quadro demencial.[12,16] Quadros atípicos em pacientes jovens também podem cursar com comprometimento cognitivo.

Reconhecer o que está disfuncional no domínio da memória é importante para se discernir entre as diferentes causas da amnésia, obtendo, inclusive, pistas sobre alterações do estado mental. Nesse sentido, observa-se que as alterações de memória nos quadros tímicos decorrem mais comumente de distúrbios na codificação, principalmente por prejuízo na atenção complexa. O indivíduo apático, por sua vez, não se conecta devidamente com o mundo ao seu redor e apresenta nítidos prejuízos nas funções executivas frontais, na atenção complexa e na memória.

Isso é ainda mais evidente posto que a memória é a função cognitiva mais afetada na sobreposição de sintomas compartilhados entre demências e depressão em idosos.[17] Assim, uma avaliação cognitiva mais extensa deve ser conduzida se a queixa principal for amnésia.

Confabulações devem chamar atenção para pacientes etilistas crônicos, e outros sinais e sintomas típicos da síndrome de Wernicke-Korsakoff devem ser pesquisados. Por outro lado, respostas aproximadas e absurdas – as denominadas "pararrespostas" (p. ex., responder que 5 é o resultado da soma de 2 mais 2 ou que o céu é amarelo), inicialmente descritas como parte da síndrome de Ganser – sugerem um estado dissociativo.

HUMOR E AFETO

O termo "afeto" é utilizado com uma série de significados complementares. Às vezes, ele é reservado para a descrição do estado de humor que prevalece em determinado ponto no tempo. Já o termo "humor" é usado para se referir ao estado geral durante um longo período de horas ou dias. Outros usam o termo afeto para fazer uma descrição mais "objetiva" do humor, talvez referindo-se ao efeito que o humor do paciente pode ter sobre o examinador, em contraste com o estado de humor mais subjetivo do paciente.

O sentido mais útil da palavra afeto aparece, provavelmente, quando ela é usada para descrever menos o teor emocional ou as sensações (depressão, ansiedade, irritação, exaltação) e mais a adequação da reação emocional e o seu intervalo de variação durante a anamnese. Assim, pode-se falar de afeto embotado, achatado ou aplainado, constrito, incongruente ou inadequado. As mais importantes alterações do humor são depressão, disforia (irritabilidade patológica) e elação ou exaltação.

As ferramentas mais básicas para a obtenção de sintomas afetivos são o tempo e a capacidade de empatia. Infelizmente, esses elementos não estão sempre disponíveis de imediato. Quanto mais tempo se dispõe ao paciente, menos erros de diagnóstico ocorrem e menos exames complementares são solicitados. Em uma mesma consulta (desde que duradoura o suficiente) é possível observar oscilações de humor em amplitudes variadas, sendo importante detectar se são espontâneas ou reativas aos estímulos externos, se são proporcionais/adequadas ao evento, e, ainda, se as durações são compatíveis com o estímulo/evento. Temas delicados devem ser perseguidos no intuito de testar a reatividade emocional do paciente.

A depressão constitui uma lentificação dos processos psíquicos dentro de um campo vivencial estreitado.[18] Muitas depressões em idosos se apresentam com sintomas predominantemente somáticos, mais do que apenas por uma hipotimia declarada. Portanto, características biológicas específicas – também chamadas de características melancólicas – como o transtorno do sono (em especial a insônia terminal), as variações rítmicas do estado geral (fenômeno da piora matinal), as perturbações do apetite, a perda de peso e de libido devem ser verificadas.

A elação (humor exaltado ou ativado) é uma aceleração dos processos psíquicos dentro de um campo vivencial alargado.[19] A elação do humor pode ser cogitada quando houver verborragia, pressão de discurso, psicomotricidade intensificada, hiper-reatividade (aumento da reatividade a estímulos banais ou irrelevantes), irritabilidade, menor necessidade de sono e ideias exaltadas ou grandiosas.

Mais frequentemente entre idosos do que em adultos, podem também ocorrer hipersexualidade e outras formas de desinibição (p. ex., palavrões, puerilidade, atitudes impulsivas e invasão de privacidade).

Súbitas mudanças de humor, muitas vezes fugazes e das quais o paciente pode ser facilmente distraído, são sugestivas da labilidade de afeto, que costuma ser observada em associação com uma lesão cerebral (cortical ou subcortical) e não deve ser confundida com o humor persistentemente rebaixado da depressão. O riso patológico é raro, estereotipado, diferente do riso social e com frequência associado a transtornos psiquiátricos funcionais (como esquizofrenia) e orgânicos (como retardo mental ou demência frontotemporal).

A ansiedade é uma aceleração dos processos psíquicos dentro de um campo vivencial estreitado.[19] É caracterizada por uma sensação subjetiva de desconforto e medo. Ela pode ser específica e revelar medo de doenças, por exemplo, como parte da hipocondria ou de fobias específicas; também pode ser parte do transtorno de ansiedade generalizada ou da depressão. Alguns autores consideram a ansiedade uma alteração primária do humor (talvez em um espectro com a depressão) – se assim fosse classificada, seria indiscutivelmente o transtorno do humor mais observado.

A avaliação dos pacientes com sentimentos de desespero, delírios niilistas e ideias suicidas pode apresentar uma dificuldade particular. Alguns deles estão conscientes de que suas ideias de autoextermínio podem ser identificadas como evidência de doença mental ou como indicativas de internação e, por isso, mostram-se relutantes em divulgá-las. O psiquiatra não deve relutar em investigar ativamente o risco de suicídio em todos os pacientes que façam parte de grupos de risco. Grupos de pacientes nos quais o transtorno do humor pode ser particularmente difícil de diagnosticar incluem portadores de alterações cognitivas (demências, esquizofrenia residual, encefalopatias), depressão mascarada e alexitimia. Os últimos podem ter uma experiência subjetiva muito diferente de transtorno do humor, por não terem uma linguagem habitual para descrever suas experiências. Os transtornos afetivos precisam ser inferidos, às vezes, a partir de alterações em outros comportamentos, como perda de interesse em rotinas triviais, perturbação do sono ou do apetite, irritabilidade ou agressividade. Uma triagem empírica de tratamento pode ser necessária.

FORMA E CONTEÚDO DO PENSAMENTO

A forma do pensamento pode ser descrita em termos de direcionalidade e intencionalidade. O pensamento com formato desagregado ou com alogia sugere esquizofrenia; o pensamento incoerente, síndromes psico-orgânicas agudas (*delirium*, intoxicação exógena); a fuga de ideias e a arborização do pensamento com curso acelerado, taquipsiquismo – condição típica da elação do humor (provável TB) –; o pensamento inibido com curso alentecido, bradipsiquismo (depressão); e o pensamento circunloquial, demência ou personalidade epiléptica (síndrome de Gastaut-Geschwind).

Na avaliação do conteúdo do pensamento deve-se considerar, em primeiro lugar, uma descrição das principais preocupações do paciente. Posteriormente, é importante investigar os conteúdos de pensamentos patológicos específicos, tais como delírios, ideias sobrevalorizadas, crenças prevalentes e obsessões (ideias intrusivas egodistônicas que irrompem à consciência). Por fim, pode ser útil explorar a crença do paciente especialmente no que diz respeito à causalidade, à investigação e ao prognóstico da doença bipolar.

Assim como as alucinações, os delírios podem ser fragmentados ("Roubaram meu dinheiro"; "Estou sendo dilapidado"; "Querem me matar") ou sistematizados (uma elaborada narrativa com personagens, argumentos, enredo e previsões). Os primeiros sugerem uma síndrome cerebral orgânica (aguda ou crônica), enquanto os últimos são mais característicos de psicoses funcionais crônicas, tais como parafrenia, paranoia e transtorno do humor com sintomas psicóticos. A alteração do teste de realidade é característica central no delírio, sendo que a convicção é mantida, mesmo que por mecanismos distorcidos; isto é, as evidências são recrutadas para apoiar a crença, nunca para desafiá-la.

SENSOPERCEPÇÃO

Alterações de sensopercepção geralmente são egodistônicas, e, por isso, os pacientes podem relutar em responder perguntas diretas sobre alucinações (percepções sem objeto). É aconselhável, portanto, introduzir questões sobre alucinações depois que um certo grau de intimidade for estabelecido e qualquer suspeita ou hostilidade por parte do paciente for atenuada.

Como acontece com qualquer linha de questionamento, é aconselhável começar com perguntas relativamente amplas ("Alguma experiência incomum?"; "Algo distrai você?") antes de mudar para as mais diretas. A experiência pode precisar ser normalizada até certo ponto: "Às vezes as pessoas dizem para mim que ouvem os outros falarem com elas ou sobre elas. Isso nunca aconteceu com você?". As alucinações auditivas devem ser esclarecidas quanto à sua natureza e, em particular, quanto à existência de vozes de "comando". Estas relacionam-se a um risco maior de violência auto e/ou heterodirecionada, uma vez que associam-se a concretização do conteúdo das alucinações por parte do doente. As alucinações visuais são mais sugestivas de doença cerebral orgânica, enquanto as transitórias – alucinações malformadas, polimórficas (variáveis em conteúdo) e não associadas a delírios sistematizados complexos – são características de síndromes cerebrais orgânicas, especialmente de *delirium*. Em pacientes idosos, em particular, as alucinações visuais sugerem síndromes psico-orgânicas e são observadas no *delirium* e na demência com corpos de Lewy, além de serem fatores complicadores da doença de Parkinson e do seu tratamento com agonistas dopaminérgicos. Em comparação com pacientes com transtornos psiquiátricos primários, uma visão sobre a natureza anormal das experiências pode ser relativamente bem preservada nos pacientes idosos.

Por outro lado, é fundamental analisar a congruência das alterações de sensopercepção com o humor. Alucinações congruentes com o humor (p. ex., cheiros de podridão, vozes de acusação, visões do inferno) que podem estar associadas a delírios (p. ex., ideias de ruína, síndrome de Cotard – síndrome de negação dos órgãos, em que há crença niilista da morte dos próprios órgãos ou convicção da própria morte) sugerem transtornos afetivos, como o TB. Alucinações visuais são também observadas em pacientes com perda visual secundária a lesões periféricas (síndrome de Charles Bonnet).

COMPULSÕES E OUTROS COMPORTAMENTOS REPETITIVOS

Embora o aparecimento de sintomas obsessivos-compulsivos não seja típico, não é incomum encontrar comportamentos estereotipados e repetitivos em pacientes com quadros afetivos graves, sobretudo em pacientes maníacos. Em geral, esses fenômenos não indicam transtorno obsessivo-compulsivo (TOC), mas podem indicar síndromes psico-orgânicas, em particular em pacientes idosos e/ou encefalopatas. A principal diferença é que pacientes com TOC primário têm uma forte sensação subjetiva de estranhamento ou ilogismo em relação a seus pensamentos ou medos e, com frequência, resistem ativamente a eles.

INSIGHT OU AUTOCONSCIÊNCIA

A avaliação do *insight* do paciente é estratégica e deve ser objeto de inspeção ativa e direta do médico quanto à cooperação durante a avaliação psiquiátrica, à aderência ao tratamento e à funcionalidade do indivíduo. O *insight* refere-se à consciência do próprio estado mórbido e à consequente percepção da necessidade de tratamento.

Pacientes com *insight* mais comprometido têm prejuízo notório nas atividades da vida diária e, por conseguinte, apresentam menor autonomia e maior dependência funcional. Por isso, vale notar que pacientes e cuidadores geralmente apresentam avaliações não superpostas do *insight*, isto é, os cuidadores tendem a avaliar o estado do paciente como mais comprometido do que este o considera, muito embora o contrário também possa acontecer.

Na mania, nos transtornos psicóticos e nas demências que comprometem o lobo frontal pode-se observar um interessante fenômeno: a "dissociação" do *insight*. O *insight* pode também estar dissociado em um mesmo indivíduo, que pode apresentar alteração do *insight* para mudanças de comportamento mas exibir *insight* preservado para alterações cognitivas, ou vice-versa. Em geral, porém, o *insight* para alterações de comportamento está mais comprometido e é mais fácil de se observar do que aquele para alterações cognitivas.[20]

Por outro lado, alguns pacientes depressivos ou hipocondríacos podem apresentar *insight* aumentado em relação a seus problemas. É comum que esses indivíduos, sobretudo os de temperamento hipertímico ou os obsessivos, apresentem uma percepção aumentada dos fenômenos internos, ao que se denomina hiperendofasia.

DIAGNÓSTICOS DIFERENCIAIS RELEVANTES

Excetuando-se casos muito típicos e já em mania, a investigação clínica e o diagnóstico do TB são laboriosos. Nesse sentido, o diagnóstico diferencial de um transtorno de personalidade é muito comum. Embora não seja o escopo deste capítulo, vale enfatizar a importância da compreensão semiológica-psicopatológica no que talvez seja um dos maiores desafios da psiquiatria: diferenciar um transtorno da personalidade *borderline* (TPB) de um TB.

Em importante publicação de 2016, Vöhringer e colaboradores[21] apontaram que a elação do humor, bem como o aumento de atividades direcionadas a objetivos e o curso episódico, são fortes preditores do TB, enquanto apenas o sexo feminino foi um preditor do TPB. Vale comentar que, no próprio estudo, os autores pontuaram que esses preditores funcionam para excluir o TPB, mas não o contrário.

É importante chamar a atenção para o TB com personalidade hipertímica, cujas principais características são a longitudinalidade de comportamentos mais expansivos, a hiperlaboralidade e o uso de maquiagens e elementos de adorno em grande quantidade. Esses casos não costumam cursar com egocentrismo, instabilidade do humor (grave e súbita) e, principalmente, medo de abandono, sintomas dissociativos e comportamentos parassuicidas/autolesivos, mais tipicamente presentes no TPB.[22]

Igualmente – ou talvez mais – difícil é a distinção de pacientes com depressão unipolar daqueles com depressão bipolar, conforme já mencionado anteriormente. Assim, são apresentadas, no **Quadro 3.4**, algumas características com valor preditivo de hipomania em pacientes com quadro depressivo (pseudo)unipolar. Tão importante quanto essa distinção é detectar sinais vigentes no quadro depressivo do paciente que sugiram bipolaridade, como disforia/irritabilidade, hipersonia, sensação de peso nos membros (*leaden paralysis*) e hiperfagia, ou que sugiram ativação do humor, como irritabilidade extrema, aumento da atividade, redução da necessidade de sono e distraibilidade. Por assim dizer, deve-se buscar os "*soft signs*" do TB.

QUADRO 3.4
AUTORRELATOS PREDITIVOS DE HIPOMANIA EM PACIENTES COM DEPRESSÃO MAIOR

- Meu humor muda constantemente, da alegria para a tristeza, com ou sem eu saber o porquê.
- Tenho frequentes altos e baixos no humor, com ou sem causa aparente.
- Frequentemente me sinto culpado(a) sem uma boa razão para isso.
- Meus sentimentos são facilmente feridos.
- Há momentos em que meu futuro me parece triste/sombrio.
- As ideias ficam agitadas/passando pela minha cabeça e por isso não consigo dormir.
- Eu mantenho meus ânimos razoavelmente constantes/uniformes (preditor negativo).
- Frequentemente tenho dificuldade para dormir, pois penso sobre o que aconteceu no dia.
- Constantemente me sinto descontente/irritado.

Fonte: Akiskal e Pinto[23] e Akiskal e colaboradores.[24]

CONSIDERAÇÕES FINAIS

A psicopatologia da doença bipolar é extremamente rica, mas igualmente melindrosa. As evidências são consoantes em apontar que o diagnóstico exige tempo, sendo comum ser necessários mais de 10 anos para um especialista estabelecer o diagnóstico.[25,26] Nesse sentido, compreendemos que a leitura deste capítulo jamais será suficiente para compreender a totalidade desta doença e suas expressões únicas em cada paciente. É, no entanto, um meio que possibilita a insinuação do sujeito ao tema, que deve ser continuamente aprofundada. Recomendamos, afinal, a leitura dos artigos de Akiskal e colaboradores,[27] Beunders e colaboradores,[28] Barroilhet e colaboradores,[29] Bosaipo e colaboradores[30] e McInnis e colaboradores.[31]

REFERÊNCIAS

1. Shea SC. Psychiatric interviewing: the art of understanding. 3rd ed. Edinburgh: Elsevier; 2017.
2. Ruegg RG, Ekstrom D, Evans DL, Golden RN. Introduction of a standardized report form improves the quality of mental status examination reports by psychiatry residents. Acad Psychiatry. 1990;14(3):157-63.
3. Singer PR, Muslin HL. Evaluation and teaching of psychiatric interviewing. Compr Psychiatry. 1970;11(4):371-6.
4. Fountoulakis KN. The emerging modern face of mood disorders: a didactic editorial with a detailed presentation of data and definitions. Ann Gen Psychiatry. 2010;9:14.
5. Stahl SM. Stahl's essential psychopharmacology: euroscientific basis and pratical applications. 4th ed. Cambridge: Cambridge University; 2013.
6. Swann AC, Lafer B, Perugi G, Frye MA, Bauer M, Bahk WM, et al. Bipolar mixed states: an international society for bipolar disorders task force report of symptom structure, course of illness, and diagnosis. Am J Psychiatry. 2013;170(1):31-42.
7. Miklowitz DJ, Johnson SL. The psychopathology and treatment of bipolar disorder. Annu Rev Clin Psychol. 2006;2:199-235.
8. Moreno RA, Tavares DF. Depressão e transtorno bipolar: a complexidade das doenças afetivas. São Paulo: Segmento Farma; 2019.
9. Carvalho AF, Firth J, Vieta E. Bipolar disorder. N Engl J Med. 2020;383(1):58-66.
10. Depp CA, Jeste DV. Bipolar disorder in older adults: a critical review. Bipolar Disord. 2004;6(5):343-67.
11. Caixeta L. Tratado de neuropsiquiatria: neurologia cognitiva e do comportamento e neuropsicologia. São Paulo: Atheneu; 2014.
12. Fontenelle FL, Mendlowicz. Manual de psicopatologia descritiva e semiologia psiquiátrica. Rio de Janeiro: Revinter; 2017.
13. American Psychiatric Association. Manual diagnóstico e estatístico de transtornos mentais: DSM-5-TR. 5.ed. rev. Porto Alegre: Artmed; 2023.
14. Caixeta M, Caixeta L, Caixeta V, Vargas C. Psicologia médica. São Paulo: Sparta; 2015.
15. Hogdes JH. Cognitive assessment for clinicians. New York: Oxford University Press; 2017.
16. Verdelho A, Gonçalves-Pereira M. Neuropsychiatric symptoms of cognitive impairment and dementia. In: Ferro JM, editor. Neuropsychiatric symptoms of neurological disease. Switzerland: Springer International; 2017.
17. Sims A. Sintomas da mente: introdução à psicopatologia descritiva. Porto Alegre: Artmed; 2001.
18. Finkelsztein C, Matusevich D. Psicogeriatría clínica. Buenos Aires: Del Hospital Ed.; 2012.
19. Sonenreich C, Estevão G, Silva LMA, Filho. Psiquiatria: propostas, notas, comentários. São Paulo: Lemos; 1999.
20. Caixeta L. Demências do tipo não Alzheimer: demências focais frontotemporais. Porto Alegre: Artmed; 2010.
21. Vöhringer PA, Barroilhet SA, Alvear K, Medina S, Espinosa C, Alexandrovich K, et al. The International Mood Network (IMN) Nosology Project: differentiating borderline personality from bipolar illness. Acta Psychiatr Scand. 2016;134(6):504-10.
22. Barroilhet S, Vöhringer PA, Ghaemi SN. Borderline versus bipolar: differences matter. Acta Psychiatr Scand. 2013;128(5):385-6.
23. Akiskal HS, Pinto O. The evolving bipolar spectrum. Prototypes I, II, III, and IV. Psychiatr Clin North Am. 1999 Sep;22(3):517-34, vii.
24. Akiskal HS, Maser JD, Zeller P, Endicott J, Coryell W, Keller M, et al. Switching from "uniploar" to "bipolar II": an 11-year prospective study of clini-

cal and temperamental predictors in 559 patients. Arch Gen Psychiatry. 1995;52(2):114-23.
25. Ruggero CJ, Carlson GA, Kotov R, Bromet EJ. Ten-year diagnostic consistency of bipolar disorder in a first-admission sample. Bipolar Disord. 2010;12(1):21-31.
26. Ratheesh A, Hammond D, Watson M, Betts J, Siegel E, McGorry P, Berk M, Cotton S, Chanen A, Nelson B, Bechdolf A. Bipolar at-risk criteria and risk of bipolar disorder over 10 or more years. JAMA Netw Open. 2023;5;6(9):e2334078.
27. Akiskal HS, Benazzi F. Atypical depression: a variant of bipolar II or a bridge between unipolar and bipolar II? J Affect Disord. 2005;84(2-3):209-17.
28. Beunders AJM, Klaus F, Kok AAL, Schouws SNTM, Kupka RW, Blumberg HP, et al. Bipolar I and bipolar II subtypes in older age: results from the Global Aging and Geriatric Experiments in Bipolar Disorder (GAGE-BD) project. Bipolar Disord. 2023;25(1):43-55.
29. Barroilhet AS, Ghaemi SN. Psychopathology of mixed states. Psychiatr Clin North Am. 2020;43(1):27-46.
30. Bosaipo NB, Borges VF, Juruena MF. Transtorno bipolar: uma revisão dos aspectos conceituais e clínicos. Medicina (Ribeirão Preto). 2017;50(Supl 1):72-84.
31. McInnis MG, Andreassen OA, Andreazza AC, Alon U, Berk M, Brister T, et al. Strategies and foundations for scientific discovery in longitudinal studies of bipolar disorder. Bipolar Disord. 2022;24(5):499-508.

TRANSTORNO BIPOLAR NA INFÂNCIA E NA ADOLESCÊNCIA

4

LEE FU-I
FABRÍCIA SIGNORELLI GALETI

De acordo com a quinta edição do *Manual diagnóstico e estatístico de transtornos mentais* (DSM-5-TR), o transtorno bipolar (TB) é um transtorno do humor crônico **que cursa com** alterações recorrentes do humor, envolvendo períodos de humor elevado intercalados com períodos de depressão e, ainda, de remissão de sintomas.[1] Na prática clínica, a maioria dos adultos com TB relata início dos sintomas na infância.

De modo geral, a ocorrência de episódios de alteração do humor que persistem por vários dias – ou seja, a forma clássica do TB – tem início na adolescência e raramente é observada em crianças pequenas, embora na prática clínica seja possível identificar crianças que apresentam essas alterações do humor, alternando períodos de depressão com períodos de euforia.[2]

Atualmente, a ocorrência do TB em crianças e adolescentes é aceita. No entanto, ainda há dúvidas e controvérsias no que se refere à prevalência do transtorno nessa população, à apresentação clínica, ao curso da doença, aos critérios para a realização do diagnóstico, ao tratamento precoce e à busca de fatores de proteção para os grupos de risco.[3,4]

HISTÓRICO

Somente a partir dos anos 1980, a literatura científica começou a esboçar uma visão aprimorada para o TB com início na infância e na adolescência. Até os dias atuais, permanece a dificuldade relacionada aos critérios diagnósticos, que ainda não são específicos para crianças e adolescentes. Essa ausência de critérios específicos para a infância e a adolescência traz dificuldades do ponto de vista clínico, pois prejudica o reconhecimento do transtorno por profissionais, bem como o treinamento de pesquisadores.[4-7]

A permanência de controvérsias com relação à existência ou não de um fenótipo específico do TB em crianças ocorre pela dificuldade de reconhecimento de alterações do humor em crianças pequenas. O artigo de revisão da International Society for Bipolar Disorders (ISBD), que deu origem à diretriz diagnóstica para TB em crianças, apontou preocupações relacionadas não somente ao subdiagnóstico, mas também ao exagero da aplicação do diagnóstico em crianças e adolescentes com dificuldades variadas.[3,8]

Estudos apontam uma grande variabilidade com relação à prevalência e/ou à incidência de TB na infância e na adolescência. Em populações clínicas, a prevalência do TB em jovens nos Estados Unidos (EUA) foi relatada entre 0,6% e 15% dessa população, sendo que esses resultados podem variar dependendo do ambiente, da fonte de referência e da metodologia utilizada para determinar a prevalência do TB.[4]

Outro ponto que deve ser considerado é a priorização de diferentes critérios para o diagnóstico do TB adotados por centros

TABELA 4.1
PRIORIZAÇÃO DE CRITÉRIOS DIAGNÓSTICOS DE TRANSTORNO BIPOLAR EM CRIANÇAS E ADOLESCENTES EM DIFERENTES ESTUDOS DE DIFERENTES CENTROS DE PESQUISA PRIORIZAVAM DIFERENTES CRITÉRIOS PARA DIAGNOSTICAR TB EM CRIANÇAS E ADOLESCENTES

	MASS GENERAL	WASH-U	CASE WESTERN	COBY BP-I
Humor exaltado/euforia	25%	89%	86%	90%
Irritabilidade	84%	98%	92%	84%
Aumento de energia	79%	100%	81%	90%
Grandiosidade	57%	86%	83%	72%
Diminuição da necessidade de sono	53%	40%	72%	81%
Pressão na fala	68%	97%	81%	93%
Pensamento acelerado	71%	50%	88%	74%
Distração	93%	94%	84%	89%

→

TABELA 4.1
PRIORIZAÇÃO DE CRITÉRIOS DIAGNÓSTICOS DE TRANSTORNO BIPOLAR EM CRIANÇAS E ADOLESCENTES EM DIFERENTES ESTUDOS DE DIFERENTES CENTROS DE PESQUISA PRIORIZAVAM DIFERENTES CRITÉRIOS PARA DIAGNOSTICAR TB EM CRIANÇAS E ADOLESCENTES

	MASS GENERAL	WASH-U	CASE WESTERN	COBY BP-I
Hiperatividade motora	90%	99%	81%	95%
Falta de crítica	90%	90%	86%	84%
Hipersexualidade	25%	43%	32%	47%

Mass General, Massachusetts General Hospital; WASH-U, Washington University in St. Louis; Case Western, Case Western Reserve University; COBY BP-I, Coby Study | Cabs - University of Pittsburgh.
Fonte: Adaptada de Axelton e colaboradores.[9]

de pesquisa diversos, como mostra a **Tabela 4.1**.

PREVALÊNCIA

A World Mental Health Survey Initiative relatou estimativas de prevalência do TB, tanto ao longo da vida quanto por 12 meses, de 2,4% e 1,5%, respectivamente.[10]

Em populações clínicas nos EUA, foi relatada uma prevalência do TB em crianças e em adolescentes entre 0,6% e 15%. A variação no percentual dependeu do local em que o estudo foi realizado, do critério diagnóstico aplicado e do método/instrumento selecionado para avaliação diagnóstica.[11-13]

Alguns estudos, especialmente os norte-americanos, demonstram aumentos dramáticos na prevalência do TB em crianças e em adolescentes nos últimos 20 anos. Alguns pesquisadores utilizam critérios que consideram prioritários, e isso pode estar contribuindo para o excesso de diagnósticos de TB na infância. Por outro lado, outros profissionais continuam a negligenciar a existência do transtorno na infância e na adolescência.[4,7]

DIFERENÇAS DE GÊNERO E IDADE NA PREVALÊNCIA

Assim como nos adultos, estudos têm mostrado que a prevalência do TB em crianças e em adolescentes é similar em meninos e meninas.[9,14] No entanto, o TB tipo II e o TB de início precoce parecem ser mais prevalentes nas meninas.[15] Um grande estudo epidemiológico realizado nos EUA relatou taxas ligeiramente mais altas dos TB tipos I e II em meninas do que em meninos (3,3% *versus* 2,6%, respectivamente).[12] A metanálise de estudos internacionais sobre TB concluiu que o transtorno pode ter início na infância, mas a sua prevalência aumenta na fase da adolescência.[13]

ETIOLOGIA

Além do fator genético, existem outras variáveis neurobiológicas e socioambientais que podem precipitar a ocorrência do TB ou servir como fatores de proteção em pessoas geneticamente predispostas.[16,17] Ou seja, a etiologia é multifatorial, com interação complexa entre vulnerabilidades biológicas e influências ambientais.

FATOR GENÉTICO

A história familiar é reconhecida como o mais importante preditor de risco para a manifestação do TB em crianças e adolescentes. Análises longitudinais e prospectivas sugerem que os filhos de pais com TB que apresentam instabilidade do humor, episódio depressivo, quadro de ansiedade, sintomas subsindrômicos de mania e história de TB parental de início precoce, correm 50% de risco de desenvolver TB antes da chegada à fase adulta.[18]

Estudos com gêmeos e familiares de 1º grau demonstraram que o TB é uma doença com forte componente genético, com concordância entre gêmeos idênticos de cerca de 70%. Os estudos atuais indicam que, provavelmente, múltiplos genes são responsáveis pela herança genética do TB.[4,19]

ASPECTOS NEUROBIOLÓGICOS

Avanços recentes na neuroimagem, como a ressonância magnética (RM) e a ressonância magnética funcional (fMRI, do inglês *functional magnetic ressonance imaging*), indicam que os circuitos neurais envolvidos no processamento e na regulação da emoção em crianças e adolescentes com TB são diferentes dos de seus pares saudáveis. O volume reduzido da amígdala em adolescentes com TB é um dos achados de neuroimagem mais consistentes.[20-22]

Déficits nos domínios neurocognitivos de atenção, memória visuoespacial, memória de trabalho, flexibilidade cognitiva e funções executivas estão presentes em crianças e em adolescentes com TB.[23,24] A recuperação de um episódio agudo do humor pode ser acompanhada de melhoria do funcionamento neurocognitivo (p. ex., memória verbal e de trabalho); no entanto, estudos sugerem que os déficits neurocognitivos podem existir mesmo quando não houver sinais de mania ou depressão, independentemente do estado do humor da criança, e podem implicar prejuízo em sua capacidade funcional a longo prazo.[25,26]

CRITÉRIOS DIAGNÓSTICOS

O DSM-5-TR inclui a categoria "Transtorno bipolar e transtornos relacionados", que abrange, entre outros, transtorno bipolar tipo I, transtorno bipolar tipo II e transtorno ciclotímico. Os fenômenos atípicos do tipo bipolar que não se enquadram nos subtipos clássicos estão incluídos em categorias como transtorno bipolar e transtorno relacionado induzido por substância/medicamento, ou a outra condição médica. A recém-lançada 11ª edição da *Classificação internacional de doenças* (CID-11) também inclui uma seção sobre transtornos bipolares.[1,27]

O DSM-5-TR define estes subtipos principais de TB:

- TB tipo I (TB-I);
- TB tipo II (TB-II);
- Transtorno ciclotímico;
- TB e transtorno relacionado induzido por substância/medicamento;
- TB e transtirno relacionado devido a outra condição médica;
- Outro TB e transtorno relacionado especificado/não especificado.

O TB geralmente estende-se ao longo da vida, e os momentos de depressão e mania ou hipomania não apenas podem se alternar em diferentes combinações, como também podem ter durações diferentes no decorrer dos anos.

Para o diagnóstico do TB em crianças e adolescentes é importante que os mesmos critérios diagnósticos sejam aplicados entre os profissionais que atuam com esse público. A American Academy of Child and Adolescent Psychiatry (AACAP) mantém a recomendação de que os médicos sigam os critérios do DSM-5-TR, inclusive com relação à duração dos sintomas, para o diagnóstico do TB em crianças e adolescentes.[7]

É importante considerar que crianças em diferentes faixas etárias apresentam diferenças no seu desenvolvimento psicossocial, e que tais diferenças irão influenciar diretamente na manifestação clínica dos sintomas. Dessa forma, o consenso atual sugere que os critérios diagnósticos aplicados para o diagnóstico do TB em adultos sejam adaptados para cada fase do desenvolvimento da criança ou do adolescente.

APRESENTAÇÃO CLÍNICA DO TRANSTORNO BIPOLAR NA INFÂNCIA E NA ADOLESCÊNCIA

Assim como em adultos, as alterações do humor podem ocorrer em diferentes combinações, com diferentes apresentações de sintomas e durações de cada episódio. Por exemplo, algumas crianças podem iniciar a doença com um período de depressão seguido por um período de mania; outras podem iniciar com um quadro de euforia e hiperatividade para depois desenvolverem um episódio depressivo; outras podem, ainda, apresentar sintomas depressivos e de mania ao mesmo tempo (fase mista).

Apesar de a apresentação do TB ser heterogênea em crianças em idades pré-escolar e escolar e em adolescentes, alguns sintomas são comumente encontrados nos diferentes subtipos de TB:

- Aproximadamente 75% dos casos apresentam aumento de energia, irritabilidade, instabilidade do humor, distração e aumento da atividade direcionada a objetivo;
- Cerca de 26% apresentam alucinações e delírios;
- Grandiosidade e hipersexualidade são os sintomas mais específicos da fase de mania.[28]

Como descrito anteriormente, o aumento da irritabilidade é comum em crianças e adolescentes com TB. Porém, apesar da frequência da irritabilidade nos quadros de TB, o consenso atual é de que a irritabilidade crônica, independentemente de explosividade ou intensidade, não é suficiente para o diagnóstico de TB.[3]

A irritabilidade seria um sintoma pouco específico para o diagnóstico do TB em crianças, pois muitos transtornos psiquiátricos na infância e na adolescência apresentam a irritabilidade como sintoma; entre eles podemos citar o transtorno opositor desafiante, a depressão, a ansiedade, os transtornos de estresse pós-traumático (TEPT) e os transtornos do neurodesenvolvimento.[29] Por outro lado, deve-se lembrar que a ausência de irritabilidade pode diminuir a probabilidade do diagnóstico de TB em crianças e adolescentes.

Assim como em adultos, os episódios depressivos são as manifestações mais comuns do TB em crianças e adolescentes, tanto em frequência quanto em duração. Frequentemente um episódio depressivo pode ser a primeira manifestação do TB na infância e na adolescência; entre 20 e 30% das crianças e adolescentes com depressão têm possibilidade de desenvolver episódios de mania posteriormente; além disso, há pacientes que manifestam alguns sinais sutis de hipomania somente após episódios recorrentes de depressão.[30-32]

A depressão bipolar tende a ser mais grave quando comparada com casos de depressão unipolar. Na depressão bipolar, podem estar presentes sintomas mistos de mania, episódios de automutilação, maior risco de suicídio, além de mais comorbidade com transtornos disruptivos e transtornos de ansiedade, sendo que a gravidade do quadro leva a um pior funcionamento psicossocial.[4,33,34] É fundamental o monitoramento da progressão das alterações do humor, pois um episódio depressivo pode anteceder um episódio de mania, e a presença de sintomas de mania subclínicos durante um episódio depressivo aumenta significativamente o risco de progressão para um episódio maníaco.[35]

Com relação aos episódios de mania e hipomania, a análise de vários estudos fez emergir a descrição de um perfil clínico de crianças e adolescentes com mania ou hipomania que cursa com período de aumento de energia, acompanhado por aumento de irritabilidade, de distração e de velocidade e pressão da fala, além de grandiosidade, euforia e diminuição da necessidade de sono. Apesar de todos os sintomas relatados anteriormente serem frequentes nos pacientes, não há nenhum sintoma que seja, por si só, capaz de diagnosticar mania em crianças ou em adolescentes. O diagnóstico depende da avaliação do quadro clínico geral.[8]

Crianças e adolescentes em mania ou hipomania geralmente manifestam felicidade extraordinária ou euforia sem motivo aparente, com elevação repentina da autoestima e extrema altivez ou arrogância que destoa da atitude habitual da criança. O comportamento pode se tornar extravagante e até bizarro, envolvendo promiscuidade sexual, condução perigosa ou uso abusivo de álcool e drogas.[36,37]

Diferentemente dos adultos, os episódios de mania nas crianças podem ter uma menor duração – de horas, dias ou semanas. Por isso, podem passar despercebidos e ser mais facilmente tolerados pelos pais como mudanças de "fases do crescimento", especialmente se não interferirem no rendimento escolar. A ocorrência de instabilidade do humor é mais frequente em casos de episódios de mania com início na infância.

A sintomatologia da mania em adolescentes com TB é mais parecida com a do adulto. Essa similaridade com o quadro clínico em adultos e as habilidades linguísticas mais refinadas da adolescência tornam o humor exaltado claramente perceptível. Nessa fase, há maior frequência de sintomas psicóticos do que na fase adulta, e a confusão com a esquizofrenia é, muitas vezes, inevitável.[37,38]

Estudos prospectivos mostraram que uma apresentação muito comum do TB de início precoce é a subsindrômica, na qual a criança ou o adolescente mostra sintomatologia de mania e depressão significativa, mas não preenche todos os critérios para TB-I ou TB-II.[32,39]

O estudo Course and Outcome of Bipolar Youth (COBY BP-I), que realizou um seguimento por quatro anos, mostrou que 40% das crianças e adolescentes com TB tiveram a apresentação subsindrômica como apresentação clínica inicial do transtorno. Além disso, cerca de 50% dos jovens com a definição do estudo COBY de "TB-SOE" evoluíram para TB-I ou TB-II posteriormente – especialmente aqueles com histórico familiar de TB.[40] O estudo COBY mostrou que, durante o seguimento prospectivo, a maioria das recorrências após o primeiro episódio foram as seguintes:

- 60% de episódios depressivos;
- 21% de hipomania;
- 15% de mania;
- 5% de episódios mistos.[32]

A trajetória do TB é longa; mais ainda em se tratando de casos de início precoce. Além dos debates acerca de sintomas clínicos e fenótipos do TB em crianças e adolescentes, um dos fatores que dificulta o diagnóstico do TB na infância e na adolescência pode ser a diferença do curso da doença e o seu padrão de alternância de estados do humor em relação ao habitualmente visto em adultos.

A maioria dos pesquisadores e clínicos, bem como as diretrizes da AACAP, recomendam que a episodicidade, que são períodos distintos de alterações do humor e sintomas associados, seja necessária para o diagnóstico do TB em crianças e adolescentes.[7,41]

COMORBIDADES

A presença de transtornos comórbidos ao TB em crianças e adolescentes é comum e afeta diretamente o curso da doença, dificultando, por exemplo, a remissão dos sintomas. A prevalência de transtornos comórbidos depende dos métodos utilizados e da amostra estudada, sendo mais comum nas crianças a presença do transtorno do déficit de atenção/ hiperatividade (TDAH) e do transtorno de oposição desafiante (TOD); nos adolescentes, percebem-se mais o transtorno da conduta (TC) e o uso de substâncias.[42,43]

DIAGNÓSTICO DIFERENCIAL

O TB na infância e na adolescência cursa com uma grande variabilidade de apresentações clínicas associada à alta taxa de comorbidades, o que leva à sobreposição de sintomas. Além dos efeitos do desenvolvimento na expressão dos sintomas, esses fatores dificultam a realização do diagnóstico do TB e também, muitas vezes, do diagnóstico diferencial de outros transtornos psiquiátricos que ocorrem na infância e na adolescência.[4]

Os sintomas presentes nos transtornos disruptivos, como hiperatividade e agressividade, podem estar presentes em crianças com TB. No entanto, crianças com TB são frequentemente diagnosticadas com TDAH. Assim, é importante considerar que sintomas crônicos de hiperatividade ou distração não devem ser considerados evidência de mania, a menos que piorem visivelmente junto com a alteração do humor. Além disso, crianças mais novas podem ter, como primeira manifestação do TB, sintomas que se sobrepõem ao diagnóstico de TDAH – isto é, com predomínio de hiperatividade, impulsividade e desatenção –, muitas vezes sendo erroneamente diagnosticadas como TDAH. Essas crianças geralmente recebem múltiplos diagnósticos de transtornos disruptivos, como TDAH, TOD e TC, e são tratadas com associações dos mais diversos medicamentos, correndo grande risco de prejuízos físico, social e acadêmico. As diretrizes da AACAP sugerem que os médicos sejam cautelosos ao fazer o diagnóstico de TB em crianças menores de seis anos de idade.[4]

Já adolescentes com TB são muitas vezes diagnosticados erroneamente com transtorno de personalidade ou esquizofrenia.[4,44,45]

A presença de sintomas psicóticos exige diagnósticos diferenciais com transtornos como a esquizofrenia. Nesta, o início geralmente é insidioso, e o paciente não apresenta as características emocionais/afetivas de um episódio de mania. O bom contato afetivo, a abundância de pensamentos e a mudança da forma de fala fazem distinção com casos de esquizofrenia, que se manifestam com empobrecimento da fala e do conteúdo de pensamentos. No entanto, o primeiro episódio de mania pode apresentar alteração grave do pensamento e alucinações, dificultando o diagnóstico diferencial entre esquizofrenia e TB.[4,46]

O uso de substâncias e o TB podem ser diagnósticos diferenciais, mas as condições também podem ser comórbidas. A característica essencial de um transtorno do humor induzido por drogas é o aparecimento de sintomas no contexto do uso, da intoxicação ou da abstinência de drogas. No entanto, se os sintomas do humor começarem antes do uso da substância e/ou persistirem por mais de um mês após a interrupção do uso de drogas, então o TB poderá ser considerado o transtorno primário.[1]

Os subtipos classificados no DSM-5-TR como TB e transtorno relacionado induzido por substância/medicamento e TB e transtorno relacionado devido a outra condição médica podem dificultar o reconhecimento do TB genuíno. Os médicos devem ser cautelosos ao atribuir sintomas à mania ou à hipomania, a menos que esses sintomas mostrem uma associação temporal evidente com o humor anormalmente elevado, expansivo e/ou irritável. A presença de condições médicas que possam desencadear ou piorar os sintomas do humor deve ser avaliada. Uma avaliação orgânica mais detalhada para o diagnóstico diferencial pode ser necessária se houver presença de sintomas psicóticos.

TRATAMENTO

O tratamento do TB em crianças e adolescentes costuma ser um desafio pela gravidade e complexidade dos sintomas; pelos impactos social, funcional e familiar; e pela presença de particularidades inerentes à infância e à adolescência (p. ex., vulnerabilidade, interface do indivíduo com o meio, a família e a escola). Do ponto de vista farmacológico, existem características farmacodinâmicas e farmacocinéticas inerentes a cada fase do desenvolvimento da criança e do adolescente.

Exames laboratoriais de controle devem ser realizados previamente ao início das medicações e, posteriormente, em controle trimestral ou semestral:[45,47]

- Hemograma completo;
- Fe sérico e ferritina;
- Provas de função tireoidiana (T3, T4, T4 livre e TSH);
- Provas de função hepática (TGO, TGP, bilirrubina, gama-GT e amilase);
- Provas de função renal (U + C);
- Metabólitos (Na + K);
- Teste de gravidez (para adolescentes sexualmente ativos);
- Provas de função da paratireoide (Ca^{++});
- Prolactina;
- Eletrocardiograma.

O exame de drogas na urina pode ser solicitado para adolescentes antes do início do tratamento e após, conforme necessidade. A avaliação de altura e peso (índice de massa corporal [IMC]), bem como de sinais vitais e circunferência abdominal devem ser registradas, e sinais e sintomas de possíveis eventos adversos devem ser avaliados com os pacientes e suas famílias em todas as consultas.

A escolha do tratamento farmacológico, psicossocial ou combinado (farmacológico e psicossocial) para cada um dos estágios do tratamento depende de vários fatores, como a gravidade do quadro; a fase da doença; o subtipo do TB; a cronicidade; a presença de comorbidades; a idade da criança ou do adolescente; a preferência e as expectativas da família e do paciente; a disponibilidade de realizar terapias multidisciplinares; as circunstâncias familiares e ambientais; e a psicopatologia da família.

TRATAMENTO NA FASE AGUDA

O objetivo do tratamento da fase aguda é controlar ou melhorar os sintomas ativos que afetam o funcionamento psicossocial e o bem-estar da criança e do adolescente ou que colocam em risco as suas vidas.

As evidências atuais são derivadas de ensaios clínicos abertos, análises retrospectivas, relatos de casos e ensaios clínicos controlados e randomizados (ECCR).[48,49]

Com exceção de casos de crianças que estejam muito agitadas, com alto risco de suicídio e/ou com presença de sintomas psicóticos, recomenda-se começar com uma dose baixa e aumentá-la lentamente, de acordo com a resposta e os efeitos colaterais, para evitar doses desnecessariamente altas e o consequente aumento do risco de efeitos colaterais que levam a uma baixa adesão ao tratamento.

Em geral, as doses de anticonvulsivantes, antipsicóticos de segunda geração (ASGs) e lítio indicadas para crianças e adolescentes com TB são semelhantes às utilizadas em adultos com o transtorno.

TRATAMENTO DE CONTINUAÇÃO E MANUTENÇÃO

Uma vez alcançado o controle e a remissão dos sintomas, é necessário prosseguir com o tratamento para a manutenção da resposta terapêutica já adquirida, bem como para evitar recaídas e recorrências. É recomendada a continuação das intervenções que tenham sido eficientes na etapa de tratamento da fase aguda.

Poucos estudos acompanharam o tratamento após a fase aguda do TB e/ou o tratamento de manutenção; atualmente as evidências variam muito em relação às diretrizes, e não há um consenso até o momento.[50]

Deve-se priorizar o tratamento dos sintomas "subclínicos" ou "subsindrômicos" do humor, pelo menos por 6 a 12 meses, com a prescrição utilizada na fase aguda, pois a persistência desses sintomas aumenta o risco de recaídas. Caso o episódio do humor seja recorrente, pode ser recomendada a extensão da manutenção do tratamento farmacológico de fase aguda por pelo menos 12 a 24 meses. Na prevenção de novos episódios em adolescentes, o lítio e o divalproato de sódio parecem ser igualmente eficazes.[51]

Embora a duração ideal dos tratamentos psicossociais para o TB pediátrico não tenha sido estabelecida, intervenções psicossociais contínuas podem ser úteis.[52]

TRATAMENTO FARMACOLÓGICO NAS DIFERENTES FASES

Episódio de mania aguda e episódios mistos

Embora o uso da monoterapia com lítio, valproato, carbamazepina e ASGs seja menos estudado em crianças e adolescentes, sua eficácia já é largamente comprovada para o tratamento de crianças e adolescentes com TB em episódios de mania e episódios mistos não psicóticos.[49,53] A metanálise dos tratamentos farmacológicos do transtorno bipolar revelou que os ASGs são geralmente mais eficazes que os estabilizadores do humor, mas também apresentam maior carga de efeitos colaterais (p. ex., ganho de peso e alterações metabólicas).[49]

Hipomania

Não há estudos que abordem especificamente o tratamento da hipomania em crianças e em adolescentes. São recomendados tratamentos semelhantes aos descritos para mania, até que sejam publicados dados mais robustos sobre segurança e eficácia nessa condição.

Depressão bipolar

Crianças e adolescentes portadores de depressão bipolar passam a maior parte do tempo com sintomas depressivos ou de depressão maior, contexto este que prejudica significativamente o seu funcionamento psicossocial e aumenta o risco de suicídio.

Um estudo se propôs a avaliar a eficácia e a segurança da combinação olanzapina e fluoxetina para o tratamento agudo da depressão bipolar em crianças e adolescentes. Nesse estudo, a combinação olanzapina + fluoxetina foi superior ao placebo e foi aprovada pela Food and Drug Administration (FDA) dos EUA para o tratamento agudo da depressão bipolar tipo I em pacientes de 10 a 17 anos de idade.[54]

Em um estudo recente que avaliou o tratamento em monoterapia com lurasidona, os sintomas depressivos diminuíram significativamente em crianças e adolescentes com depressão bipolar. O tratamento em longo prazo com lurasidona (20 mg/dia) mostrou-se eficaz na redução dos sintomas depressivos ao longo de um ano.[55,56]

O uso de lítio tem sido relatado como uma boa estratégia para o tratamento da depressão bipolar em crianças e adolescentes.[57] Outra possibilidade, nesse sentido, pode ser a lamotrigina.[58] Já outro estudo, com crianças e adolescentes, concluiu que a quetiapina XR não foi superior ao placebo em jovens com TB tipos I e II.[59]

Na ausência de mais dados de pesquisa envolvendo menores de 18 anos de idade, as estratégias de tratamento obtidas a partir de evidências em adultos podem ser extrapoladas para os jovens. Isso inclui o uso de valproato, cariprazina[60] ou uma combinação de anticonvulsivante ou ASG + antidepressivo.

A estimulação magnética transcraniana (EMT) também foi sugerida em alguns relatos de casos, mas ainda aguardam mais evidências. A eletroconvulsoterapia (ECT) pode ser útil para adolescentes gravemente comprometidos, que apresentem episódios de mania ou de depressão no TB-I sem melhora com tratamentos prévios ou com efeitos colaterais intoleráveis.[3,4,48]

TRATAMENTO FARMACOLÓGICO NA PRESENÇA DE COMORBIDADES PSIQUIÁTRICAS

As comorbidades psiquiátricas devem receber intervenções farmacológicas e psicossociais, com início logo após a estabilização do quadro agudo do TB. Muitas vezes, os medicamentos para TB também podem ser eficazes para os transtornos psiquiátricos comórbidos.

Primeiramente, em geral, recomenda-se estabilizar os sintomas do TB, especialmente se os sintomas comórbidos da criança (TDAH, TC) parecerem secundários ao transtorno do humor.[14,61] Se os sintomas da comorbidade não puderem ser atribuídos ao TB ou não melhorarem após o controle dos sintomas de mania/hipomania, o tratamento da comorbidade deve ser iniciado imediatamente. Se possível, intervenções psicossociais devem ser tentadas antes da adição de novos medicamentos.

O tratamento para o TDAH comórbido com TB pode ser realizado com o uso de anfetamina, metilfenidato e atomoxetina.

Os inibidores seletivos de recaptação da serotonina (ISRSs) são eficazes no tratamento dos transtornos de ansiedade comórbidos em pacientes com ansiedade grave que não responderam à terapia cognitivo-comportamental (TCC) – à qual pode-se recorrer antes da intervenção farmacológica. No entanto, os ISRSs devem ser usados com cautela, em combinação com pelo menos um estabilizador do humor.[62]

RESPONDEDORES PARCIAIS E NÃO RESPONDEDORES

Possíveis estratégias para pacientes que não respondam à monoterapia inicial são:

- Interromper medicamentos que possam, potencialmente, estar desestabilizando o humor;
- Otimizar o tratamento atual;
- Alternar para um estabilizador do humor diferente;
- Combinar a monoterapia com outras opções de tratamento.

Embora seja ideal usar a menor dose possível de medicação para minimizar os efeitos colaterais, alguns pacientes podem necessitar de doses maiores do que as usuais para adultos. Pesquisas têm indicado que alguns jovens com TB podem se beneficiar de tratamento medicamentoso combinado, sugerindo que o uso de dois estabilizadores do humor com mecanismos de ação diferentes (p. ex., lítio ou anticonvulsivante associado com um antipsicótico) possa ser mais eficaz do que a monoterapia.[49]

MEDICAÇÕES UTILIZADAS DURANTE O TRATAMENTO

Lítio

O lítio é indicado para a fase de mania do TB e é aprovado pela FDA para utilização a partir dos 12 anos de idade. A dose efetiva é de 10-30 mg/kg/dia, e atualmente se convencionou que o nível sérico eficiente no tratamento agudo do TB em crianças e adolescentes é de 0,8 a 1,2 mEq/L.[63-65] Essa população pode precisar de concentrações sanguíneas de lítio mais altas, devido à possibilidade de uma menor concentração cerebral de lítio quando comparado com a dos adultos.[44,66]

O lítio tem uma janela terapêutica estreita (níveis sanguíneos entre 0,6 e 1,2 mEq/L), e a intoxicação por lítio pode levar a danos renais e neurológicos permanentes ou até à morte.[67] O paciente e os pais devem ser informados sobre os sintomas associados à toxicidade do lítio – tontura, marcha instável, fala arrastada, tremores grosseiros, dor abdominal, vômitos, sedação, confusão e visão embaçada. A litemia deve ser pesquisada entre 5 a 7 dias após o aumento de cada dose e imediatamente quando houver suspeita de intoxicação. Além disso, outros testes laboratoriais de controle, como exames das funções renal e hepática, são necessários antes e durante o uso do lítio.

Valproato de sódio

O valproato de sódio é utilizado para o tratamento do TB em crianças e adolescentes; no entanto, não é aprovado pela FDA para essa população, apesar do significativo nível de evidência com relação à sua eficácia. A dose terapêutica deve ser de 500-1500 mg/dia (nível sérico de 50-100 mg/L). Sua utilização tem sido associada à síndrome dos ovários policísticos.

Carbamazepina

A carbamazepina é eficaz, no tratamento do TB, nas doses diárias de 200-1.000 mg (nível sérico de 5-10 mg/L); no entanto, também não é aprovada pela FDA para o tratamento do TB em crianças e adolescentes. A carbamazepina induz o metabolismo de outros medicamentos, além de induzir seu próprio metabolismo, diminuindo o nível sanguíneo e reduzindo a própria eficácia e a de outros medicamentos.[53]

Oxcarbazepina

Sem aprovação da FDA para o tratamento do TB em crianças e adolescentes, a oxcarbazepina é utilizada na dose diária de 300-1.200 mg. Não traz impacto significativo na ação das enzimas hepáticas e não requer monitoramento do nível sanguíneo, o que leva a uma melhor tolerabilidade quando comparada à carbamazepina, mas pode causar outros efeitos colaterais, como tontura, náusea, sonolência, diplopia, fadiga e erupção cutânea.[68]

Lamotrigina

A lamotrigina, coadjuvante no TB na fase depressiva (nas doses de 25–400 mg/dia), não é aprovada pela FDA para o tratamento do TB em crianças e adolescentes. Costuma ser bem tolerada, com risco relativamente baixo para ganho de peso e sedação. Porém, quando a dose é aumentada rapidamente, pode causar reações dermatológicas graves, como síndrome de Stevens-Johnson ou necrólise epidérmica tóxica; nesses casos, o tratamento deve ser suspenso imediatamente.[65] Em casos de uso concomitante com valproato de sódio, a meia-vida de eliminação da lamotrigina no estado de equilíbrio aumenta. Portanto, a dose de lamotrigina deverá ser reduzida nesses casos.

Topiramato

O topiramato é utilizado como coadjuvante no TB, com dose efetiva entre 25–100 mg (dose de manutenção: 30 mg/kg/dia). Não é aprovado pela FDA, não é recomendado como estabilizador do humor e não tem eficiência evidente no controle dos sintomas de mania, hipomania ou depressão do TB.[69]

Antipsicóticos de segunda geração

Os antipsicóticos de segunda geração (ASGs) já estudados para o tratamento do TB em crianças e adolescentes, suas doses preconizadas e seus efeitos colaterais estão listados na **Tabela 4.2**. A olanzapina e a risperidona estão associadas a maior ganho de peso. Os efeitos metabólicos dos ASGs são motivo de grande preocupação, especialmente quando utilizados por longos períodos em crianças e adolescentes (principalmente em crianças muito pe-

TABELA 4.2
ANTIPSICÓTICOS UTILIZADOS NO TRATAMENTO DO TB NA INFÂNCIA E NA ADOLESCÊNCIA

ANTIPSICÓTICO	DOSE EFETIVA	APROVAÇÃO DA FDA	EFEITOS COLATERAIS
Risperidona	0,5-6 mg na fase de mania do TB	13-17 anos: para esquizofrenia 10-17 anos: na fase de mania do TB 5-16 anos: irritabilidade no TEA A formulação injetável de depósito ainda não está aprovada	Aumento do apetite e do peso, efeitos extrapiramidais, sonolencia, aumento da prolactina. Maior risco SNM entre os APAs.

→

TABELA 4.2
ANTIPSICÓTICOS UTILIZADOS NO TRATAMENTO DO TB NA INFÂNCIA E NA ADOLESCÊNCIA

ANTIPSICÓTICO	DOSE EFETIVA	APROVAÇÃO DA FDA	EFEITOS COLATERAIS
Olanzapina	2,5-5 mg no TB (na fase de mania ou na fase mista)	13-17 anos: para esquizofrenia 10-17 anos: para TB nas fases de mania e mista	Importante ganho de peso e aumento do apetite, dislipidemia, boca seca, sedação.
Quetiapina	400-600 mg no TB	13-17 anos: para esquizofrenia 10-17 anos: na fase de mania do TB	Sonolência importante, fadiga, aumento do apetite e do peso (menos significativos do que com o uso de olanzapina ou eisperidona).
Ziprasidona	40-160 mg na esquizofrenia e no TB	Sem aprovação	Aumento do intervalo QTc no ECG.
Aripiprazol	10 mg na esquizofrenia e no TB Dose máxima: 30 mg	13-17 anos: para esquizofrenia 10-17 anos: nas fases aguda de mania ou mista do TB	Sonolência, acatisia, efeitos extrapiramidais, sialorreia, visão borrada.
Paliperidona	3-12 mg na esquizofrenia e no TB	12-17 anos: para esquizofrenia	Similar aos da risperidona.
Clozapina	50-400 mg	Sem aprovação	Aumento do peso e do apetite, diminuição do limiar epiléptico, sedação excessiva, agranulocitose.
Lurasidona	20-80 mg	10 a 17 anos: para depressão bipolar 13 a 17 anos: para esquizofrenia	Náusea, sonolência, ganho de peso, vômito, tontura, insônia.
Típicos	Haloperidol: 0,15-0,2 mg/kg/dia	A partir dos 3 anos	Sintomas extrapiramidais, acatisia, discinesia tardia, SNM,

→

TABELA 4.2
ANTIPSICÓTICOS UTILIZADOS NO TRATAMENTO DO TB NA INFÂNCIA E NA ADOLESCÊNCIA

ANTIPSICÓTICO	DOSE EFETIVA	APROVAÇÃO DA FDA	EFEITOS COLATERAIS
	Clorpromazina: 0,5-3 mg/kg/dia	A partir dos 6 meses	sedação excessiva (principalmente com o uso da clorpromazina e da levomepromazina).
	Pimozida: dose máxima de 0,3 mg/kg/dia	–	
	Levomepromazina: 0,1 mg/kg/dia	A partir dos 2 anos	

* Informações sobre o uso e eficácia da pimozida em pacientes com menos de 12 anos de idade são limitadas.
SNM, síndrome neuroléptica maligna; APAs, antipsicóticos atípicos.
Fonte: Adaptada de Lima et al.[72]

quenas).[70] Pesquisas sugerem que o ganho de peso é maior em jovens, quando comparados com adultos,[71] O ganho de peso pode ser maior nos jovens quando os ASGs são utilizados em combinação com lítio ou anticonvulsivantes.[71]

Embora seja raro, os ASGs podem causar sintomas extrapiramidais, discinesia tardia e síndrome maligna neuroléptica; portanto, crianças e adolescentes precisam ser avaliados antes de iniciar o uso de ASGs, considerando-se a possibilidade de movimentos anormais. O eletrocardiograma (ECG) basal não é um teste de rotina, mas pode ser necessário para excluir problemas cardíacos – incluindo prolongamento do intervalo QT –, principalmente se houver histórico de problemas cardíacos na criança ou na família ou se for considerado o uso concomitante de ziprasidona ou psicoestimulantes.

Antidepressivos

Na infância e na adolescência, os ISRSs ou os inibidores da recaptação de serotonina e noradrenalina (IRSNs) podem ser úteis para o tratamento da depressão bipolar, mas podem levar à mudança de fase e desencadear mania, hipomania, episódios mistos ou ciclagem rápida. Os antidepressivos devem ser iniciados em doses baixas, após a estabilização dos sintomas de mania e hipomania e sempre com uso concomitante de estabilizadores do humor.[44,63] Cerca de 5 a 10% dos jovens tratados com ISRSs/IRSNs podem ficar socialmente desinibidos;[73] esse sintoma, porém, não deve ser confundido com sintomas de mania ou hipomania e, geralmente, tal desinibição desaparece um ou dois dias após a interrupção dos antidepressivos. Os antidepressivos tricíclicos não são recomendados, pois não há evidência de que sejam clinicamente eficazes e têm maior risco de intoxicação por *overdose* – um risco sempre presente em adolescentes deprimidos.

TRATAMENTOS NÃO FARMACOLÓGICOS

Tratamentos psicossociais

Suporte e abordagens psicossociais são necessários para crianças e adolescentes com TB, assim como para suas famílias, em todas as etapas do tratamento. Foram desenvolvidas intervenções psicossociais específicas para auxiliar pacientes e cuidadores no manejo dos sintomas agudos de mania e/ou de depressão, com treinamento de habilidades de enfrentamento para promover melhor adesão ao tratamento e gerenciar condições comórbidas. Note-se que estudos comprovam que a associação de tratamentos farmacológicos e abordagem psicossocial são de grande valor na prevenção de recaídas.[4]

Psicoeducação

A psicoeducação e o suporte familiar devem ter início já na fase de avaliação, e as sessões devem ser mantidas durante todo o período de tratamento. Os membros da família e o paciente devem ser informados sobre as causas, os sintomas, o curso da doença, as diferentes opções de abordagens terapêuticas e os riscos associados a cada tipo de tratamento. Também é importante explicar sobre a recorrência e a cronicidade frequente, com flutuações do humor, que tornam fundamental a adesão ao tratamento. A psicoeducação também atua no manejo de situações adversas (p. ex., negociações com a escola; expectativas dos pais sobre o futuro) para o restabelecimento da rotina e do desempenho acadêmico e a reversão do impacto social da doença no indivíduo.[14,74]

Grupos de psicoeducação multifamiliar e de psicoeducação familiar individual

Fristad e colaboradores[75] desenvolveram abordagens familiares individuais ou em grupo, compostas por 24 sessões de 50 minutos, como tratamentos auxiliares para pacientes com depressão bipolar ou com sintomas do espectro bipolar. A finalidade é aumentar o conhecimento e a compreensão sobre o TB e seu tratamento; melhorar o manejo de sintomas e condições associadas; melhorar as habilidades de comunicação e de resolução de problemas; e aumentar o senso de apoio da criança e da família no tratamento da doença.

Terapia cognitivo-comportamental focada na criança e na família

Terapia projetada especificamente para indivíduos de 8 a 18 anos que, além de focar na criança ou adolescente, inclui um trabalho intensivo de apoio aos pais no desenvolvimento de um estilo parental eficaz e, também, de atendimento às próprias necessidades terapêuticas dos pais. Consiste em 12 sessões semanais de 60 minutos, que lidam com vários domínios – indivíduo, família, pares e escola – pelo período de três meses.

Dados de ensaios abertos (e de, pelo menos, mais um estudo), sugerem que essa terapia está associada a melhorias no funcionamento global, à redução de sintomas do humor e à adesão ao tratamento.[76,77]

Terapia focada na família

Miklowitz e colaboradores[78] desenvolveram uma versão estruturada de terapia focada na família especificamente para adolescentes com TB. Os objetivos principais são reduzir os sintomas clínicos, por meio do aumento da conscientização sobre como lidar com as manifestações clínicas do TB; diminuir os níveis de emoção expressos no ambiente familiar; melhorar as habilidades de resolução de problemas e de comunicação intrafamiliar. Em um estudo de dois anos, os adolescentes que receberam a abordagem de terapia focada na família, em comparação a um grupo que recebeu outra abordagem terapêutica individual, obtiveram remissão de sintomas depressivos do TB mais rapidamente, com menor duração de episódios depressivos, e reportaram menor gravidade nas escalas de mensuração da gravidade de depressão.[52,76,79]

Terapia comportamental-dialética

Pelo menos um estudo mostrou que os adolescentes com TB que receberam terapia dialética-comportamental demonstraram sintomas depressivos menos graves e maior probabilidade de melhora na ideação suicida, quando comparados a adolescentes que receberam outras formas de abordagens terapêuticas psicossociais.[80]

Terapia de ritmo interpessoal e social

Hlastala e colaboradores[81] adaptaram a terapia de ritmo interpessoal e social para adolescentes com TB. Um estudo piloto acompanhou os pacientes por 16 a 18 sessões, durante 20 semanas, e relatou melhorias significativas, com redução de sintomas de mania, de sintomas depressivos e de aspectos psiquiátricos gerais. Os pesquisadores sugeriram que os estressores psicossociais precipitam ou exacerbam episódios de mania/hipomania/depressão por meio de sua capacidade de interromper as rotinas sociais e de sono.

Terapia de ritmo interpessoal e social para filhos de pais portadores de TB

Estudos recentes começaram a explorar o potencial benéfico da intervenção psicossocial precoce para melhorar a progressão dos sintomas em crianças e adolescentes com alto risco de TB, ou mesmo para prevenir o aparecimento de sintomas ou sinais precoces de TB. Trata-se de um modelo de intervenção baseado em uma modificação da terapia de ritmo interpessoal e social voltada para os filhos adolescentes de pais com TB que ainda não desenvolveram o transtorno. Um ensaio clínico aberto detectou uma melhora nos padrões circadianos e de sono dos participantes.[82,83]

CONSIDERAÇÕES FINAIS

Muitas questões seguem pendentes em relação ao tratamento do TB de início precoce. Questões como qual seria o risco e o benefício de tratar crianças e adolescentes com sintomas prodrômicos; qual o tipo de tratamento que deveria ser priorizado, e por quanto tempo; ou mesmo sobre o impacto do tratamento precoce no curso da doença e na vida da criança e do adolescente. Todas essas questões foram levantadas, mas as respostas para elas, infelizmente, nem sempre foram satisfatórias. Dessa forma, serão necessários estudos contínuos para uma melhor definição acerca dessas dúvidas.

REFERÊNCIAS

1. American Psychiatric Association. Manual diagnóstico e estatístico de transtornos mentais: DSM-5-TR. 5.ed. rev. Porto Alegre: Artmed; 2023.
2. National Institute of Mental Health Research Roundtable on prepubertal bipolar disorder. J Am Acad Child Adolsc Psychiatry. 2001;40(8):871-8.
3. Goldstein BI, Birmaher B, Carlson GA, DelBello MP, Findling RL, Fristad M, et al. The international society for bipolar disorders task force report on pediatric bipolar disorder: knowledge to date and directions for future research. Bipolar Disord. 2017;19(7):524-43.
4. Diler RS, Birmaher B. Bipolar disorders in children and adolescents. In: Rey JM, Martin A, editors. JM Rey's IACAPAP e-textbook of child and adolescent mental health. Geneva: International Association for Child and Adolescent Psychiatry and Allied Professions; 2019.
5. Carlson GA, Pataki C. Understanding early age of onset: a review of the last 5 years. Curr Psychiatry Rep. 2016;18(12):114.
6. Fu-I L. Transtorno afetivo bipolar na infância e na adolescência. Rev Bras Psiquiatr. 2004;26(Supl III):22-3.
7. Birmaher B. Bipolar disorder in children and adolescents. Child Adolesc Ment Health. 2013;18(3):140-8.
8. Youngstrom EA, Birmaher B, Findling RL. Pediatric bipolar disorder: validity, phenomenology, and recommendations for diagnosis. Bipolar Disord. 2008;10(1 Pt 2):194-214.
9. Axelson D, Birmaher B, Strober M, Gill MK, Valeri S, Chiappetta L, et al. Phenomenology of children and adolescents with bipolar spectrum disorders. Arch Gen Psychiatry. 2006;63(10):1139-48.
10. Merikangas KR, Jin R, He JP, Kessler RC, Lee S, Sampson NA, et al. Prevalence and correlates of bipolar spectrum disorder in the World Mental Health Survey Initiative. Arch Gen Psychiatry. 2011;68(3):241-51.
11. Kozloff N, Cheung AH, Schaffer A, Cairney J, Dewa CS, Veldhuizen S, et al. Bipolar disorder among adolescents and young adults: results from an epidemiological sample. J Affect Disord. 2010;125(1-3):350-4.
12. Merikangas KR, He JP, Burstein M, Swanson SA, Avenevoli S, Cui L, et al. Lifetime prevalence of mental disorders in U.S. adolescents: results from the National Comorbidity Survey Replication-Adolescent Supplement (NCS-A). J Am Acad Child Adolesc Psychiatry. 2010;49(10):980-9.
13. Van Meter AR, Moreira AL, Youngstrom EA. Meta-analysis of epidemiologic studies of pediatric bipolar disorder. J Clin Psychiatry. 2011;72(9):1250-6.
14. Diler RS, Goldstein BI, Birmaher B. Pediatric bipolar disorder. In: Ebert MH, Leckman JF, Petrakis IL, editors. Current diagnosis & treatment: psychiatry, 3rd ed. New York: McGraw-Hill Education; 2019. p. 527-45.
15. Birmaher B, Axelson D, Monk K, Kalas C, Goldstein B, Hickey MB, et al. Lifetime psychiatric disorders in school-aged offspring of parents with bipolar disorder: the Pittsburgh Bipolar Offspring study. Arch Gen Psychiatry. 2009;66(3):287-96.
16. Bootsman F, Brouwer RM, Schnack HG, Kemner SM, Hillegers MHJ, Sarkisyan G, et al. A study of genetic and environmental contributions to structural brain changes over time in twins concordant and discordant for bipolar disorder. J Psychiatr Res. 2016;79:116-24.
17. Pan LA, Goldstein TR, Rooks BT, Hickey M, Fan JY, Merranko J, et al. The relationship between stressful life events and axis diagnoses among adolescent offspring of probands with bipolar and non-bipolar psychiatric disorders and healthy controls: The Pittsburgh Bipolar Offspring Study (BIOS). J Clin Psychiatry. 2017;78(3):e234-43.
18. Hafeman DM, Merranko J, Axelson D, Goldstein BI, Goldstein T, Monk K, et al. Toward the definition of a bipolar prodrome: dimensional predictors of bipolar spectrum disorders in at-risk youths. Am J Psychiatry. 2016;173(7):695-704.
19. Ikeda M, Saito T, Kondo K, Iwata N. Genome-wide association studies of bipolar disorder: A systematic review of recent findings and their

clinical implications. Psychiatry Clin Neurosci. 2018;72(2):52-63.
20. Diler RS, Almeida JR, Ladouceur C, Birmaher B, Axelson D, Phillips M. Neural activity to intense positive versus negative stimuli can help differentiate bipolar disorder from unipolar major depressive disorder in depressed adolescents: a pilot fMRI study. Psychiatry Res. 2013;214(3):277-84.
21. Hafeman D, Bebko G, Bertocci MA, Fournier JC, Chase HW, Bonar L, et al. Amygdala prefrontal cortical functional connectivity during implicit emotion processing differentiates youth with bipolar spectrum from youth with externalizing disorders. J Affect Disord. 2017;208:94-100.
22. Singh MK, DelBello MP, Chang KD. Functional brain imaging in bipolar disorder. In: Strakowski SM, editor. The bipolar brain. New York: Oxford University; 2012. p. 103-23.
23. Pavuluri MN, Schenkel LS, Aryal S, Harral EM, Hill SK, Herbener ES, et al. Neurocognitive function in unmedicated manic and medicated euthymic pediatric bipolar patients. Am J Psychiatry. 2006;163(2):286-93.
24. Dickstein DP, Axelson D, Weissman AB, Yen S, Hunt JI, Goldstein BI, et al. Cognitive flexibility and performance in children and adolescents with threshold and sub-threshold bipolar disorder. Eur Child Adolesc Psychiatry. 2016;25(6):625-38.
25. Pavuluri MN, West A, Hill SK, Jindal K, Sweeney JA. Neurocognitive function in pediatric bipolar disorder: 3-year follow up shows cognitive development lagging behind healthy youths. J Am Acad Child Adolesc Psychiatry. 2009;48(3):299-307.
26. Frías A, Dickstein DP, Merranko J, Gill MK, Goldstein TR, Goldstein BI, et al. Longitudinal cognitive trajectories and associated clinical variables in youth with bipolar disorder. Bipolar Disord. 2017;19(4):273-84.
27. Reed GM, First MB, Kogan CS, Hyman SE, Gureje O, Gaebel W, et al. Innovations and changes in the ICD-11 classification of mental, behavioural and neurodevelopmental disorders. World Psychiatry. 2019;18(1):3-19.
28. Van Meter AR, Burke C, Kowatch RA, Findling RL, Youngstrom EA. Ten-year updated meta--analysis of the clinical characteristics of pediatric mania and hypomania. Bipolar Disord. 2016;18(1):19-32.
29. Kowatch RA, Youngstrom EA, Danielyan A, Findling RL. Review and meta-analysis of the phenomenology and clinical characteristics of mania in children and adolescents. Bipolar Disord. 2005;7(6):483-96.
30. Akiskal HS. Developmental pathways to bipolarity: are juvenile-onset depressions pre-bipolar? J Am Acad Child Adolesc Psychiatry. 1995;34(6):754-63.
31. Geller B, Fox LW, Clark KA. Rate and predictors of prepubertal bipolarity during follow-up of 6-12 years-old depressed children. J Am Acad Child Adolsc Psychiatry. 1994;33(4):461-8.
32. Birmaher B, Axelson D, Goldstein B, Strober M, Gill MK, Hunt J, et al. Four-year longitudinal course of children and adolescents with bipolar spectrum disorders: the Course and Outcome of Bipolar Youth (COBY) study. Am J Psychiatry. 2009;166(7):795-804.
33. Diler RS, Goldstein TR, Hafeman D, Merranko J, Liao F, Goldstein BI, et al. Distinguishing bipolar depression from unipolar depression in youth: preliminary findings. J Child Adolesc Psychopharmacol. 2017;27(4):310-9.
34. Uchida M, Serra G, Zayas L, Kenworthy T, Faraone SV, Biederman J. Can unipolar and bipolar pediatric major depression be differentiated from each other? A systematic review of cross-sectional studies examining differences in unipolar and bipolar depression. J Affect Disord. 2015;176:1-7.
35. Diler RS, Goldstein TR, Hafeman D. Characteristics of depression among offspring at high and low familial risk of bipolar disorder. Bipolar Disord. 2017;19(5):344-52.
36. Geller B, Zimerman B, Williams M, Bolhofner K, Craney JL, Delbello MP, et al. Six-month stability and outcome of a prepubertal and early adolescent bipolar disorder phenotype. J Child Adolesc Psychopharmacol. 2000;10(3):165-73.
37. Fu-I L, Ferreira-Maia A, Boarati MA. Avaliação para diagnóstico de transtorno bipolar na infância e na adolescência. In: Fu-I L, Boarati MA, Ferreira-Maia A, organizadores. Transtornos afetivos na infância e adolescência. Porto Alegre: Artmed; 2011.
38. Birmaher B, Axelson D, Strober M, Gill MK, Yang M, Ryan N, et al. Comparison of manic and depressive symptoms between children and adolescents with bipolar spectrum disorders. Bipolar Disord. 2009;11(1):52-62.
39. DelBello MP, Hanseman D, Adler CM, Fleck DE, Strakowski SM. Twelve-month outcome of adolescents with bipolar disorder following first hospitalization for a manic or mixed episode. Am J Psychiatry. 2007;164(4):582-90.

40. Axelson DA, Birmaher B, Strober MA, Goldstein BI, Ha W, Gill MK, et al. Course of subthreshold bipolar disorder in youth: diagnostic progression from bipolar disorder not otherwise specified. J Am Acad Child Adolesc Psychiatry. 2011;50(10):1001-16.e3.
41. Leibenluft E, Charney D, Towbin K, Bhangoo R, Pine D. Defining clinical phenotypes of juvenile mania. Am J Psychiatry. 2003;160(3):430-7.
42. Sala R, Strober MA, Axelson DA, Gill MK, Castro-Fornieles J, Goldstein TR, et al. Effects of comorbid anxiety disorders on the longitudinal course of pediatric bipolar disorders. J Am Acad Child Adolesc Psychiatry. 2014;53(1):72-81.
43. Yen S, Stout R, Hower H, Killam MA, Weinstock LM, Topor DR, et al. The influence of comorbid disorders on the episodicity of bipolar disorder in youth. Acta Psychiatr Scand. 2016;133(4):324-34.
44. Birmaher B, Axelson D. Pediatric psychopharmacology. In: Sadock BJ, Sadock VA, editors. Kaplan and Sadock's comprehensive textbook of psychiatry. 8th ed. Philadelphia: Lippincott, Williams, & Wilkins; 2005.
45. Boarati MA, Ferreira-Maia AP, Fu-I L. Abordagem terapêutica. In: Fu-I L, Boarati MA, Ferreira-Maia A, organizadores. Transtornos afetivos na infância e adolescência. Porto Alegre: Artmed; 2011.
46. Diler RS. Pediatric bipolar desmorder: a global perspective. New York: Nova Science; 2007.
47. Boarati MA, Andrade ER, Fu-I L. Particularidades no tratamento farmacológico na criança e no adolescente. In: Forlenza OV, Miguel EC, organizadores. Clínica psiquiátrica de bolso. 2. ed. Barueri: Manole, 2018. v. 1, p. 753-74.
48. McClellan J, Kowatch R, Findling RL; Work Group on Quality Issues. Practice parameter for the assessment and treatment of children and adolescents with bipolar disorder. J Am Acad Child Adolesc Psychiatry. 2007;46(1):107-25.
49. Liu HY, Potter MP, Woodworth KY, Yorks DM, Petty CR, Wozniak JR, et al. Pharmacologic treatments for pediatric bipolar disorder: a review and meta-analysis. J Am Acad Child Adolesc Psychiatry. 2011;50(8):749-62.e39.
50. Parker GB, Graham RK, Tavella G. Is there consensus across international evidence-based guidelines for the management of bipolar disorder? Acta Psychiatr Scand. 2017;135(6):515-26.
51. Findling RL, McNamara NK, Pavuluri M, Frazier JA, Rynn M, Scheffer R, et al. Lithium for the maintenance treatment of bipolar i disorder: a double-blind, placebo-controlled discontinuation study. J Am Acad Child Adolesc Psychiatry. 2019;58(2):287-96.e4.
52. Miklowitz DJ, Chang KD, Taylor DO, George EL, Singh MK, Schneck CD, et al. Early psychosocial intervention for youth at risk for bipolar I or II disorder: a one-year treatment development trial. Bipolar Disord. 2011;13(1):67-75.
53. Findling RL, Ginsberg LD. The safety and effectiveness of open-label extended-release carbamazepine in the treatment of children and adolescents with bipolar I disorder suffering from a manic or mixed episode. Neuropsychiatr Dis Treat. 2014;10:1589-97.
54. Detke HC, DelBello MP, Landry J, Usher RW. Olanzapine/Fluoxetine combination in children and adolescents with bipolar I depression: a randomized, double-blind, placebo-controlled trial. J Am Acad Child Adolesc Psychiatry. 2015;54(3):217-24.
55. DelBello MP, Goldman R, Phillips D, Deng L, Cucchiaro J, Loebel A. Efficacy and safety of lurasidone in children and adolescents with bipolar I depression: a double-blind, placebo-controlled study. J Am Acad Child Adolesc Psychiatry. 2017;56(12):1015-25.
56. Channing J, Mitchell M, Cortese S. Lurasidone in children and adolescents: systematic review and case report. J Child Adolesc Psychopharmacol. 2018;28(7):428-36.
57. Sun AY, Findling RL, Stepanova E. Additional considerations beyond efficacy for lithium in pediatric bipolar disorder. Bipolar Disord. 2019;21(6):558-9.
58. Findling RL, Robb A, McNamara NK, Pavuluri MN, Kafantaris V, Scheffer R, et al. Lithium in the acute treatment of bipolar I disorder: a double-blind, placebo-controlled study. Pediatrics. 2015;136(5):885-94.
59. Findling RL, Pathak S, Earley WR, Liu S, DelBello MP. Efficacy and safety of extended-release quetiapine fumarate in youth with bipolar depression: an 8 week, double-blind, placebo-controlled trial. J Child Adolesc Psychopharmacol. 2014;24(6):325-35.
60. Vieta E, Earley WR, Burgess MV, Durgam S, Chen C, Zhong Y, et al. Long-term safety and tolerability of cariprazine as adjunctive therapy in major depressive disorder. Int Clin Psychopharmacol. 2019;34(2):76-83.
61. Arnold LE, Van Meter AR, Fristad MA, Youngstrom EA, Birmaher BB, Findling RL, et al. Deve-

lopment of bipolar disorder and other comorbidity among youth with attention-deficit/hyperactivity disorder. J Child Psychol Psychiatry. 2020;61(2):175–81.
62. Luft MJ, Lamy M, DelBello MP, McNamara RK, Strawn JR. Antidepressant-induced activation in children and adolescents: risk, recognition and management. Curr Probl Pediatr Adolesc Health Care. 2018;48(2):50–62.
63. Findling RL, Landersdorfer CB, Kafantaris V, Pavuluri M, McNamara NK, McClellan J, et al. First-dose pharmacokinetics of lithium carbonate in children and adolescents. J Clin Psychopharmacol. 2010;30(4):404–10.
64. Findling RL, Kafantaris V, Pavuluri M, McNamara NK, McClellan J, Frazier JA, et al. Dosing strategies for lithium monotherapy in children and adolescents with bipolar I disorder. J Child Adolesc Psychopharmacol. 2011;21(3):195–205.
65. Findling RL, Chang K, Robb A, Foster VJ, Horrigan J, Krishen A, et al. Adjunctive maintenance lamotrigine for pediatric bipolar I disorder: a placebo-controlled, randomized withdrawal study. J Am Acad Child Adolesc Psychiatry. 2015;54(12):1020–31.
66. Geller B, Luby JL, Joshi P, Wagner KD, Emslie G, Walkup JT, et al. A randomized controlled trial of risperidone, lithium, or divalproex sodium for initial treatment of bipolar I disorder, manic or mixed phase, in children and adolescents. Arch Gen Psychiatry. 2012;69(5):515–28.
67. Findling RL, Frazier JA, Kafantaris V, Kowatch R, McClellan J, Pavuluri M, et al. The Collaborative Lithium Trials (CoLT): specific aims, methods, and implementation. Child Adolesc Psychiatry Ment Health. 2008;12(1):21.
68. Wagner KD, Kowatch RA, Emslie GJ, Findling RL, Wilens TE, McCague K, et al. A double blind, randomized, placebo-controlled trial of oxcarbazepine in the treatment of bipolar disorder in children and adolescents. Am J Psychiatry. 2006;163(7):1179–86.
69. DelBello MP, Findling RL, Kushner S, Wang D, Olson WH, Capece JA, et al. A pilot controlled trial of topiramate for mania in children and adolescents with bipolar disorder. J Am Acad Child Adolesc Psychiatry. 2005;44(6):539–47.
70. Memarzia J, Tracy D, Giaroli G. The use of antipsychotics in preschoolers: a veto or a sensible last option? J Psychopharmacol. 2014;28(4):303–19.
71. Correll CU, Sheridan EM, DelBello MP. Antipsychotic and mood stabilizer efficacy and tolerability in pediatric and adult patients with bipolar I mania: a comparative analysis of acute, randomized, placebo controlled trials. Bipolar Disord. 2010;12(2):116–41.
72. Lima GN, Kaio CH, Fu-I L. Tratamento do transtorno do humor bipolar na infância. In: Miguel EC, Lafer B, Elkis H, Forlenza OV, organizadores. Clínica psiquiátrica: a terapêutica psiquiátrica. 2. ed. Barueri: Manole; 2021. v. 3.
73. Carlson GA, Mick E. Drug-induced disinhibition in psychiatrically hospitalized children. J Child Adolesc Psychopharmacol. 2003;13(2):153–63.
74. Faedda GL, Baldessarini RJ, Marangoni C, Bechdolf A, Berk M, Birmaher B, et al. An International Society of Bipolar Disorders task force report: precursors and prodromes of bipolar disorder. Bipolar Disord. 2019;21(8):720–40.
75. Fristad MA. Psychoeducational treatment for schoolaged children with bipolar disorder. Dev Psychopathol. 2006;18(4):1289–306.
76. Weinstein SM, Henry DB, Katz AC, Peters AT, West AE. Treatment moderators of child- and family-focused cognitive behavioral therapy for pediatric bipolar disorder. J Am Acad Child Adolesc Psychiatry. 2015;54(2):116–25.
77. West AE, Weinstein SM, Peters AT, Katz AC, Henry DB, Cruz RA, et al. Child- and family-focused cognitive-behavioral therapy for pediatric bipolar disorder: a randomized clinical trial. J Am Acad Child Adolesc Psychiatry. 2014;53(11):1168–78, 1178.e1.
78. Miklowitz DJ, Axelson DA, Birmaher B, George EL, Taylor DO, Schneck CD, et al. Family focused treatment for adolescents with bipolar disorder: results of a 2-year randomized trial. Arch Gen Psychiatry. 2008;65(9):1053–61.
79. Miklowitz DJ, Schneck CD, George EL, Taylor DO, Sugar CA, Birmaher B, et al. Pharmacotherapy and family-focused treatment for adolescents with bipolar I and II disorders: a 2-year randomized trial. Am J Psychiatry. 2014;171(6):658–67.
80. Goldstein TR, Fersch-Podrat RK, Rivera M, Axelson DA, Merranko J, Yu H, et al. Dialectical behavior therapy for adolescents with bipolar disorder: results from a pilot randomized trial. J Child Adolesc Psychopharmacol. 2015;25(2):140–9.
81. Hlastala SA, Kotler JS, McClellan JM, McCauley EA. Interpersonal and social rhythm therapy for adolescents with bipolar disorder: treatment development and results from an open trial. Depress Anxiety. 2010;27(5):457–64.

82. Goldstein TR, Fersch-Podrat R, Axelson DA, Gilbert A, Hlastala SA, Birmaher B, et al. Early intervention for adolescents at high risk for the development of bipolar disorder: pilot study of Interpersonal and Social Rhythm Therapy (IPSRT). Psychotherapy (Chic). 2014;51(1):180-9.

83. Goldstein TR, Merranko J, Krantz M, Garcia M, Franzen P, Levenson J, et al. Early intervention for adolescents at-risk for bipolar disorder: A pilot randomized trial of Interpersonal and Social Rhythm Therapy (IPSRT). J Affect Disord. 2018;235:348-56.

ESPECTRO BIPOLAR NO ADULTO 5

LUCIANA SARIN

Os transtornos do espectro bipolar ainda são pouco reconhecidos, o que pode trazer graves consequências para os portadores de transtorno bipolar. Sintomas e episódios depressivos predominam com mais frequência no curso longitudinal do TB,[1] resultando em uma proporção significativa de indivíduos sendo diagnosticados erroneamente como portadores de depressão unipolar – o transtorno depressivo maior (TDM) –, quando seu diagnóstico deveria ser de TB.[2] Esses pacientes diagnosticados erroneamente como tendo TDM são mais propensos a receber monoterapia antidepressiva,[3] o que pode resultar em mudanças maníacas, aceleração do ciclo e possivelmente aumento da tendência suicida.[4] O conceito de espectro bipolar deriva de Kraepelin e foi perdido com a terceira edição do Manual diagnóstico e Estatístico de Transtornos Mentais (DSM-III), que dividiu o amplo conceito de doença maníaco-depressiva – baseado em episódios recorrentes de humor de qualquer polaridade – para a dicotomia bipolar *versus* unipolar. Discutiremos neste capítulo as evidências dessa abordagem, avaliação diagnóstica e tratamento dessa condição.

EVOLUÇÃO DO CONCEITO

A base do conceito atual da doença maníaco-depressiva vem da segunda metade do século XIX. Em 1854, Jules Baillarger descreveu uma doença mental bifásica com oscilações recorrentes entre mania e depressão, à qual ele denominou insanidade de dupla forma (*folie à double forme*).

No mesmo ano, Jean-Pierre Falret apresentou uma descrição para, basicamente, a mesma doença, chamando-a de insanidade circular (*folie circulaire*).[5] Em 1883, Kraepelin publicou a primeira edição do seu *Compendium der Psychiatrie* e, seguindo os estudos de Kaumbaum sobre a ciclotimia, criou o termo "psicose maníaco-depressiva".

O conceito de espectro bipolar remonta ao conceito anterior de insanidade maníaco-depressiva, geralmente associado a características psicóticas. Kraepelin[6] identificou a depressão pura e a mania pura e descreveu seis diferentes estados mistos, que considerou mais prevalentes do que os estados de humor puros. O conceito foi reformulado posteriormente como doença maníaco-depressiva para incluir a maioria dos indivíduos sem características psicóticas. A **Figura 5.1** ilustra as várias condições especificadas por Kraepelin para a descrição de quadros entre a mania pura e a depressão pura.[6]

Em 1950, Leonard[7] dividiu a doença maníaco-depressiva em psicoses recorrentes bipolares e unipolares – ideia que foi reformulada nas décadas de 1960 e 1970 para incluir apresentações de humor não psicóticas, como a doença bipolar e a doença depressiva unipolar.[8] No ano de 1952, a American Psychiatric Association (APA) publicou a primeira edição do *Manual Diagnóstico e Estatístico de Transtornos Mentais* (DSM-I), e o termo "reação maníaco-depressiva" foi nele incluído.

Em 1968, devido à influência da psicanálise, o DSM-II incorporou o diagnóstico de "depressão neurótica". Enquanto a depressão unipolar consistia em episódios depressivos recorrentes e graves, a depressão neurótica era considerada de leve a moderada; não era recorrente, e sim crôni-

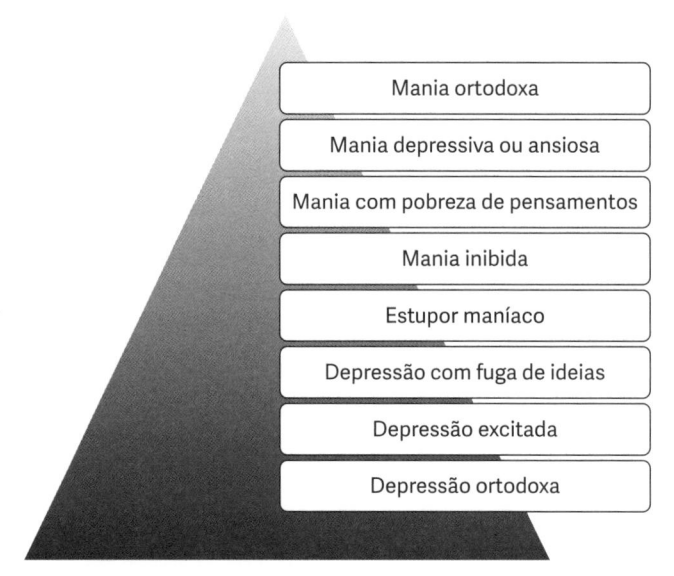

▶ **FIGURA 5.1**
ESTADOS MISTOS DE KRAEPELIN.
Fonte: Kraepelin.[6]

- Mania ortodoxa
- Mania depressiva ou ansiosa
- Mania com pobreza de pensamentos
- Mania inibida
- Estupor maníaco
- Depressão com fuga de ideias
- Depressão excitada
- Depressão ortodoxa

ca; tinha predominância de sintomas ansiosos; era contínua e não episódica.[9]

Na década de 1970, a ideia de Leonhard constituiu a base para o Research Diagnostic Criteria (RDC),[10] que mais tarde serviria de fundamento para o DSM-III.[11] Em 1980, o DSM-III dividiu o conceito de depressão neurótica em TB e transtorno depressivo maior (TDM). No DSM-III, os critérios do RDC foram alterados para incluir todas essas características – ser não recorrente, crônico e ansioso – como também fazer parte da síndrome depressiva unipolar. Essa condição híbrida foi renomeada no DSM-III como transtorno depressivo maior. A palavra "transtorno" foi introduzida em todos os diagnósticos do DSM-III para evitar qualquer julgamento etiológico – produzindo, assim, o "transtorno" bipolar e o transtorno depressivo maior.[5]

O conceito de TB é muito diferente do de doença maníaco-depressiva. Além disso, vê-se que o TDM foi ampliado para incluir várias apresentações de sintomas depressivos que não eram vistas como parte da doença da depressão recorrente. Nos estudos clássicos sobre depressão unipolar que levaram ao DSM-III, o diagnóstico era feito apenas se houvesse três ou mais episódios depressivos: a recorrência era vista como essencial para a doença da depressão unipolar, que era vista como "endógena", isto é, de base biológica.[12]

O conceito muito estrito de TB difere consideravelmente do antigo conceito de doença maníaco-depressiva, uma vez que sua característica principal é diferente. No TB, a condição é definida pela **polaridade**, isto é, pela presença ou ausência de um episódio maníaco. A doença maníaco-depressiva, por sua vez, é caracterizada pela **recorrência** de episódios de humor que a definem, independentemente da polaridade. Isso significa que na doença maníaco-depressiva há episódios maníacos OU depressivos recorrentes, enquanto no TB há episódios maníacos E depressivos recorrentes, caracterizando tais conceitos de forma bem diferente.[12]

A psiquiatria se afastou do conceito kraepeliniano de doença maníaco-depressiva e muitos assumem que a dicotomia bipolar/unipolar é verdadeira. Ao aceitar o conceito de bipolaridade, o DSM-III afastou-se de Kraepelin e voltou-se para Leonhard; esse processo foi dado como certo com o DSM-IV e mantido no DSM-5 e no DSM-5-TR.[13] O conceito de espectro bipolar é uma forma de recuperar o conceito kraepeliniano de doença maníaco-depressiva, ou pelo menos de reabrir a discussão científica de forma que seja possível rever a decisão feita em 1980 (de dividir essa condição em um conceito extenso de TDM e conceituar o TB de forma muito mais estrita).[12]

Por cerca de duas décadas, o consenso neoleonhardiano do DSM-III se manteve, mas objeções a ele começaram a surgir por meio dos trabalhos de Hagop Akiskal[14] e Athanasios Koukopoulos e colaboradores.[15] Akiskal iniciou seus estudos na década de 1970, na primeira clínica especializada em humor dos Estados Unidos, e identificou muitos pacientes que pareciam estar entre as categorias bipolar e unipolar. Assim, ele propôs manter a distinção bipolar/unipolar, mas ampliar a categoria bipolar para abarcar um "espectro bipolar", em que incluiu apresentações depressivas atípicas e temperamentos de humor.[14] A **Figura 5.2** ilustra a proposta de Akiskal para o espectro bipolar.[14]

Koukopoulos questionou o critério de resposta ao tratamento: muitos pacientes unipolares não respondiam aos antidepressivos e pareciam ter outras características da bipolaridade, como curso altamente recorrente e idade precoce de início.[15] Também era discutível a distinção dos sintomas: muitos pacientes deprimidos tinham sintomas maníacos, e muitos pacientes em mania apresentavam sintomas depressivos; isto é, os estados mistos eram muito mais frequentes do que a mania e a depressão puras, e, assim, a tentativa de distinguir os dois era difícil e talvez desnecessária.[16]

Frederick Goodwin também foi um crítico importante da dicotomia bipolar/unipolar. Em seu livro clássico *Manic-depressive illness*,[5] o autor revisou a literatura a partir de 1990 e encontrou evidências contrárias às propostas no DSM-III. A literatura genética mostrava que a mania parecia ocorrer em famílias, mas havia casos de depressão tanto em famílias de pacientes depressivos quanto em famílias de pacientes com mania – neste último caso, havia até mais.[17] Além disso, a resposta ao tratamento tinha pontos em comum entre pacientes unipolares e bipolares, como no caso do lítio, eficaz não apenas no TB, mas também na depressão.[18] Com o desenvolvimento das pesquisas biológicas entre o final do século XX e o início do século XXI, ficou claro que as teorias dos neurotransmissores sobre as catecolaminas (da década de 1970) eram muito simplistas. Alterações neuroplásticas no cérebro, de longo prazo, foram observadas em doenças do humor, e muitas vezes os mecanismos biológicos eram semelhantes nos transtornos unipolar e bipolar.[19] A **Figura 5.3** ilustra a proposta de Goodwin para o espectro bipolar.[5]

A partir de 1990 foram desenvolvidos neurolépticos atípicos com eficácia evidente na mania aguda e, em muitos casos, também em episódios depressivos; isto é, não se limitando ao TB, mas atuando

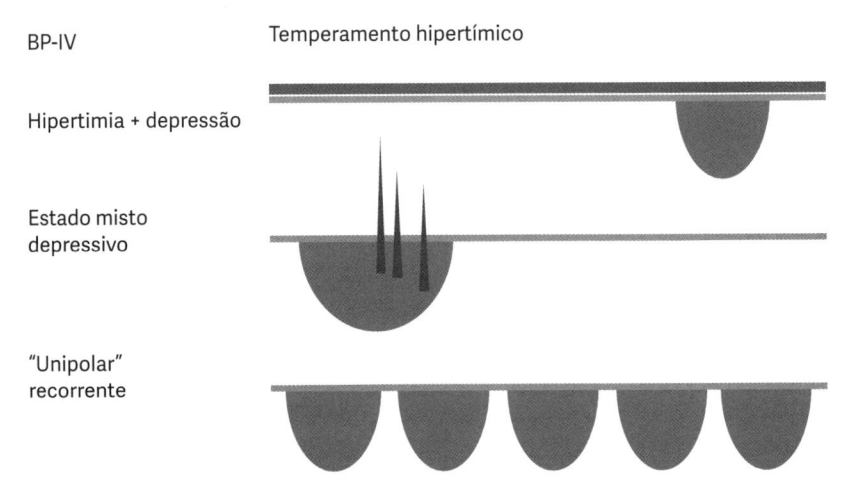

▶ **FIGURA 5.2**
ESPECTRO BIPOLAR PROPOSTO POR AKISKAL.
Fonte: Akiskal.[14]

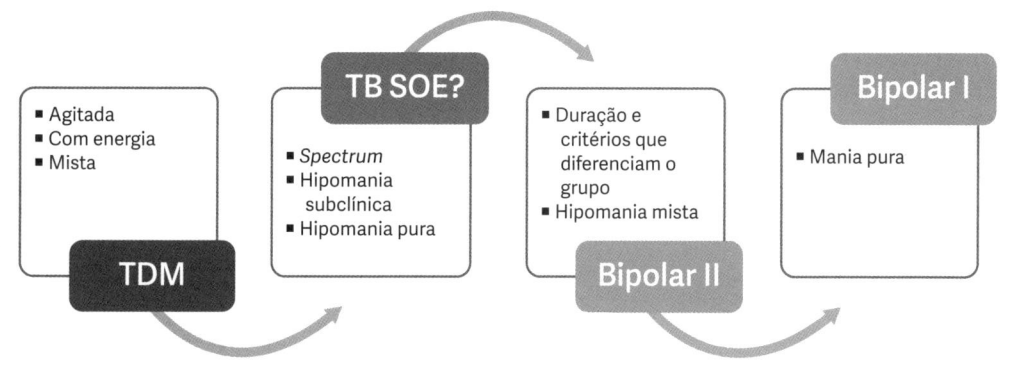

FIGURA 5.3
MODELO DE ESPECTRO BIPOLAR NA DICOTOMIA BIPOLAR/UNIPOLAR.
TDM, transtorno depressivo maior; TB SOE, transtorno bipolar sem outras especificações.
Fonte: Goodwin e Jamison.[5]

também no TDM.[20] Alguns anticonvulsivantes, como a lamotrigina, mostraram-se mais eficazes na prevenção da depressão do que na da mania,[21] e a eficácia dos antidepressivos no TDM foi questionada com a descoberta de um grande número de estudos negativos não publicados.[22] Dessa forma, a distinção simplista da resposta ao tratamento com antidepressivos para TDM e com estabilizadores do humor/neurolépticos para TB foi sendo desconstruída.

CONCEITOS ATUAIS

Cerca de duas décadas após a publicação do DSM-III, na virada do novo milênio, diferentes tipos de conceitos de espectro bipolar foram desenvolvidos. A abordagem de Akiskal enfatizou os subtipos, tendo sido o tipo II oficialmente aceito no DSM-IV, em 1994, contemplando episódios maníacos leves (chamados de hipomania) se estes ocorressem com depressão recorrente. Akiskal propôs adicionar um tipo III – a hipomania induzida por antidepressivos – e outros subtipos, incluindo depressão com histórico familiar de TB e temperamentos de humor – em particular a hipertimia –, significando hipomania constante como parte da personalidade.[23]

Koukopoulos definiu a depressão mista como uma depressão que ocorre com excitação, além de agitação, irritabilidade e raiva, ansiedade acentuada e impulsividade suicida.[24] O **Quadro 5.1** mostra os critérios de Koukopoulos para a depressão mista.[24]

Koukopoulos observou que esse estado depressivo altamente agitado e tenso era o oposto da melancolia, que cursa com retardo psicomotor, irritabilidade ou ataques de raiva. Ele considerava que a depressão mista piorava muito com antidepressivos e respondia de forma mais efetiva aos neurolépticos, enquanto a melancolia respondia de forma mais adequada à eletroconvulsoterapia (ECT) e, às vezes, aos antidepressivos, mas seria mais bem prevenida com estabilizadores do humor como o lítio. Koukopoulos definia a mania de forma ampla, como qualquer forma de

QUADRO 5.1
CRITÉRIOS DE KOUKOPOULOS
PARA DEPRESSÃO MISTA

Para a definição de depressão mista, segundo Koukopoulos, é necessária a existência de três dos oito itens descritos a seguir, presentes em um episódio depressivo maior:

1. Agitação psíquica ou tensão interna
2. Fuga de ideias ou sensação de aglomeração de pensamentos
3. Irritabilidade ou raiva desproporcional
4. Ausência de retardo psicomotor
5. Loquacidade
6. Descrição dramática do sofrimento
7. Labilidade do humor ou reatividade importante
8. Insônia inicial

Fonte: Koukopoulos e colaboradores.[24]

excitação – isto é, desde a mania que atendia os critérios de mania propostos pelo DSM-III –, mas também incluindo agitação psicomotora, ansiedade acentuada e temperamentos como hipertimia ou ciclotimia. A depressão pura, sem nenhuma das características maníacas apresentadas no **Quadro 5.1**, seria relativamente incomum. Assim, o tratamento da maioria das condições depressivas seria mais adequado com estabilizadores do humor ou neurolépticos. Os antidepressivos seriam apenas agentes sintomáticos leves, que melhorariam os sintomas superficialmente. Os melhores tratamentos para a depressão, nessa perspectiva, não seriam os antidepressivos, e sim os estabilizadores do humor ou os neurolépticos.[25]

Jules Angst relatou muitas formas intermediárias de condições de humor entre os bipolares e unipolares "clássicos".[26,27]

Ele também descreveu a presença de estados mistos como sendo muito comum em um grande número de pacientes deprimidos. Usando a definição de três ou mais sintomas maníacos ocorrendo por qualquer duração (não limitada a quatro dias ou mais, como no DSM-IV), ele propôs que cerca de metade de todos os episódios depressivos, mesmo no TDM, envolveriam estados mistos com a presença de sintomas maníacos.[28,29]

Nassir Ghaemi propôs uma abordagem para distinguir o conceito de espectro do da depressão unipolar, caracterizada por depressão grave recorrente (como na depressão unipolar de Leonhard) mas com história familiar de TB, mania induzida por antidepressivos, sintomas depressivos atípicos, resposta ao tratamento (resposta pobre ou tolerância antidepressiva), características mistas ou melancólicas, idade de início precoce e alta recorrência. A presença de temperamentos de humor hipertímicos ou ciclotímicos também foi sugerida como parte desse conceito de espectro bipolar.[30] Considerando essas características, cerca de um terço dos pacientes com TDM poderia ser considerado do espectro bipolar.[31,32]

ESPECTRO BIPOLAR NO DSM-IV E NO DSM-5 E DSM-5-TR

O DSM-IV apresentou um especificador misto limitado apenas a pacientes que preenchessem os critérios sindrômicos completos para depressão maior e mania. Essa foi uma abordagem muito criticada por ser excessivamente estrita, e muitos pacientes em episódio depressivo que apresentavam sintomas maníacos clinicamente significativos não preenchiam a definição de mania do DSM-IV.[33]

A partir de 2013, no DSM-5, o conceito de depressão mista foi expandido para que pacientes com TDM que apresentassem sintomas "subsindrômicos" de mania preenchessem os critérios para o subtipo misto.[34] A **Figura 5.4** descreve os especificadores para sintomas mistos do DSM-5, os quais foram mantidos no DSM-5-TR.[13,34]

Essa versão também recebeu muitas críticas porque não incluiu sintomas sobreponíveis dos dois polos, tais como irritabilidade, distraibilidade e agitação psicomotora.[35] A International Society for Bipolar Disorders (ISBD) convocou uma força-tarefa de especialistas que, baseada em evidências científicas, recomendou a inclusão de uma definição de transtorno do espectro bipolar em futuras nosologias psiquiátricas, mas o DSM-5 não seguiu essa recomendação.[36] Angst, que contribuiu com a formulação do conceito de doença maníaco-depressiva na década de 1970, defendeu o conceito de espectro bipolar e posicionou-se contra o atual conceito de TDM, com base em um estudo de Zurique que acompanhou uma população durante mais 30 anos.[37]

EPIDEMIOLOGIA

No estudo de Merikangas e colaboradores, a prevalência ao longo da vida foi de 0,6% para TB tipo I (TB-I), 0,4% para TB tipo

Especificador Características depressivas

Episódio maníaco ou hipomaníaco, e pelo menos três dos seguintes sintomas presentes quase todos os dias durante o episódio:

- Disforia/humor deprimido
- Anedonia
- Retardo psicomotor
- Fadiga
- Culpa
- Preocupação
- Desesperança
- Baixa autoestima
- Ideia/tentativas de suicídio

Especificador Características hipomaníacas

Episódio depressivo e pelo menos três dos seguintes sintomas presentes quase todos os dias durante o episódio:

- Humor elevado, expansivo
- Grandiosidade
- Pressão por falar
- Pensamento acelerado
- Aumento de energia e atividade
- Envolvimento em atividades danosas
- Diminuição da necessidade de sono

▶ **FIGURA 5.4**
ESPECIFICADORES DO DSM-5-TR PARA EPISÓDIO MISTO.
Fonte: American Psychiatric Association.[13]

II (TB-II), 1,4% para TB subsindrômico e 2,4% para o espectro bipolar (EBP). A prevalência por 12 meses foi de 0,4% para TB-I, 0,3% para TB-II, 0,8% para TB subsindrômico e 1,5% para EBP.[38] O TB-I provavelmente representa apenas a "ponta do *iceberg*" dos pacientes com TB; à vista disso, pacientes com TB-II podem ser subdiagnosticados e indevidamente diagnosticados como unipolares, causando-lhes consequências potencialmente graves devido ao tratamento inadequado.[39]

Angst e colaboradores[39] propuseram em 2003 que, assim como euforia e irritabilidade, sintomas de hiperatividade deveriam ser incluídos no critério nuclear de hipomania, enquanto a duração do episódio não deveria ser um critério para defini-la – desde que três dos sete sintomas estivessem presentes – e uma mudança no funcionamento permaneceria obrigatória para o diagnóstico. Dessa forma, com a definição mais ampla do TB de tipo II, haveria um aumento na taxa de prevalência para 10,9%, em comparação com 11,4% para depressão maior. Um grupo especial de TB *menor* (com prevalência de 9,4%) foi identificado: dos quais 2,0% eram ciclotímicos; hipomania pura ocorreu em 3,3%. A prevalência total do espectro bipolar foi de 23,7%, comparável a dos pacientes que incluíam todo o espectro depressivo (incluindo distimia, depressão leve e breve recorrente), que foi de 24,6%. Esse estudo demonstrou que os critérios diagnósticos de hipomania necessitam de revisão. A validade clínica desse conceito mais amplo de bipolaridade foi demonstrada na medida em que quase 11% dos pacientes constituíam o espectro dos TBs propriamente ditos, enquanto outros 13% provavelmente representavam a expressão mais branda da bipolaridade (intermediária entre o TB e a normalidade).[39]

DIAGNÓSTICO

Os pacientes com TDM devem sempre ser triados para TB. Características longitudinais (p. ex., antecedentes de TB em familiares de primeiro grau) são de importância extrema. Características do curso (alta recorrência) e evolução da doença, do padrão de resposta ao tratamento e da sintomatologia podem ajudar o clínico a identificar pacientes do espectro bipolar, mesmo que não preencham critérios para TB dos tipos I ou II.[35] A **Figura 5.5** lista as principais características longitudinais da depressão mista.[35]

O uso de instrumentos de rastreamento autoaplicáveis é de grande utilidade no TB. Eles estão disponíveis para o uso clínico e devem sempre ser usados em pacientes deprimidos. Nos últimos anos, vários questionários autoaplicáveis foram desenvolvidos para a triagem de transtornos do espectro bipolar; seu uso, por auxiliar na identificação dos pacientes do espectro, pode evitar diagnósticos errados e suas consequências. É claro que, frente ao rastreio positivo, deve-se seguir uma avaliação psiquiátrica para a confirmação diagnóstica.[40]

O Questionário de Transtornos do Humor (MDQ, do inglês *Mood Disorder Questionnaire*) rastreia uma história vitalícia de (hipo)mania com 13 perguntas (com opções de resposta sim/não) que refletem os critérios do DSM-IV. Essas perguntas são seguidas por uma única questão (também do tipo sim/não) sobre se os sintomas ocorreram no mesmo período. A questão

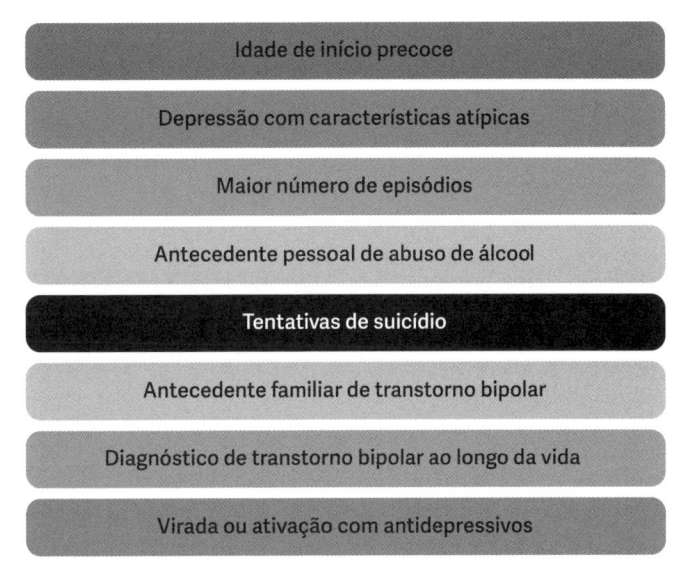

```
┌─────────────────────────────────────────┐
│        Idade de início precoce          │
├─────────────────────────────────────────┤
│   Depressão com características atípicas│
├─────────────────────────────────────────┤
│       Maior número de episódios         │
├─────────────────────────────────────────┤
│  Antecedente pessoal de abuso de álcool │
├─────────────────────────────────────────┤
│         Tentativas de suicídio          │
├─────────────────────────────────────────┤
│ Antecedente familiar de transtorno bipolar │
├─────────────────────────────────────────┤
│ Diagnóstico de transtorno bipolar ao longo da vida │
├─────────────────────────────────────────┤
│  Virada ou ativação com antidepressivos │
└─────────────────────────────────────────┘
```

▶ **FIGURA 5.5**
CARACTERÍSTICAS LONGITUDINAIS DA DEPRESSÃO MISTA.
Fonte: Koukopoulos e Sanii.[35]

final avalia o grau de comprometimento decorrente dos sintomas. Os desenvolvedores do MDQ recomendaram uma pontuação de corte de sete sintomas, ocorridos ao mesmo tempo, que tivessem causado pelo menos comprometimento funcional moderado.[41] O MDQ foi validado também em português do Brasil.[42]

Na lista de verificação hipomaníaca (HCL-32, do inglês *Hypomania checklist*), após uma breve introdução, o paciente é instruído a pensar em um período em que esteve em um estado "alto" e a responder a 32 perguntas de sim/não sobre seu humor e comportamento durante esse período. Cada resposta "sim" é pontuada com 1, enquanto cada resposta "não" é pontuada com 0. No estudo inicial, os autores sugeriram uma nota de corte de 14 pontos.[43]

O Índice de Bipolaridade (*Bipolarity Index*) propõe uma mudança de paradigma: de "você tem ou não TB?" para "quanto de bipolaridade você tem?" Ao contrário do DSM-5-TR, que enfatiza categorias diagnósticas separadas, o Índice coloca os pacientes em um espectro. Ele avalia cinco dimensões da bipolaridade: hipomania ou mania (única presente no DSM-5-TR), idade de início dos primeiros sintomas do humor, curso da doença e outras características longitudinais, resposta a medicamentos (antidepressivos, estabilizadores do humor) e antecedente familiar de transtornos do humor e uso de substâncias. Para identificar a pontuação de corte, foram comparadas as pontuações do Índice para pacientes bipolares e não bipolares. Em um ponto de corte de 50, o Índice de Bipolaridade apresentou altas sensibilidade (91%) e especificidade (90%).[44]

Já a Escala Diagnóstica do Espectro Bipolar (BSDS, do inglês *Bipolar Spectrum Diagnostic Scale*) é dividida em duas partes.

A primeira parte é constituída por um parágrafo contendo 19 afirmações que descrevem diversas manifestações do TB. Cada frase verificada afirmativamente é contada como 1 ponto. A segunda parte da BSDS consiste em uma única pergunta de múltipla escolha que indaga aos respondentes como o parágrafo descreve seu comportamento (muito bem ou quase perfeito – 6 pontos; bastante bem – 4 pontos; até certo ponto, mas não na maioria dos aspectos – 2 pontos; realmente não – 0 pontos). No estudo inicial, um ponto de corte de 13 pontos produziu o melhor equilíbrio entre sensibilidade e especificidade (sensibilidade, 0,71; especificidade, 0,77).[45]

O *Rapid Mood Screener* (RMS) foi desenvolvido para rastrear sintomas maníacos e características do TB-I (p. ex., idade de início da depressão) e é composto por seis itens, o que o torna rápido e pragmático. Com uma nota de corte de quatro ou mais itens com resposta "sim", a sensibilidade foi de 88 % e a especificidade foi de 80 % para diferenciar o TB-I do TDM em pacientes com sintomas depressivos, fornecendo orientação do mundo real para profissionais de cuidados primários a respeito da necessidade de uma avaliação mais abrangente para TB-I.[46]

Uma revisão sistemática e metanálise de estudos avaliou a sensibilidade e a especificidade da BSDS, da HCL-32 e do MDQ. As acurácias para a HCL-32, o MDQ e a BSDS não diferiram em serviços psiquiátricos. A HCL-32 foi mais precisa que o MDQ para a detecção do TB tipo II. A metanálise concluiu que instrumentos de rastreio para TB têm especificidades elevadas, indicando que essas escalas efetivamente podem triar uma grande proporção de verdadeiros negativos. No entanto, uma triagem positiva deve ser confirmada por uma avaliação diagnóstica clínica para TB.[40] A **Tabela 5.1** resume os dados de sensibilidade e especificidade desses instrumentos.[40]

DIAGNÓSTICO DIFERENCIAL: TRANSTORNOS DE PERSONALIDADE

Além, é claro, do diagnóstico diferencial com transtorno depressivo unipolar, a principal categoria que deve ser discutida em relação ao espectro bipolar é a dos transtornos de personalidade, em particular o de personalidade limítrofe (*borderline*).

Os aspectos do espectro bipolar que mais levantam a questão do diagnóstico diferencial com personalidade limítrofe têm a ver com temperamentos do humor, como hipertimia e ciclotimia. Porém, a ativação psicomotora é a característica essencial para a doença maníaco-depressiva,[47] com uma aceleração do pensamento, de emoções e movimentos que às vezes pode estar relacionada (ou não) à impulsividade. Outra maneira de tentar distinguir melhor o transtorno da personalidade *borderline* do espectro bipolar é focar nas características longitudinais (não sintomáticas) que aumentam a probabilidade desta ou daquela condição. Essa abordagem aumenta muito os diagnósticos positivos verdadeiros e diminui os falsos positivos.[48] Na doença bipolar, as características que aumentam a precisão diagnóstica incluem o antecedente familiar de doença bipolar e um curso episódico, com a duração dos episódios variando de semanas a meses.[48] Nos casos de personalidade *borderline*, as características que aumentam a precisão diagnóstica in-

TABELA 5.1
RESUMO DAS CARACTERÍSTICAS DE DIAGNÓSTICO DA BSDS, DA HCL-32 E DO MDQ PARA A DETECÇÃO DE QUALQUER TIPO DE TRANSTORNO BIPOLAR EM SERVIÇOS DE SAÚDE MENTAL

INSTRUMENTO	NOTA DE CORTE	SENSIBILIDADE (IC 95%)	ESPECIFICIDADE (IC 95%)
BSDS	13	69% (63% a 74%)	86% (74% a 93%)
HCL-32	14	81% (77% a 85%)	67% (47% a 82%)
MDQ	6	81% (73% a 88%)	85% (79% a 89%)
	7	66% (57% a 73%)	79% (72% a 84%)

Fonte: Carvalho e colaboradores.[40]

cluem abuso sexual na infância e automutilação repetida.[49,50]

O TDM com transtornos por uso de substâncias ativas pode aumentar as taxas de detecção errônea de sintomas de hipo/mania e requer uma história longitudinal cuidadosa. Outras condições que devem ser afastadas são: uso de medicamentos (p. ex., L-dopa, corticosteroides, estimulantes); condições orgânicas (principalmente em idosos); uso de cafeína; infecções (p. ex., HIV, sífilis); esclerose múltipla; traumatismo craniencefálico (TCE); e doenças da tireoide.

CID-11: O QUE HÁ DE NOVO?

NOMENCLATURA

O nome da seção "Transtornos do humor (afetivos)", que constava na décima revisão da *Classificação Internacional de Doenças* (CID-10), foi alterado para "Transtornos do humor" na CID-11. Consequentemente, o termo "transtorno afetivo bipolar" tornou-se "transtorno bipolar". Isso é apropriado pois a palavra "afetivo" era redundante, enquanto o termo TB é mais preciso. Além disso, o capítulo sobre TB agora é nomeado "Transtornos Bipolares ou Relacionados", o que é semelhante ao DSM-5-TR.[51]

A estrutura dos transtornos do humor na CID-11 foi alterada, mas a seção "Transtornos do humor" foi mantida para se referir ao agrupamento de TBs e transtornos depressivos. Isso evitou que se cortasse o cordão entre o TB e os transtornos depressivos, que pertencem ao mesmo espectro. Seguindo a abordagem do espectro, a CID-11 agrupou a ciclotimia com o TB. A seção "Transtornos do humor" abre com as definições dos episódios de humor; o padrão longitudinal dos episódios de humor determina o diagnóstico de depressão ou de TB.[51]

TRANSTORNOS DO ESPECTRO BIPOLAR

A CID-11 seguiu uma abordagem um tanto contraditória para introduzir um aspecto dimensional na categoria de TB. Embora tenha aceitado a existência de um espectro bipolar ao incluir TB-II, episódios mistos, ciclotimia e mania e hipomania induzidas por antidepressivos como parte do TB, não chegou a incluir outras categorias desse espectro. Isso é contrário à evidência que apoia um espectro mais amplo de TB;[52] tal evidência indica que os transtornos do espectro bipolar são possivelmente mais comuns do que o TB-I e o TB-II.[53-55] Além disso, até metade das pessoas com depressão maior apresentam sinais de bipolaridade abaixo do limiar diagnóstico. Os distúrbios do espectro bipolar são formas clinicamente significativas de TB, frequentemente associadas a um prognóstico ruim e a um maior risco de conversão para TB-I ou TB-II.

A falha em detectar distúrbios do espectro geralmente leva a um diagnóstico inadequado ou tardio e a um tratamento ineficaz ou prejudicial. No entanto, até o momento, a CID-11 optou por não incluir esses distúrbios. Isso ocorreu por causa das preocupações sobre os limites incertos dos transtornos do espectro e os riscos de diagnóstico excessivo e tratamento inadequado.[56] A relativa falta de validadores externos, os problemas com as validades diagnóstica e prognóstica e a ausência de dados controlados sobre o tratamento também se mostraram problemáticos. A propósito, o DSM-5 incluiu alguns desses transtornos na categoria "Outro Transtorno Bipolar e Transtorno Relacionado Especificado". Além disso, um estudo comunitário utilizando os critérios do DSM-5 para TB mostrou que os transtornos do espectro são tão frequentes e incapacitantes quanto o TB-I e o TB-II.[51]

TRANSTORNO BIPOLAR TIPO II

A mudança mais notável na CID-11 que a distingue da CID-10 é a inclusão do subtipo TB-II. Semelhantemente ao DSM-5, na CID-11 um diagnóstico de TB-II exigirá uma história de pelo menos um episódio hipomaníaco e um episódio depressivo. O subtipo TB-II foi oficialmente reconhecido no DSM-IV com base em sua estabilidade diagnóstica e ligações genético-familiares com o TB.

Embora historicamente percebido como uma forma mais branda de TB, agora é evidente que o TB-II é uma condição crônica e altamente recorrente, que é igualmente – se não mais – incapacitante do que o subtipo TB-I. A predominância de patologia depressiva durante os episódios agudos, a depressão subliminar nos períodos entre episódios e o comportamento suicida são mais comuns no TB-II. As evidências iniciais sugeriram que o TB-II poderia ser diferenciado do TB-I com base em sua epidemiologia, aspectos genéticos familiares, curso longitudinal e maior risco de suicídio. No entanto, análises subsequentes concluíram que havia mais semelhanças do que diferenças entre os dois subtipos.

Mais recentemente, esse debate foi revivido de uma forma ligeiramente diferente. A controvérsia essencial parece ser a dúvida sobre usar o modelo dimensional ou o categórico de TB. Aqueles que favorecem um modelo dimensional argumentam que o TB-II deve ser incluído no diagnóstico do espectro bipolar mais amplo, enquanto os que favorecem uma abordagem categórica sustentam que há evidências suficientes para reposicionar o TB-II como categoria independente. A evidência real, em termos de validadores, fornece suporte quase igual para as abordagens dimensional e categórica. Além disso, a base de evidências é pequena e repleta de inúmeros problemas metodológicos. No entanto, o veredicto final parece indicar que seria prematuro abandonar o TB-II. Em vez disso, o subtipo deve ser mantido para encorajar mais pesquisas que possam melhorar sua definição e utilidade.[51]

TRANSTORNO CICLOTÍMICO

A CID-11 fez mudanças substanciais nos requisitos diagnósticos para o transtorno ciclotímico em comparação com os da CID-10, aproximando a definição daquela do DSM-5. Porém, a definição é menos rígida que a do DSM-5 e não há, na versão da CID-11, exigência de que os sintomas de humor estejam presentes por mais da metade do tempo. Além disso, o diagnóstico de hipomania pode ser feito a qualquer momento após o início do transtorno, e o de transtorno depressivo, após os dois primeiros anos.[51]

No entanto, a literatura existente sugere que o distúrbio ciclotímico não é apenas caracterizado por alterações subsindrômicas persistentes do humor, mas também por labilidade do humor, irritabilidade, aumento da sensibilidade emocional e um padrão vitalício de impulsividade e de dificuldades interpessoais que compõem o temperamento ciclotímico. Além disso, o temperamento ciclotímico parece ser parte central na apresentação da ciclotimia e tem sido associado a um risco aumentado de suicídio. Consequentemente, a ênfase seletiva nas mudanças de humor e a negligência das características de personalidade na definição da CID-11 podem ser equivocadas. Além disso, os complexos requisitos de diagnóstico podem reduzir a utilidade do distúrbio, e a decisão de permitir episódios hipomaníacos cria mais dificuldades. Estados mistos são muito comuns na ciclotimia, mas foram excluídos da CID-11 porque denotam um diagnóstico de TB-I. Portanto, diretrizes mais abrangentes e precisas são necessárias para melhorar a confiabilidade e a utilidade clínica da ciclotimia na CID-11.[51]

TRATAMENTO

As evidências em relação ao tratamento de pacientes do espectro bipolar ainda são escassas, e as diretrizes de tratamento atuais, bem como as aprovações regulatórias, fornecem suporte insuficiente para os médicos que prestam cuidados a essa população. É fundamental que **todos** os pacientes que apresentam um episódio depressivo maior (EDM) sejam avaliados antes do início do tratamento quanto à presença de quaisquer sintomas de (hipo) mania e de história familiar de transtorno do humor, principalmente TB.[57]

ANTIDEPRESSIVOS

A principal importância do conceito de espectro bipolar é que ele pode ajudar o clínico a identificar os pacientes que não respondem bem aos antidepressivos e que, portanto, não devem utilizá-los, assim como aqueles que podem se beneficiar do uso de estabilizadores do humor e/ou de neurolépticos.

Além de não responder aos antidepressivos, os pacientes do espectro bipolar são mais propensos a experimentarem mania induzida por antidepressivos e ciclos rápidos, longa duração dos sintomas causados por esses medicamentos, que atuariam como "desestabilizadores do humor" causando a piora do curso da doença ao longo do tempo.[56] Às vezes, a piora induzida por esses medicamentos envolve um agravamento de episódios mistos, que podem aumentar o risco de suicídio.[57] Deixar de prestar atenção ao espectro bipolar pode ser fatal para pacientes que recebem antidepressivos; portanto, a monoterapia antidepressiva provavelmente **não** deve ser utilizada em pacientes com depressão mista de qualquer tipo (unipolar, tipo II ou tipo I), devido às questões já mencionadas, como a falta de eficácia e o potencial de desestabilização do humor. Pacientes com depressão mista devem ser monitorados regularmente quanto ao surgimento ou agravamento de (hipo)mania e ideação suicida.[57]

Os antidepressivos tricíclicos (ADTs) e os inibidores da recaptação de serotonina e norepinefrina (IRSNs) podem apresentar maior risco de causar uma mudança afetiva emergente do tratamento, enquanto a bupropiona e alguns inibidores seletivos da recaptação de serotonina (ISRSs) podem ter um risco menor de mudança do humor. Existem algumas evidências para o uso adjuvante de inibidores da monoaminaoxidase (IMAOs) no tratamento da depressão bipolar. Para pacientes sintomáticos com depressão mista, a monoterapia antidepressiva geralmente deve ser reduzida e descontinuada.[57]

ANTIPSICÓTICOS ATÍPICOS E ESTABILIZADORES DO HUMOR

Há pouca pesquisa sobre exatamente quais tratamentos são mais eficazes entre os neurolépticos e os estabilizadores do humor, bem como sobre a dosagem e por quanto tempo devem ser usados. Antipsicóticos atípicos (como asenapina, lurasidona, olanzapina, quetiapina e ziprasidona) foram testados e mostraram alguma eficácia para o tratamento da depressão com características mistas. No entanto, nem todos os antipsicóticos atípicos demonstraram eficácia na depressão bipolar, e por isso é necessário cuidado ao extrapolar os achados em TB para depressões mistas. Além disso, esses estudos não incluíram indivíduos de acordo com a definição de características mistas do DSM-5. A cariprazina e o aripiprazol também mostraram alguma eficácia na melhora dos sintomas maníacos e depressivos.[57]

Algumas pesquisas limitadas sobre ciclotimia tratada com valproato sugeriram eficácia em adultos jovens,[59] mas essa evidência não foi replicada ou estendida a outros estabilizadores do humor.

A eficácia da ziprasidona como tratamento adjuvante em doses de 40 a 160 mg/dia foi avaliada em estudo duplo-cego, controlado por placebo, em pacientes com estado misto depressivo no TB tipo II ou no TDM durante seis semanas. Os pacientes preencheram os critérios para EDM ao mesmo tempo em que preencheram dois ou três critérios para mania, ambos do DSM-IV. Os psicotrópicos basais continuaram inalterados. A dose média de ziprasidona foi de 129,7 ± 45,3 mg/dia. Houve um benefício estatisticamente significativo com a ziprasidona e a sua eficácia foi mais robusta no TB-II do que no TDM – ela tendo sido bem tolerada, sem piora do peso ou sintomas extrapiramidais.[60]

Suppes e colaboradores avaliaram a eficácia e a segurança da lurasidona em doses de 20-60 mg/dia no TDM com características mistas durante seis semanas. A lurasidona melhorou significativamente os sintomas depressivos e a gravidade geral da doença, bem como os sintomas maníacos. As taxas de descontinuação devido a eventos adversos foram baixas. Os eventos adversos mais comuns foram náuseas e sonolência. A lurasidona foi eficaz e bem tolerada em pacientes com TDM com sintomas hipomaníacos subsindrômicos.[61] Nas recomendações para especificadores clínicos do TDM com características mistas, a Canadian Network for Mood and Anxiety Treatments (CANMAT) sugeriu, em 2016, o uso da lurasidona (com nível 2 de evidência) e da ziprasidona (com nível 3 de evidência).[62]

Um painel de especialistas em transtornos do humor foi reunido por Stahl, em 2017, e desenvolveu diretrizes para o tratamento da depressão mista com base nas evidências da literatura e na experiência clínica acumulada,[57] como mostra a **Figura 5.6**.

Nenhum estabilizador do humor (lítio e divalproato) foi aprovado para uso em depressão de qualquer tipo (unipolar, mista ou bipolar), exceto a lamotrigina, que é aprovada para o tratamento de manu-

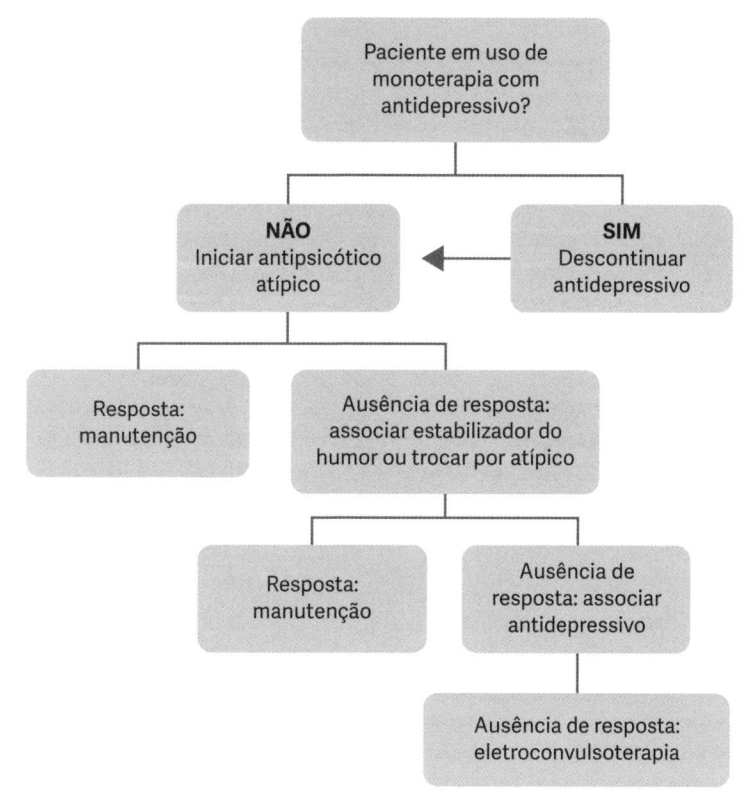

▶ **FIGURA 5.6**
TRATAMENTO DA DEPRESSÃO COM CARACTERÍSTICAS MISTAS.
Fonte: Stahl e colaboradores.[57]

tenção no TB. O lítio tem sido tradicionalmente considerado uma estratégia eficaz de potencialização do tratamento antidepressivo, além de ter efeitos na prevenção ao suicídio e na redução da agressividade, ciclicidade e mania. No entanto, o lítio também pode produzir efeitos menos favoráveis em comparação com o divalproato em estados bipolares mistos.[57] A **Figura 5.7** lista as recomendações para o tratamento farmacológico agudo da depressão mista.[57]

TRATAMENTO DE MANUTENÇÃO

Quando o tratamento agudo leva à remissão imediata do episódio depressivo misto, isso pode ser considerado como evidência a favor do seu uso a longo prazo como monoterapia. A melhor estratégia é o tratamento contínuo – para prevenir novos episódios – e a psicoeducação do paciente e da famí-

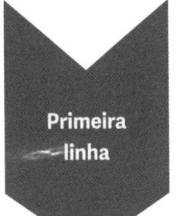

Primeira linha
- Monoterapia: lurasidona, asenapina, quetiapina, quetiapina XR, aripiprazol, ziprasidona

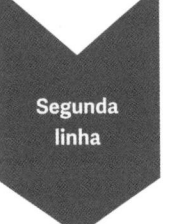

Segunda linha
- Monoterapia: lamotrigina, valproato, lítio, cariprazina, olanzapina
- Lítio, lamotrigina ou valproato + antipsicótico atípico
- Lítio + valproato
- Lítio OU valproato + lamotrigina
- Olanzapina + fluoxetina

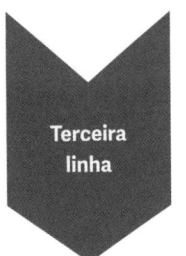

Terceira linha
- Monoterapia: carbamazepina
- Lítio + carbamazepina OU pramipexol
- Eletroconvulsoterapia
- Lítio OU lamotrigina OU valproato OU antipsicótico atípico + bupropiona OU ISRS OU inibidor da monoaminoxidase
- Associação modafinil, armodafinil, pramipexol
- Associação ácido fólico, inositol, cetamina, N-acetilcisteína, ácidos graxos ômega 3, ramelteona ou celecoxibe

FIGURA 5.7
RECOMENDAÇÕES PARA TRATAMENTO FARMACOLÓGICO AGUDO DA DEPRESSÃO MISTA.
Não recomendados: monoterapia com antidepressivos; monoterapia com topiramato; carbamazepina + olanzapina OU risperidona.
Fonte: Stahl e colaboradores.[57]

lia – necessária para garantir a adesão ao tratamento. O tratamento a longo prazo é necessário devido ao alto risco de recaída; para que, além da prevenção de novos episódios, seja alcançado o controle de sintomas residuais entre os episódios de humor. Reconhecer os sinais e os sintomas de episódios depressivos mistos para um tratamento precoce pode melhorar os resultados. As intervenções psicossociais podem auxiliar no manejo do estresse, aumentar a adesão ao tratamento e reduzir o risco de recaída. O suicídio é a principal preocupação de segurança nessa população, e uma abordagem individualizada com monitoramento dos fatores de risco de suicídio preexistentes deve ser feita.

Todas as medidas possíveis para melhorar a saúde física dos pacientes devem ser tomadas, bem como devem ser feitas mudanças de estilo de vida. Medidas como atividade física, dieta e higiene do sono devem ser implementadas.

CONSIDERAÇÕES FINAIS

A abordagem do espectro bipolar remonta à ampla visão kraepeliniana original da doença maníaco-depressiva. Evidências acumuladas indicam que sintomas maníacos subsindrômicos (com características mistas) são comuns em indivíduos com transtorno depressivo maior. Essa forma de depressão costuma ser grave e está associada a risco aumentado de recorrência, tentativas de suicídio, abuso de substâncias e incapacidade funcional. Características longitudinais como história familiar de TB, resposta pobre ao antidepressivo ou mania emergente do tratamento também devem ser incluídas na avaliação do diagnóstico dessas condições.

A maior parte das evidências sobre farmacoterapia avaliadas em pacientes do espectro bipolar foi limitada a populações que preenchiam os critérios do DSM-IV para estados mistos, em que os critérios para episódio depressivo e mania deveriam ser preenchidos ao mesmo tempo. Por isso, as evidências ainda são limitadas, existem poucas diretrizes e somente alguns consensos de especialistas com propostas para o tratamento desses pacientes.

Pesquisas futuras que incluam definições de espectro bipolar são necessárias para que as definições sejam validadas (ou não). Dessa forma, dados mais abrangentes e confiáveis seriam disponibilizados, para que, no futuro, essas definições possam ser utilizadas para o alcance de melhores resultados clínicos para os pacientes.

REFERÊNCIAS

1. Judd LL, Schettler PJ, Akiskal HS, Maser J, Coryell W, Solomon D, et al. Long-term symptomatic status of bipolar I vs. bipolar II disorders. Int J Neuropsychopharmacol. 2003;6(2):127-37.
2. Hirschfeld RM, Vornik LA. Recognition and diagnosis of bipolar disorder. J Clin Psychiatry. 2004;65 Suppl 15:5-9.
3. Matza LS, Rajagopalan KS, Thompson CL, de Lissovoy G. Misdiagnosed patients with bipolar disorder: comorbidities, treatment patterns, and direct treatment costs. J Clin Psychiatry. 2005;66(11):1432-40.
4. Undurraga J, Baldessarini RJ, Valenti M, Pacchiarotti I, Vieta E. Suicidal risk factors in bipolar I and II disorder patients. J Clin Psychiatry. 2012;73(6):778-82.
5. Goodwin F, Jamison K. Manic depressive illness. 2nd ed. New York: Oxford University; 2007.

6. Kraepelin E. Manic-depressive insanity and paranoia. Edinburgh: E. & S. Livingstone; 1921.
7. Leonhard K. The classification of endogenous psychoses. New York: Irvington; 1957.
8. Woodruff RA, Goodwin DW, Guze SB. Psychiatric diagnosis. New York: Oxford University; 1974.
9. Roth S, Kerr T. The concept of neurotic depression: a plea for reinstatement. In: Pichot P, Rein W, editors. The clinical approach in psychiatry. Paris: Synthelabo; 1994. p. 339-68.
10. Spitzer RL, Endicott J, Robins E. Research diagnostic criteria: rationale and reliability. Arch Gen Psychiatry. 1978;35(6):773-82.
11. American Psychiatric Association. Diagnostic and statistical manual of mental disorders. 3rd ed. Washington: APA; 1980.
12. Ghaemi SN. Bipolar spectrum: a review of the concept and a vision for the future. Psychiatry Investig. 2013;10(3):218-24.
13. American Psychiatric Association. Manual diagnóstico e estatístico dos transtornos mentais: DSM5TR. 5.ed. rev. Porto Alegre: Artmed; 2023.
14. Akiskal HS. The bipolar spectrum: new concepts in classification and diagnosis. In: Grinspoon L, editor. Psychiatry update; The American Psychiatric Association Annual Review. Washington: American Psychiatric; 1983. v. 2, p. 271-292.
15. Koukopoulos A, Reginaldi P, Laddomada G, Floris G, Serra G, Tondo L. Course of the manic-depressive cycle and changes caused by treatment. Pharmakopsychiatr Neuropsychopharmakol. 1980;13(4):156-67.
16. Koukopoulos A, Tundo A. A mixed depressive syndrome. Clin Neuropharmacol. 1992;15(Suppl 1):626A-7A.
17. Gershon ES, Hamovit J, Guroff JJ, Dibble E, Leckman JF, Sceery W, et al. A family study of schizoaffective, bipolar I, bipolar II, unipolar and normal control probands. Arch Gen Psychiatry. 1982;39(10):1157-67.
18. Prien RF, Klett CJ, Caffey EM Jr. Lithium prophylaxis in recurrent affective illness. Am J Psychiatry. 1974;131(2):198-203.
19. Manji HK, Moore GJ, Rajkowska G, Chen G. Neuroplasticity and cellular resilience in mood disorders. Mol Psychiatry. 2000;5(6):578-93.
20. Nelson JC, Papakostas GI. Atypical antipsychotic augmentation in major depressive disorder: a meta-analysis of placebo-controlled randomized trials. Am J Psychiatry. 2009;166(9):980-91.
21. Goodwin GM, Bowden CL, Calabrese JR, Grunze H, Kasper S, White R, et al. A pooled analysis of 2 placebo-controlled 18-month trials of lamotrigine and lithium maintenance in bipolar I disorder. J Clin Psychiatry. 2004;65(3):432-41.
22. Turner EH, Matthews AM, Linardatos E, Tell RA, Rosenthal R. Selective publication of antidepressant trials and its influence on apparent efficacy. N Engl J Med. 2008;358(3):252-60.
23. Akiskal HS, Pinto O. The evolving bipolar spectrum. Prototypes I, II, III, and IV. Psychiatr Clin North Am. 1999;22(3):517-34, vii.
24. Koukopoulos A, Sani G, Koukopoulos AE, Manfredi G, Pacchiarotti I, Girardi P. Melancholia agitata and mixed depression. Acta Psychiatr Scand Suppl. 2007;(433):50-7.
25. Koukopoulos A, Ghaemi SN. The primacy of mania: a reconsideration of mood disorders. Eur Psychiatry. 2009;24(2):125-34.
26. Angst J. The emerging epidemiology of hypomania and bipolar II disorder. J Affect Disord. 1998;50(2-3):143-51.
27. Angst J. The bipolar spectrum. Br J Psychiatry. 2007;190:189-91.
28. Angst J, Azorin JM, Bowden CL, Perugi G, Vieta E, Gamma A, et al. Prevalence and characteristics of undiagnosed bipolar disorders in patients with a major depressive episode: the BRIDGE Study. Arch Gen Psychiatry. 2011;68(8):791-8.
29. Angst J, Gamma A, Bowden CL, Azorin JM, Perugi G, Vieta E, et al. Diagnostic criteria for bipolarity based on an international sample of 5,635 patients with DSM-IV major depressive episodes. Eur Arch Psychiatry Clin Neurosci. 2012;262(1):3-11.
30. Ghaemi SN, Ko JY, Goodwin FK. "Cade's disease" and beyond: misdiagnosis, antidepressant use, and a proposed definition for bipolar spectrum disorder. Can J Psychiatry. 2002;47(2):125-34.
31. Smith DJ, Harrison N, Muir W, Blackwood DH. The high prevalence of bipolar spectrum disorders in young adults with recurrent depression: toward an innovative diagnostic framework. J Affect Disord. 2005;84(2-3):167-78.
32. Rybakowski JK, Suwalska A, Lojko D, Rymaszewska J, Kiejna A. Types of depression more frequent in bipolar than in unipolar affective illness: results of the Polish DEP-BI study. Psychopathology. 2007;40(3):153-8.
33. American Psychiatric Association. Diagnostic and statistical manual of mental disorders. 4th ed. Washington: APA; 1994.
34. American Psychiatric Association. Diagnostic and statistical manual of mental disorders. 5th ed. Washington: APA; 2013.

35. Koukopoulos A, Sani G. DSM-5 criteria for depression with mixed features: a farewell to mixed depression. Acta Psychiatr Scand. 2014;129(1):4-16.
36. Ghaemi SN, Bauer M, Cassidy F, Malhi GS, Mitchell P, Phelps J, et al. Diagnostic guidelines for bipolar disorder: a summary of the International Society for Bipolar Disorders Diagnostic Guidelines Task Force Report. Bipolar Disord. 2008;10(1 Pt 2):117-28.
37. Angst J, Gamma A, Neuenschwander M, Ajdacic-Gross V, Eich D, Rössler W, et al. Prevalence of mental disorders in the Zurich Cohort Study: a twenty-year prospective study. Epidemiol Psichiatr Soc. 2005;14(2):68-76.
38. Merikangas KR, Jin R, He JP, Kessler RC, Lee S, Sampson NA, et al. Prevalence and correlates of bipolar spectrum disorder in the world mental health survey initiative. Arch Gen Psychiatry. 2011;68(3):241-51.
39. Angst J, Gamma A, Benazzi F, Ajdacic V, Eich D, Rössler W. Toward a re-definition of subthreshold bipolarity: epidemiology and proposed criteria for bipolar-II, minor bipolar disorders and hypomania. J Affect Disord. 2003;73(1-2):133-46.
40. Carvalho AF, Takwoingi Y, Sales PM, Soczynska JK, Köhler CA, Freitas TH, et al. Screening for bipolar spectrum disorders: a comprehensive meta-analysis of accuracy studies. J Affect Disord. 2015;172:337-46.
41. Hirschfeld RM, Williams JB, Spitzer RL, Calabrese JR, Flynn L, Keck PE Jr, et al. Development and validation of a screening instrument for bipolar spectrum disorder: the Mood Disorder Questionnaire. Am J Psychiatry. 2000;157(11):1873-5.
42. Gurgel WS, Reboucas DB, Matos KJN, Carneiro AH, Souza FGM; Grupo de Estudos em Transtornos Afetivos Affective Disorders Study Group. Brazilian Portuguese validation of Mood Disorder Questionnaire. Compr Psychiatry. 2012;53(3):308-12.
43. Angst J, Adolfsson R, Benazzi F, Gamma A, Hantouche E, Meyer TD, et al. The HCL-32: towards a self-assessment tool for hypomanic symptoms in outpatients. J Affect Disord. 2005;88(2):217-33.
44. Sachs G. Strategies for improving treatment of bipolar disorder: integration of measurement and management. Acta Psychiatr Scand Suppl. 2004;(422):7-17.
45. Nassir Ghaemi S, Miller CJ, Berv DA, Klugman J, Rosenquist KJ, Pies RW. Sensitivity and specificity of a new bipolar spectrum diagnostic scale. J Affect Disord. 2005;84(2-3):273-7.
46. McIntyre RS, Patel MD, Masand PS, Harrington A, Gillard P, McElroy SL, et al. The Rapid Mood Screener (RMS): a novel and pragmatic screener for bipolar I disorder. Curr Med Res Opin. 2021;37(1):135-44.
47. Cassano GB, Rucci P, Benvenuti A, Miniati M, Calugi S, Maggi L, et al. The role of psychomotor activation in discriminating unipolar from bipolar disorders: a classification-tree analysis. J Clin Psychiatry. 2012;73(1):22-8.
48. Phelps J, Ghaemi SN. The mistaken claim of bipolar 'overdiagnosis': solving the false positives problem for DSM-5/ICD-11. Acta Psychiatr Scand. 2012;126(6):395-401.
49. Zanarini MC. Childhood experiences associated with the development of borderline personality disorder. Psychiatr Clin North Am. 2000;23(1):89-101.
50. Nock MK, Kessler RC. Prevalence of and risk factors for suicide attempts versus suicide gestures: analysis of the National Comorbidity Survey. J Abnorm Psychol. 2006;115(3):616-23.
51. Chakrabarti S. Bipolar disorder in the International Classification of Diseases-Eleventh version: a review of the changes, their basis, and usefulness. World J Psychiatry. 2022;12(12):1335-55.
52. Ghaemi SN, Dalley S. The bipolar spectrum: conceptions and misconceptions. Aust N Z J Psychiatry. 2014;48(4):314-24.
53. Strakowski SM, Fleck DE, Maj M. Broadening the diagnosis of bipolar disorder: benefits vs. risks. World Psychiatry. 2011;10(3):181-6.
54. Zimmerman M. Broadening the concept of bipolar disorder: what should be done in the face of uncertainty? World Psychiatry. 2011;10(3):188-9.
55. Hede V, Favre S, Aubry JM, Richard-Lepouriel H. Bipolar spectrum disorder: what evidence for pharmacological treatment? Psychiatry Res. 2019;282:112627.
56. Ghaemi SN, Hsu DJ, Soldani F, Goodwin FK. Antidepressants in bipolar disorder: the case for caution. Bipolar Disord. 2003;5(6):421-33.
57. Stahl SM, Morrissette DA, Faedda G, Fava M, Goldberg JF, Keck PE, et al. Guidelines for the recognition and management of mixed depression. CNS Spectr. 2017;22(2):203-19.
58. Berk M, Dodd S. Are treatment emergent suicidality and decreased response to antidepressants in younger patients due to bipolar disorder being misdiagnosed as unipolar depression? Med Hypotheses. 2005;65(1):39-43.

59. Jacobsen FM. Low-dose valproate: a new treatment for cyclothymia, mild rapid cycling disorders, and premenstrual syndrome. J Clin Psychiatry. 1993;54(6):229-34.
60. Kennedy SH, Lam RW, McIntyre RS, Tourjman SV, Bhat V, Blier P, et al. Canadian network for mood and anxiety treatments (canmat) 2016 clinical guidelines for the management of adults with major depressive disorder: section 3. Pharmacological treatments. Can J Psychiatry. 2016;61(9):540-60.
61. Patkar A, Gilmer W, Pae CU, Vöhringer PA, Ziffra M, Pirok E, et al. A 6-week randomized double-blind placebo-controlled trial of ziprasidone for the acute depressive mixed state. PLoS One. 2012;7(4):e34757.
62. Suppes T, Silva R, Cucchiaro J, Mao Y, Targum S, Streicher C, et al. Lurasidone for the Treatment of Major Depressive Disorder with Mixed Features: A Randomized, Double-Blind, Placebo-Controlled Study. Am J Psychiatry. 2016;173(4):400-7.

TRANSTORNO BIPOLAR NO IDOSO

6

LEONARDO CAIXETA
TIAGO BATISTA DE OLIVEIRA
CEDRIC DE MELO CAIXETA
VICTOR M. CAIXETA

Como seus pares mais jovens, idosos com transtornos mentais graves como o transtorno bipolar (TB) vivenciam o estigma e o estresse de lidar com uma condição psiquiátrica crônica. Porém, para esse grupo, a doença muitas vezes é complicada por questões relacionadas ao envelhecimento, como mobilidade limitada, doenças crônicas, dor, fragilidade ou outros problemas mentais ou físicos.[1]

O TB senil ocorre em um grupo altamente heterogêneo e complexo, incluindo indivíduos com idade variável de início da primeira apresentação maníaca, podendo constituir grupos potencialmente diferentes quanto a patogênese, curso clínico e necessidades de cuidado.[2]

EPIDEMIOLOGIA

Os idosos representam o segmento populacional que mais cresce no Brasil. É natural, portanto, assumir que a parcela de idosos que apresenta TB aumentará de maneira semelhante. Os dados sobre mania ou TB geriátrico são escassos.[3] Grandes estudos epidemiológicos sobre TB são tradicionalmente focados em adultos ou adolescentes em idade produtiva. Historicamente, havia uma noção geral de que a prevalência da mania entre idosos era menor do que entre adultos, tornando esse tema menos importante para a pesquisa. Estimava-se – sem dados empíricos – que a prevalência pontual do TB em pacientes idosos seria consideravelmente menor do que 1% da população em geral.[4]

No entanto, um dos psiquiatras mais importantes na área de estudos epidemiológicos, o suíço Jules Angst e seus colaboradores descreveram uma taxa de conversão diagnóstica de depressão unipolar para TB-I de 1% e para TB-II de 0,5% ao ano.[5] Isso resultaria em um aumento no TB em idosos em detrimento da depressão unipolar.

Na população em geral, a taxa de TB senil ao longo da vida é estimada em 1–2%, e a prevalência em um ano varia de 0,1–0,7%.[3] A prevalência é maior em ambientes clínicos como lares de idosos (3%), serviços ambulatoriais de assistência psiquiátrica (6–7%), ambientes psiquiátricos de internação (7–10%) e hospitais gerais e serviços de emergência (17%).[6,7]

A prevalência da mania na terceira idade varia entre os estudos. Em uma revisão sistemática da literatura que incluiu 18 estudos,[6] a prevalência geral de mania tardia foi de 6% (IC 95%; 4,8–7,2%) em uma amostra de 1.519 pacientes psiquiátricos idosos com idades entre 60 e 96 anos. Em pacientes idosos internados com TB, a prevalência média de mania de início tardio foi de 44,2%.[6] Em um estudo com 522 pacientes, com 50 anos ou mais, atendidos em um hospital psiquiátrico na Índia, a prevalência de mania em ambiente ambulatorial foi de 5,7%.[8] Em uma amostra da comunidade canadense, a prevalência de mania foi de 0,6% entre 2.798 pacientes com 65 anos ou mais.[9]

Uma análise de registros de 35 mil pacientes comunitários sugere que a prevalência de bipolaridade em pacientes mais velhos difere apenas discretamente da prevalência de bipolaridade em pacientes mais jovens.[7] Esse achado está em consonância com estudos epidemiológicos mais recentes que relatam uma proporção de 0,5–1% de pacientes bipolares dos tipos I e II na velhice.[10] Números ainda mais elevados foram observados em ambientes especiais; por exemplo, uma prevalência de 3–10% em lares de idosos.[4] Dols e colaboradores[6] relatam uma prevalência de 6% de episódios maníacos em pacientes psiquiátricos idosos internados, com 44% apresentando mania de início tardio. Pacientes idosos (≥ 60 anos) representam aproximadamente 25% da população bipolar,[11] e aproximadamente 70% dos pacientes bipolares idosos são mulheres.[4]

Resumindo os diferentes estudos, 5–10% dos pacientes têm ≥ 50 anos de idade quando experimentam seu primeiro episódio maníaco, constituindo o subgrupo do **TB de início tardio (TBIT)**.[12] Um segundo subgrupo consiste em pacientes idosos com TB e história clínica de longa duração, os chamados pacientes com **TB de início precoce (TBIP)**.

ETIOLOGIA

Existe um amplo consenso de que os pacientes com TB senil constituem uma população heterogênea. Dessa forma, dois grandes grupos foram separados: TBIT e TBIP.[13,14]

A linha divisória entre o TB da idade adulta e o TB senil é flutuante, mas ≥ 60 anos de idade parece ser o ponto de corte consensual.[4,13] A força-tarefa da International Society for Bipolar Disorders (ISBD) propõe um limite de ≥ 50 anos, dada a redução da expectativa de vida no TB e para evitar a centralização dos estudos apenas na "coorte saudável que sobreviveu até ao que a nossa sociedade geralmente considera uma idade avançada (60 anos e mais)". De forma similar, há alguma imprecisão sobre o limite para o que considerar como TBIP e TBIT dentro do grupo do TB senil, já que a idade geralmente proposta de ≥ 50 anos pode ser avançada demais, pois as alterações morfológicas cerebrais devidas à neuroprogressão começam muito mais cedo na vida. Assim, a força-tarefa da ISBD defende ≥ 40 anos como um limite entre o TBIP e o TBIT (**Figura 6.1**).[13]

O TBIP e o TBIT parecem representar formas distintas e muito diferentes do TB senil (**Quadro 6.1**).[15] Pacientes com TBIT parecem apresentar mais frequentemente TB do tipo II do que pacientes com TBIP.[16] O TBIP é associado a uma história familiar altamente positiva,[17] enquanto o TBIT é frequentemente associado a doenças neurológicas, declínio cognitivo ou outras condições somáticas.[18,19] Por exemplo, num estudo retrospectivo de 50 pacientes com mania e mais de 65 anos de idade, observou-se que, em 28% dos casos, o primeiro episódio maníaco iniciou na velhice e dentre esses, 71% tinham alguma doença neurológica.[20]

Os dados sobre fatores orgânicos, no entanto, são ainda inconsistentes. Almeida e colaboradores[21] apontaram que ape-

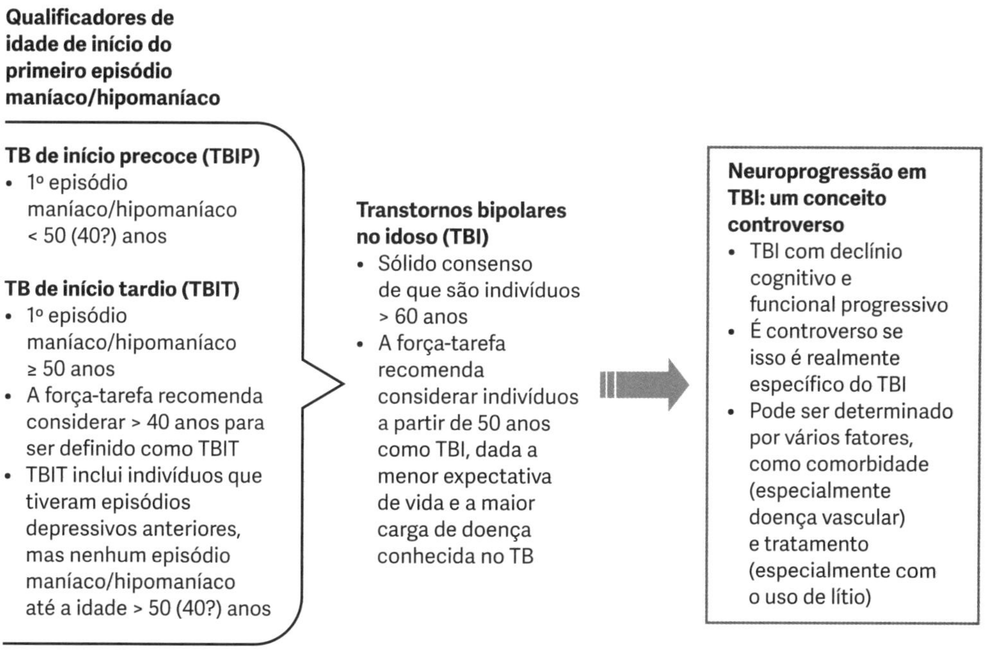

Qualificadores de idade de início do primeiro episódio maníaco/hipomaníaco

TB de início precoce (TBIP)
- 1º episódio maníaco/hipomaníaco < 50 (40?) anos

TB de início tardio (TBIT)
- 1º episódio maníaco/hipomaníaco ≥ 50 anos
- A força-tarefa recomenda considerar > 40 anos para ser definido como TBIT
- TBIT inclui indivíduos que tiveram episódios depressivos anteriores, mas nenhum episódio maníaco/hipomaníaco até a idade > 50 (40?) anos

Transtornos bipolares no idoso (TBI)
- Sólido consenso de que são indivíduos > 60 anos
- A força-tarefa recomenda considerar indivíduos a partir de 50 anos como TBI, dada a menor expectativa de vida e a maior carga de doença conhecida no TB

Neuroprogressão em TBI: um conceito controverso
- TBI com declínio cognitivo e funcional progressivo
- É controverso se isso é realmente específico do TBI
- Pode ser determinado por vários fatores, como comorbidade (especialmente doença vascular) e tratamento (especialmente com o uso de lítio)

▶ **FIGURA 6.1**
TERMINOLOGIA HIERÁRQUICA PARA TRANSTORNO BIPOLAR AO LONGO DA VIDA DA FORÇA-TAREFA PROPOSTA PELA ISBD.
Fonte: Sajatovic e colaboradores.[13]

QUADRO 6.1
DIFERENÇAS ENTRE O TB DE INÍCIO PRECOCE (TBIP) E O TB DE INÍCIO TARDIO (TBIT)

TB DE INÍCIO PRECOCE (TBIP)

1. Mais associado ao TB tipo I
2. Maior influência de fatores de risco genéticos
3. Maior prevalência de familiares de primeiro grau com transtorno do humor
4. Menor nível socioeconômico
5. Maior uso de serviços de saúde
6. Maior número de dias em fase depressiva
7. Pior qualidade de vida

TB DE INÍCIO TARDIO (TBIT)

1. Mais associado ao TB tipo II
2. Classicamente denominado "TB tipo VI" de Akiskal
3. Mais associado a doenças neurológicas e condições médicas (transtorno mental orgânico)
4. Mais associado a fatores de risco cerebrovasculares
5. Fluência semântica, memória verbal e função executiva mais prejudicadas
6. Maior risco de demência
7. Mesma quantidade de "dias bons" em comparação com pacientes que tiveram início precoce do TB.
8. Maior prevalência de sintomas psicóticos
9. Primeiro episódio maníaco por volta de 60 anos de idade. Período de latência de 10 anos entre primeiros sintomas afetivos e mania. Média de três episódios depressivos antes da ocorrência do primeiro episódio maníaco.
10. Menor intensidade de sintomas

nas uma pequena proporção de pacientes bipolares idosos exibe um substrato orgânico detectável. Os autores presumiram que as diferenças entre os dois grupos se devem, antes, à duração da doença e à sua progressão, com a contribuição das condições orgânicas tendo menos relevância clínica nos pacientes com TBIT. A razão pela qual apenas alguns pacientes com TBIT são diagnosticados com transtorno afetivo orgânico (no estudo de Almeida e colaboradores[21] foram 2,8%) pode, em parte, também ser explicada pelo fato de que os sintomas neurológicos muitas vezes são sutis, e a maioria desses pacientes, com uma sintomatologia psiquiátrica considerada óbvia, pode não passar por diagnósticos somáticos aprofundados.

A quinta edição do *Manual Diagnóstico e Estatístico de Transtornos Mentais* (DSM-5)[22] contornou esse dilema diagnóstico ao permitir também um diagnóstico de TB na presença de uma potencial origem orgânica ("transtorno bipolar e transtorno relacionado devido a outra condição médica"). Essa abordagem pode ser clinicamente útil, mas certamente é contraproducente para futuras pesquisas etiológicas.

Aparentemente, há uma contribuição significativa de fatores de risco genéticos na TBIP, enquanto a contribuição destes no TBIT permanece menos evidente. No TBIT, a sensibilidade a efeitos adversos dos medicamentos, incluindo aqueles para condições somáticas e doenças clínicas (p. ex., processos inflamatórios e neoplásicos, acidentes vasculares cerebrais e traumatismos cranianos), desempenha um papel considerável, resultando no conceito de mania secundária.[23] A definição de mania secundária envolve a manifestação plena de um episódio maníaco que preencha critérios diagnósticos categóricos na presença de um causa farmacológica, metabólica ou somática.[24,25]

Estudos relatam que 17-43% dos pacientes idosos com mania apresentam sintomas de doenças cerebrais.[26] Subramaniam e colaboradores[27] compararam pacientes com TBIP e pacientes com TBIT em relação aos fatores de risco vasculares, descobrindo que os pacientes com TBIT apresentavam maior carga de fatores de risco. A conexão bidirecional entre doenças cerebrovasculares e depressão unipolar está bem comprovada – não apenas o fato de que a doença cerebrovascular promove a depressão, mas também o de que a depressão na vida adulta é um fator de risco para o desenvolvimento de doenças cerebrovasculares e demência em geral.[28]

O risco de desenvolver demência parece aumentar a cada novo episódio afetivo do TB.[29] Cerca de 19% dos pacientes com TB senil desenvolvem demência, quase o triplo da contagem observada em controles pareados por idade (7%).[30] A maioria desses pacientes com TB sofre de doença de Alzheimer seguida de demência vascular. Pacientes com TBIT podem ter maior risco de demência do que os com TBIP, pois os pacientes com TBIT eutímicos já apresentam mais comprometimento cognitivo em comparação aos pacientes eutímicos com TBIP. Especificamente, os pacientes com TBIT apresentam pior desempenho na memória verbal e nas funções executivas.[19,31] Além disso, a fluência semântica é mais prejudicada em pacientes com TBIT do que naqueles com TBIP.[32]

DIFERENÇAS ENTRE O TB SENIL E O TB EM ADULTOS

Bellevier e colaboradores[33] dividiram os pacientes, de acordo com a idade de suas manifestações primárias do TB, nos subgrupos precoce, intermediário e tardio, com idades médias de início de 17, 27 e 46 anos, respectivamente. Assim divididos, esses grupos apresentam uma distinção relativamente perceptível e, dentro de cada grupo, aparentam homogeneidade na sintomatologia clínica nos fatores de vulnerabilidade genética. Em consonância com essa metodologia, Azorin e colaboradores[34] também descreveram fenótipos diferenciados em pacientes com TB de início precoce, intermediário e tardio.

Quando analisadas em conjunto, as pesquisas realizadas até o presente momento, entretanto, fornecem dados inconclusivos sobre se o TB senil tem um desempenho melhor, curso e prognóstico iguais ou piores do que o TB em adultos. A polaridade do TB parece mudar com a idade, com um aumento na quantidade do tempo em que o paciente permanece em depressão e, consequentemente, menos tempo consumido em estados maníacos ou mistos,[35] apesar de existir um viés no sentido de que os estados mistos são de diagnóstico mais difícil nos idosos. Já em outro estudo, a frequência de episódios psicóticos e de características mistas parecem semelhantes no TB senil e no TB adulto.[36]

No curto prazo, a resposta ao tratamento agudo e as taxas de recuperação em pacientes com TB senil parecem semelhantes às de pacientes mais jovens.[37] No entanto, em geral e independentemente da faixa etária, há uma boa evidência de um curso progressivo e deteriorante ao longo da vida, com o aumento da sensibilização levando a mais recaídas após cada episódio de humor.[38] Alinhada com esse dado, também foi descrita uma vulnerabilidade potencialmente maior à recaída ou à recorrência no TB senil em um grande estudo naturalístico.[37] Além disso, vários estudos encontraram uma redução na duração dos intervalos entre episódios sucessivos.[39,40] Contrastando esses resultados, um acompanhamento prospectivo de uma coorte de pacientes com TB senil e a sua comparação com uma coorte de pacientes com TB em idade adulta revelou apenas diferenças sutis no curso de longo prazo em um seguimento médio de cinco anos. Nesse mesmo estudo, os pacientes com TB senil (61,6 ± 8,3 anos) tiveram sintomas depressivos, maníacos e mistos durante, respectivamente 15%, 6% e 3% do tempo de acompanhamento, e experimentaram 4,2 (± 2,6) episódios por ano. Não ocorreram diferenças significativas entre o TB senil e o TB em pacientes adultos em relação à densidade de episódios ou à instabilidade do humor; foi observada apenas uma maior carga de sintomas maníacos subsindrômicos no TB senil, impactando nos resultados funcionais.[41]

As taxas de hospitalização parecem diminuir em pacientes com TB senil, o que provavelmente ocorre porque a gravidade dos episódios subsequentes atenua[42] e as taxas de suicídio diminuem – possivelmente porque os pacientes idosos representam, até certo ponto, uma coorte de sobrevivência selecionada.[4]

DIFERENÇAS NA SINTOMATOLOGIA DO TBIP E DO TBIT

Devido ao início do distúrbio mais precocemente na vida, os pacientes com TBIP geralmente apresentam mais sintomas graves e atípicos em seu primeiro episódio maníaco, bem como taxas mais altas de sintomas psicóticos e ciclagem rápida.[43,44] A mania no TBIT é geralmente caracterizada por sintomas maníacos menores e mais leves em comparação com os do TBIP.[45] Por outro lado, pacientes com TBIT apresentam comportamentos irritáveis e desenvolvem resistência ao tratamento com mais frequência, além de terem taxas de mortalidade mais altas.[46] Em relação à tendência suicida, os dados são inconsistentes: tanto taxas de suicídio superiores quanto inferiores foram relatadas para TBIP *versus* TBIT.[1]

Em resumo, parece que a sintomatologia aguda – especialmente maníaca – é mais pronunciada no TBIP, enquanto a manutenção do funcionamento cognitivo é mais difícil nos pacientes com TBIT.[19]

O já citado estudo conduzido por Azorin e colaboradores[34] também descreveu fenótipos em pacientes com TB de início precoce, intermediário e tardio. Pacientes do subgrupo de início precoce eram mais frequentemente jovens solteiros do sexo masculino, exibindo mania grave com sintomas psicóticos característicos, curso descontínuo da doença com uso de substâncias e comorbidade de pânico, além de tentativas de suicídio e componentes temperamentais que compartilham características hipomaníacas. Os pacientes com início tardio apresentaram quadro menos grave, com temperamento mais depressivo, uso de álcool e condições médicas gerais em comorbidade.

Essas diferenças nas características da doença também podem se traduzir em disparidades no desempenho educacional, nas relações sociais estáveis, no ajustamento e apoio sociais e nos recursos para lidar com a doença, o que, por sua vez, provavelmente terá impacto em seu curso e em seu prognóstico a longo prazo. No entanto, essa hipótese ainda carece de melhor comprovação.[1]

DIAGNÓSTICO DIFERENCIAL DA MANIA DE INÍCIO TARDIO

A **mania de início tardio** tem um amplo diagnóstico diferencial e necessita de uma avaliação que inclua história completa, investigações psiquiátrica e somática cuidadosas, exame neurológico competente, neuroimagens e outros testes diagnósticos selecionados.[47,48] O Capítulo 9 aborda com mais detalhes as manias secundárias, causadas por doenças neurológicas, medicamentos e outras condições clínicas.

O conceito de **mania secundária** foi introduzido, em 1978, como uma condição clínica com sintomas maníacos resultantes de uma doença médica subjacente, podendo se desenvolver em pessoas sem histórico de transtorno do humor.[49] Nos primórdios desse conceito, para que os sintomas maníacos fossem classificados como mania secundária, o paciente não poderia ter evidência de *delirium* ou histórico de transtorno do humor primário; na atualidade, porém, esse último critério foi modificado pelo DSM-5. Existe uma extensa lista de condições sistêmicas, doenças neurológicas e medicamentos que foram descritos como causadores de mania secundária.[25,50] Entre as causas sistêmicas estão as doenças autoimunes, as síndromes paraneoplásicas, as insuficiências renal e hepática e algumas infecções (p. ex., do trato urinário em idosos). Entre as causas metabólicas, a doença de Cushing, o hipertireoidismo (tireotoxicose), as porfirias agudas intermitentes, a deficiência de niacina e a deficiência de vitamina B12 podem produzir sintomas que mimetizam a mania.[23,24] Entre as condições que afetam primariamente o sistema nervoso central (SNC), a mania foi vinculada a doença cerebrovascular, traumatismo cerebral, tumores cerebrais primários ou metastáticos, epilepsia do lobo temporal, encefalites, meningites, encefalopatia pelo HIV e neurossífilis.[51]

Embora a mania secundária possa ocorrer em qualquer idade, é mais comum em pacientes idosos; isso pode ser esperado dada a maior prevalência, no final da vida, de condições médicas e de medicamentos potencialmente causadores. Por outro lado, pode-se argumentar que achados somáticos coincidentes não devem ser atribuídos como causa de sintomas maníacos, uma vez que a grande maioria dos pacientes com essas comorbidades somáticas não desenvolvem sintomas maniformes. Atualmente, faltam dados para se rotular, como especificador de diagnóstico, o TB "devido a uma condição somática ou medicação".[22]

Resta claro que a relação entre mania e fatores somáticos ainda não está totalmente elucidada. No início da vida certas influências físicas podem vir a desencadear a mania – e, portanto, o desenvolvimento do TB – da mesma forma que a *cannabis* pode estimular o desenvolvimento da esquizofrenia. Já na idade avançada, tal como acontece com o *delirium*, muitas condições somáticas podem causar mania. No entanto, alguns pacientes parecem apresentar maior risco; por exemplo, fatores de risco vasculares podem desencadear sintomas maníacos em pacientes idosos e em pacientes com dano vascular cerebral assintomático.[1]

MANIA SECUNDÁRIA COM CAUSA NEUROLÓGICA

Distúrbios neurológicos podem produzir "mania secundária". Assim, os psiquiatras precisam saber distinguir a mania secundária da mania que ocorre no TB. Além das causas médicas da mania e da mania induzida por medicamentos, causas neurológicas geralmente se desenvolvem em pacientes mais velhos que podem não ter um forte histórico familiar de TB.

A mania é menos frequente que a depressão nas doenças neurológicas. As causas neurológicas da mania incluem acidentes vasculares cerebrais focais (nas regiões basotemporal ou inferofrontal no hemisfério direito), acidentes vasculares cerebrais ou tumores na região peri-hipotalâmica, doença de Huntington e outros distúrbios do movimento, esclerose múltipla e outras doenças da substância branca (p. ex., leucodistrofias, doença de Binswanger), traumatismo craniencefálico, infecções como neurossífilis e doença de Creutzfeldt-Jakob e demência frontotemporal (DFT).[52,53]

A mania tem sido descrita em 1% dos pacientes com acidente vascular cerebral (AVC) e em 2–12% dos pacientes com distúrbios do movimento como doença de Huntington, pacientes com epilepsia ou neuroinfecções e pacientes com tumores, neurocirurgia e traumatismo craniencefálico.[53] Ocasionalmente, pode haver um atraso de até 12 meses antes do desenvolvimento dos sintomas maníacos.[54,55] Lesões cerebrais focais no hemisfério direito têm sido associadas à mania.[52,56] Critérios para especificadores de mania do subtipo vascular foram propostos,[57] e o conceito de mania vascular parece ter alguma sobreposição com a síndrome de desinibição neurológica. A diferenciação entre "desinibição frontal" e "mania do TB" pode ser um desafio, já que muitos dos sintomas se sobrepõem. A mania do TB provavelmente é mais bem caracterizada por um humor elevado e pela diminuição da necessidade de sono, em vez de um sono perturbado. A presença de uma história familiar positiva de transtorno afetivo pode indicar, ainda, que uma causa orgânica tenha desencadeado a mania pela ativação de uma diátese bipolar existente.

O manejo de pacientes com mania neurológica envolve a correção do distúrbio subjacente (quando possível) e o uso criterioso de medicamentos como os anticonvulsivantes.

TB SENIL E DEMÊNCIA

Recentemente, a literatura tem descrito vários pontos em comum entre os processos fisiopatológicos do TB e das demências. No entanto, essa ligação tem sido insuficientemente apreciada no nível clínico, em parte porque a desregulação afetiva nos idosos (particularmente no contexto da demência) é tipicamente atribuída a estados depressivos secundários ou relegada a uma complicação comportamental neurologicamente compreensível resultante de doença cerebral.[58]

Na velhice, dependendo da localização do processo neurodegenerativo, a mania pode ser um sintoma de qualquer forma de demência, ainda que a doença de Alzheimer e a demência vascular sejam mais estudadas.[59] A desinibição também é um dos principais sintomas da variante comportamental da DFT.[60]

Uma possível ligação entre a DFT e o TB foi sugerida por vários relatos de casos de pacientes que apresentam sintomas maníacos como primeira manifestação de DFT[61,62] – um exemplo do que seria o TB tipo VI do espectro bipolar sugerido por Akiskal.[58] Numa linha oposta de associação entre as duas entidades, existem pacientes com diagnóstico definido de TB durante toda a vida que evoluem para DFT.[63,64] Existe uma grande sobreposição clínica entre DFT e TB tanto na cognição social quanto na disfunção executiva e nos perfis comportamentais, os quais podem ser explicados pelo envolvimento de redes neuroanatômicas funcionais comuns.[65] Um curso lento com neuroimagem relativamente normal foi descrito em uma proporção de pacientes com DFT, particularmente nos portadores de uma expansão da repetição do gene *C9orf72*.[66] Vários relatos de casos mostraram que os pacientes com DFT que carregam essa expansão repetida podem apresentar sintomas psiquiátricos anos antes do desenvolvimento da DFT;[67] no entanto, essa mutação não foi detectada em uma coorte de 206 pacientes com TB.[68]

O quadro clínico que preenche os critérios de possível DFT mas não progride ao longo do tempo para provável DFT é denominado "síndrome de fenocópia benigna da DFT".[69,70] Esses pacientes apresentam comprometimentos comportamentais e funcionais consistentes com os causados pela síndrome do lobo frontal, mas sem o curso progressivo e sem a atrofia e a hipoperfusão frontal ou temporal anterior pela neuroimagem. Embora ainda se careça de uma explicação alternativa para tais casos, é possível que esse fenótipo constitua uma manifestação terminal do TB senil.[71] Em um estudo de um ambulatório de neuropsiquiatria,[71] foram descritos quatro casos com TB que desenvolveram, gradualmente, um quadro clínico incluindo apatia, desinibição, perda de empatia, comportamento estereotipado e compulsões que preencheram os critérios para uma possível variante comportamental da DFT. Todos os casos foram diagnosticados como TB tipo I pelo menos 10 anos antes do início dos sintomas atuais, os quais não foram atribuídos a episódios recentes de humor ou a mudanças de medicamentos. Em todos os casos, três a sete anos de acompanhamento não produziram progressão. A neuroimagem repetida estava dentro dos limites normais. Os estudos de biomarcadores no líquido cefalorraquidiano não apoiaram a patologia neurodegenerativa subjacente. A pesquisa de mutação do *C9orf72o* foi negativa em todos os casos. Sintomas compatíveis com os critérios para uma possível variante comportamental da DFT podem estar presentes no estágio terminal do TB. Uma natureza neurodegenerativa alternativa parece improvável, com base na neuroimagem normal repetida e na ausência de sinais clínicos de progressão. O envolvimento funcional das redes frontal-subcorticais pode desempenhar algum papel, segundo os autores desse estudo.[71]

Em resumo, pacientes com declínio cognitivo e instabilidade do humor frequente podem manifestar um transtorno do espectro bipolar de início tardio, que alguns estudiosos denominam como TB tipo VI. Segundo alguns autores, a demência e/ou outros desafios biopsicossociais associados ao envelhecimento podem, eventualmente, liberar a bipolaridade latente em tais indivíduos. A avaliação do temperamento pré-mórbido e/ou da história familiar de bipolaridade e transtornos relacionados pode ajudar a ampliar a compreensão clínica e biológica desses pacientes.[58]

CONSIDERAÇÕES FINAIS

O TB continua sendo uma das condições mais desafiadoras da medicina, em especial da psiquiatria, sendo que este recorte da terceira idade traz ainda mais questionamentos e necessidades de esclarecimentos tanto do ponto de vista teórico e epistemológico quanto de evidências de pesquisas clínicas. Dentro do atual contexto de envelhecimento da população global, com aumento da expectativa de vida essas questões alcançam relevância no contexto de saúde pública. Mais pesquisas nesse tema são de necessidade premente.

REFERÊNCIAS

1. Chen P, Dols A, Rej S, Sajatovic M. Update on the epidemiology, diagnosis, and treatment of mania in older-age bipolar disorder. Curr Psychiatry Rep. 2017;19(8):46.
2. Alves G, Sudo FK, Caixeta L. Transtornos do humor e ansiedade em neuropsiquiatria geriátrica. Belo horizonte: Ampla, 2021.
3. Sajatovic M, Eyler LT, Rej S, Almeida OP, Blumberg HP, Forester BP, et al. The Global Aging & Geriatric Experiments in Bipolar Disorder Database (GAGE-BD) project: understanding older-age bipolar disorder by combining multiple datasets. Bipolar Disord. 2019;21(7):642-9.
4. Depp CA, Jeste DV. Bipolar disorder in older adults: a critical review. Bipolar Disord. 2004;6(5):343-67.
5. Angs, J, Sellaro R, Stassen H.H, Gamma A. Diagnostic conversion from depression to bipolar disorders: results of a long-term prospective study of hospital admissions. J Affect Disord. 2005;84(2-3):149-57.
6. Dols A, Kupka R.W, van Lammeren A, Beekman AT, Sajatovic M, Stek ML. The prevalence of late-life mania: a review. Bipolar Disord. 2014;16(2):113-8.
7. Depp CA, Lindamer LA, Folsom DP, Gilmer T, Hough RL, Garcia P, et al. Differences in clinical features and mental health service use in bipolar disorder across the lifespan. Am J Geriatr Psychiatry 2005;13(4):290-8.
8. Prakash O, Kumar CN, Shivakumar PT, Bharath S, Varghese M. Clinical presentation of mania compared with depression: data from a geriatric clinic in India. Int Psychogeriatr. 2009;21(4):764-7.
9. Preville M, Boyer R, Grenier S, Dube M, Voyer P, Punti R, et al. The epidemiology of psychiatric di-

sorders in Quebec's older adult population. Can J Psychiatry. 2008;53(12):822–32.
10. Arnold I, Dehning J, Grunze A, Hausmann A. Old age bipolar disorder-epidemiology, aetiology and treatment. Medicina (Kaunas). 2021;57(6):587
11. Sajatovic M, Gyulai L, Calabrese JR, Thompson TR, Wilson BG, White R, et al. Maintenance treatment outcomes in older patients with bipolar I disorder. Am J Geriatr Psychiatry. 2005;13(4): 305–11.
12. Prabhakar D, Balon R. Late-onset bipolar disorder: acase for careful appraisal. Psychiatry. 2010;7(1):34–7.
13. Sajatovic M, Strejilevich SA, Gildengers AG, Dols A, Al Jurdi RK, Foreste BP, et al. A report on older-age bipolar disorder from the International Society for Bipolar Disorders Task Force. Bipolar Disord. 2015;17(7):689–704.
14. Arnold I Dehning J, Grunze A, Hausmann A. Old age bipolar disorder-epidemiology, aetiology and treatment. Medicina (Kaunas). 2021;57(6):587.
15. Moorhead SR, Young AH. Evidence for a late onset bipolar-I disorder sub-group from 50 years. J Affect Disord. 2003;73(3):271–7.
16. García-López A, Ezquiaga E, De Dio, C, Agud JL. Depressive symptoms in early-and late-onset older bipolar patients compared with younger ones. Int J Geriatr Psychiatry. 2017;32(2):201–7.
17. Schürhoff F, Bellivier F, Jouven R, Mouren-Siméoni MC, Bouvard M, Allilaire JF, et al. Early and late onset bipolar disorders: two different forms of manic-depressive illness? J Affect Disord. 2000;58(3):215–21.
18. Cassidy F, Carroll BJ. Vascular risk factors in late onset mania. Psychol Med. 2002;32(2):359–62.
19. Martino DJ, Strejilevich SA, Manes F. Neurocognitive functioning in early-onset and late-onset older patients with euthymic bipolar disorder. Int J Geriatr Psychiatry. 2013;28(2):142–8.
20. Tohen M, Shulman KI, Satlin A. First-episode mania in late life. Am J Psychiatry. 1994;151(1):130–2.
21. Almeida OP, Fenner S. Bipolar disorder: similarities and differences between patients with illness onset before and after 65 years of age. Int Psychogeriatr. 2002;14(3):311–22.
22. American Psychiatric Association. Diagnostic and statistical manual of mental disorders: DSM-5. 5th ed. Washington: APA; 2013.
23. Evans DL, Byerly M.J, Greer RA. Secondary mania: diagnosis and treatment. J Clin Psychiatry. 1995;56:31–7.
24. Brooks JO, 3rd, Hoblyn JC. Secondary mania in older adults. Am J Psychiatry. 2005;162(11):2033–8.
25. Machado AC, Deguti MM, Caixeta L, Spitz M, Lucato LT, Barbosa ER. Mania as the first manifestation of Wilson's disease. Bipolar Disord. 2008;10(3):447–50.
26. Shulman KI, Tohen M, Satlin A, Mallya G, Kalunian D. Mania compared with unipolar depression in old age. Am J Psychiatry. 1992;149(3):341–5.
27. Subramaniam H, Dennis MS, Byrne EJ. The role of vascular risk factors in late onset bipolar disorder. Int J Geriatr Psychiatry. 2007;22(8):733–7.
28. Dotson VM, Beydoun MA, Zonderman AB. Recurrent depressive symptoms and the incidence of dementia and mild cognitive impairment. Neurology. 2010;75(1):27–34.
29. Kessing LV, Andersen PK. Does the risk of developing dementia increase with the number of episodes in patients with depressive disorder and in patients with bipolar disorder? J Neurol Neurosurg Psychiatry. 2004;75(12):1662–6.
30. Nunes PV, Forlenza OV, Gattaz WF. Lithium and risk for Alzheimer's disease in elderly patients with bipolar disorder. Br J Psychiatry. 2007;190: 359–60.
31. Caixeta L, Soares VL, Vieira RT, Soares CD, Caixeta V, Ferreira SB, et al. Executive function is selectively impaired in old age bipolar depression. Front Psychol. 2017;8:194.
32. Samamé C, Martino DJ, Strejilevich SA. A quantitative review of neurocognition in euthymic late-life bipolar disorder. Bipolar Disord. 2013;15(6):633–44.
33. Bellivier F, Golmard JL, Rietschel M, Schulze TG, Malafosse A, Preisig, M, et al. Age at onset in bipolar I affective disorder: further evidence for three subgroups. Am J Psychiatry. 2003;160(5):999–1001.
34. Azorin JM, Bellivier F, Kaladjian A, Adida M, Belzeaux R, Fakra E, et al. Characteristics and profiles of bipolar I patients according to age-at-onset: findings from an admixture analysis. J Affect Disord. 2013;150(3): 993–1000.
35. Coryell W; Fiedorowicz J, Solomon D, Endicott J. Age transitions in the course of bipolar I disorder. Psychol Med. 2009;39(8):1247–52.
36. Broadhead J, Jacoby R. Mania in old age: a first prospective study. Int J Geriatr Psychiatry. 1990;5(3):215–22.
37. Oostervink F, Nolen WA, Kok RM, the EMBLEM Advisory Board. Two years' outcome of acu-

te mania in bipolar disorder: different effects of age and age of onset. Int J Geriatr Psychiatry. 2015;30(2):201-9.
38. Angst J, Preisig M. Outcome of a clinical cohort of unipolar, bipolar and schizoaffective patients. Results of a prospective study from 1959 to 1985. Schweiz Arch Neurol Psychiatr. 1995;146(1):17-23.
39. Angst J, Baastrup P, Grof P, Hippius H, Pöldinger W, Weis P. The course of monopolar depression and bipolar psychoses. Psychiatr Neurol Neurochir. 1973;76(6):489-500.
40. Roy-Byrne PP, Post RM, Uhde TW, Porcu T, Davis D. The longitudinal course of recurrent affective illness: life chart data from research patients at the NIMH. Acta Psychiatr Scand. 1985;317:1-34.
41. Strejilevich S, Szmulewicz A, Igoa A, Marengo E, Caravotta P, Martino D. Episodic density, subsyndromic symptoms, and mood instability in late-life bipolar disorders: a 5-year follow-up study. Int J Geriatr Psychiatry. 2019;34(7):950-6.
42. Kessing LV, Hansen MG, Andersen PK. Course of illness in depressive and bipolar disorders. Naturalistic study, 1994-1999. Br J Psychiatry. 2004;185:372-7.
43. Ortiz A, Bradler K, Slaney C, Garnham J, Ruzickova M, O'Donovan C, et al. An admixture analysis of the age at index episodes in bipolar disorder. Psychiatry Res. 2011;188(1):34-9.
44. Oostervink F, Boomsma MM, Nolen WA. Bipolar disorder in the elderly: different effects of age and of age of onset. J Affect Disord. 2009;116(3):176-83.
45. Cassano GB, McElroy SL, Brady K, Nolen WA, Placid GF. Current issues in the identification and management of bipolar spectrum disorders in 'special populations'. J Affect Disord. 2000;59:S69-79.
46. Sajatovic M. Aging-related issues in bipolar disorder: a health services perspective. J Geriatr Psychiatry Neurol. 2002;15(3):128-33.
47. Dols A, Beekman A. Older age bipolar disorder. Psychiatr Clin North Am. 2018;41(1):95-110.
48. Dols A, Beekman A. Older age bipolar disorder. Clin Geriatr Med. 2020;36(2):281-96.
49. Krauthammer C, Klerman GL. Secondary mania: manic syndromes associated with antecedent physical illness or drugs. Arch Gen Psychiatry. 1978;35(11):1333-9.
50. Van Gerpen MW, Johnson JE, Winstead DK. Mania in the geriatric patient population: a review of the literature. Am J Geriatr Psychiatry Off J Am Assoc Geriatr Psychiatry. 1999;7(3):188-202.
51. Caixeta L, Soares VLD, Reis GD, Costa J N L, Vilela ACM. Neurossífilis: uma breve revisão. Rev Patol Trop. 2014;43(2):121-9.
52. Campos DF, Rocca AR, Caixeta LF. Right temporal lobe variant of frontotemporal dementia: systematic review. Alzheimer Dis Assoc Disord. 2022;36(3):272-9.
53. Mendez MF. Mania in neurologic disorders. Curr Psychiatry Rep. 2000;2(5):440-5.
54. Robinson RG, Boston JD, Starkstein SE, Price TR. Comparison of mania and depression after brain injury: causal factors. Am J Psychiatry. 1988;145(2):172-8.
55. Jorge RE, Robinson RG, Starkstein SE, Arndt SV, Forrester AW, Geisler FH. Secondary mania following traumatic brain injury. Am J Psychiatry. 1993;150(6):916-21.
56. Braun CM, Larocque C, Daigneault S, Montour-Proulx I. Mania, pseudomania, depression, and pseudodepression resulting from focal unilateral cortical lesions. Neuropsychiatry Neuropsychol Behav Neurol. 1999;12(1):35-51.
57. Steffens DC, Krishnan KR. Structural neuroimaging and mood disorders: recent findings, implications for classification, and future directions. Biol Psychiatry. 1998;43(10):705-12.
58. Ng B, Camacho A, Lara DR, Brunstein MG, Pinto OC, Akiskal HS. A case series on the hypothesized connection between dementia and bipolar spectrum disorders: bipolar type VI? J Affect Disord. 2008;107(1-3):307-15.
59. Woodward M, Jacova C, Black SE, Kertesz A, Mackenzie IR, Feldman H, et al. Differentiating the frontal variant of Alzheimer's disease. Int J Geriatr Psychiatry. 2010;25(7):732-8.
60. Caixeta L, Nitrini R. Subtipos clínicos da demência frontotemporal. Arq Neuropsiquiatr. 2001;59(3-A):577-81.
61. Vorspan F, Bertoux M, Brichant-Petitjean C, Dubois B, Lepine JP. Relapsing-remitting behavioural variant of frontotemporal dementia in a bipolar patient. Funct Neurol. 2012;27(3):193-6.
62. Kerstein AH, Schroeder RW, Baade LE, Lincoln J, Khan AY. Frontotemporal dementia mimicking bipolar disorder. J Psychiatr Pract. 2013;19(6):498-500.
63. Cerami C, Marcone A, Galimberti D, Villa C, Scarpini E, Cappa SF. From genotype to phenotype: two cases of genetic frontotemporal lobar

degeneration with premorbid bipolar disorder. J Alzheimers Disord. 2011;27(4):791-7.
64. Pavlovic A, Marley J, Sivakumar V. Development of frontotemporal dementia in a case of bipolar affective disorder: is there a link? BMJ Case Rep. 2011;2011:bcr0920103303.
65. Zhou J, Seeley WW. Network dysfunction in Alzheimer's disease and frontotemporal dementia: implications for psychiatry. Biol Psychiatry. 2014;75(7):565-73.
66. Khan BK, Yokoyama JS, Takada LT, Sha SJ, Rutherford NJ, Fong JC, et al. Atypical, slowly progressive behavioural variant frontotemporal dementia associated with C9ORF72 hexanucleotide expansion. J Neurol Neurosurg Psychiatry. 2012;83(4):358-64.
67. Meisler MH, Grant AE, Jones JM, Lenk GM, He F, Todd PK, et al. C9ORF72 expansion in a family with bipolar disorder. Bipolar Disord. 2013;15(3):326-32.
68. Floris G, Di Stefano F, Pisanu C, Chillotti C, Murru MR, Congiu D, et al. C9ORF72 repeat expansion and bipolar disorder: is there a link? No mutation detected in a Sardinian cohort of patients with bipolar disorder. Bipolar Disord. 2014;16(6):667-8.
69. Davies RR, Kipps CM, Mitchell J, Kril JJ, Halliday GM, Hodges JR. Progression in frontotemporal dementia: identifying a benign behavioral variant by magnetic resonance imaging. Arch Neurol. 2006;63(11):1627-31.
70. Kipps CM, Hodges JR, Hornberger M. Nonprogressive behavioural frontotemporal dementia: recent developments and clinical implications of the 'bvFTD phenocopy syndrome'. Curr Opin Neurol. 2010;23(6):628-32.
71. Dols A, Krudop W, Moller C, Shulman K, Sajatovic M, Pijnenburg YA. Late life bipolar disorder evolving into frontotemporal dementia mimic. Neuropsychiatr Dis Treat. 2016;12:2207-12.

AS VÁRIAS FACES E DISFARCES DO TRANSTORNO BIPOLAR NO CICLO VITAL

MOYSÉS CHAVES
LEONARDO CAIXETA

Raros trabalhos abordam o transtorno bipolar (TB) pela perspectiva da psicopatologia do desenvolvimento; portanto, ainda pouco se sabe sobre como os sintomas dessa doença se apresentam ao longo do tempo, em diferentes estágios do desenvolvimento humano.[1-3] Também pouco se sabe sobre como esses processos dinâmicos se desenrolam no contexto dos fatores de risco e de proteção particulares de cada etapa do ciclo da vida, assim como de que forma tratamentos tradicionais como a farmacoterapia e as terapêuticas adjuvantes, como a intervenção psicossocial, devem ser modificados para levar em consideração a idade, o estágio de desenvolvimento e a fase da doença. Além disso, se desconhece quais fatores modulam as respostas ao tratamento, e quais são os mecanismos pelos quais os tratamentos operam.

Essa abordagem é extremamente importante porque destaca a perspectiva da curva vital humana incorporada pelo campo da psicopatologia do desenvolvimento,[3,4] uma compreensão do modo de adaptar-se que não se limita à infância; ao contrário, atravessa todos os períodos do curso da vida. Por isso, este capítulo tenta ir além da visão baseada na edição atual do *Manual Diagnóstico e Estatístico de Transtornos Mentais* (DSM-5-TR), que encara o TB simplesmente como uma categoria cujo início varia ao longo das faixas etárias, para considerar como os sintomas bipolares surgem e assumem diferentes disfarces ao longo da curva vital, no contexto de diferentes fatores de risco e de proteção, nos domínios do desenvolvimento social, emocional, cognitivo ou biológico.

O TB talvez represente o maior desafio da psiquiatria moderna, pois, de um lado, gera incalculável impacto em todas as fases da vida, implicando altíssima morbidade e reduzindo a expectativa de vida de alguns pacientes, tanto de forma direta (por ser um dos maiores responsáveis pelas taxas de suicídio mundo afora) quanto indireta (com doenças e ocorrências associadas, como acidentes, homicídios, etc.); de outro lado, constitui uma das condições mais subdiagnosticadas de toda a psiquiatria, um dado paradoxal quando confrontado com toda a importância desse transtorno. Em outras palavras, o TB constitui um transtorno mental importante e potencialmente grave, mas frequentemente subdiagnosticado em todas as fases da vida.[5,6]

Os prejuízos econômicos causados pela doença abrangem custos diretos com tratamento e custos indiretos relacionados à mortalidade, à morbidade e à perda de produtividade, de forma semelhante ao que geralmente acontece em outras doenças crônicas. O diagnóstico incorreto aumenta esses custos, levando a gastos desnecessários com tratamentos ineficazes.

O TB é uma doença crônica, debilitante e com forte agregação familiar, caracterizada por oscilações do humor e dos níveis de energia e atividade do paciente entre episódios maníacos, hipomaníacos, depressivos e mistos.[7] O TB tem distribuição universal, incide em qualquer fase da vida e em qualquer gênero ou etnia, representando, portanto, um problema de saúde pública. O pico de início da doença se dá entre 15 e 19 anos de idade, com um intervalo médio de cinco a dez anos entre o início dos sintomas e o tratamento, sendo que 35% a 50% dos primeiros episódios bipolares são depressivos.[8] Desse modo, os indivíduos que desenvolvem o TB são frequentemente atingidos durante seus anos de formação e quando estão mais vulneráveis. O TB sem tratamento resulta em episódios mais frequentes, mais graves e com ciclagem mais rápida, o que torna o tratamento menos efetivo.[9]

O diagnóstico do TB pode ser mais fácil e rápido em alguns pacientes, especialmente naqueles que apresentam episódios maníacos típicos, muitas vezes com sintomas psicóticos e agitação psicomotora. Entretanto, essa não é a apresentação mais comum da doença, e o diagnóstico torna-se menos intuitivo principalmente em pacientes com TB tipo II, porque estes geralmente procuram ajuda quando em quadros depressivos graves e têm dificuldade em reconhecer quadros hipomaníacos prévios como patológicos. De fato, há um falseamento retrospectivo, e muitos pacientes encaram a investigação dos sintomas de hipomania como se referindo a períodos em que estavam eutímicos.[6]

Grande parte dos pacientes bipolares é atendida durante episódios depressivos ou mesmo em quadros prodrômicos, quando não há sintomas suficientes para fechar o diagnóstico como requerido por sistemas classificatórios como o DSM-5-TR, por exemplo. Tais pacientes podem receber diagnósticos incorretos, principalmente de transtornos depressivos, transtornos psicóticos, transtorno do déficit de atenção com hiperatividade (TDAH), transtorno da personalidade *borderline* (TPB), transtornos relacionados ao uso de álcool e de outras substâncias psicoativas, dentre outros.[10]

O diagnóstico incorreto do TB traz diversos prejuízos, como atraso na implementação da terapêutica adequada, iatrogenias, aumento de custos devido a gastos desnecessários com tratamentos ineficazes, episódios mais frequentes, mais graves e com mais ciclagem rápida. Se, por qualquer motivo, o paciente for submetido a um tratamento ineficaz, isso abrirá caminho para complicações como refratariedade, déficits cognitivos irreversíveis e sintomas psicóticos crônicos.[11]

Neste capítulo serão descritas as apresentações não usuais do TB ("disfarces clínicos" ou fenocópias) ao longo do ciclo da vida e suas implicações para o diagnóstico diferencial e o prognóstico. Os autores desse capítulo defendem a posição de que o diagnóstico do TB deve ser assimilado como era o de neurossífilis no final do século XIX: como uma doença capaz de "imitar" inúmeros outros transtornos psiquiátricos ou mesmo neurológicos, daí sua alcunha de "a grande imitadora".[12]

APRESENTAÇÕES DO TRANSTORNO BIPOLAR NO CICLO VITAL

O TB pode se apresentar por meio de uma grande variedade de síndromes e diagnósticos ao longo da vida do indivíduo, mostrando-se como um verdadeiro "camaleão", uma vez que seus sintomas podem mimetizar outros transtornos psiquiátricos e até mesmo doenças neurológicas ou clínicas. Por essa razão, é importante que o psiquiatra esteja atento aos "disfarces" do TB, pois a demora no correto diagnóstico pode implicar desfechos negativos graves para o paciente e seu entorno.

A **Figura 7.1** apresenta a trajetória do TB emergente em filhos de indivíduos bipolares, que apresentam alto risco para a doença.

Nos **Quadros 7.1** e **7.2** são apresentados, respectivamente, as síndromes psiquiátricas e os desfechos negativos ligados ao TB ao longo do ciclo de vida.

O TB é uma doença extremamente heterogênea. Durante seu curso no ciclo vital, pode haver antecedentes inespecíficos na infância, e a heterogeneidade do transtorno pode influenciar a trajetória da doença. Atualmente está bem evidente que os diagnósticos psiquiátricos são fluidos e dinâmicos em jovens, não podendo ser considerados como estágios terminais ou distúrbios estáticos e estáveis. Síndromes bastante precoces devem ser vistas como possíveis estações intermediárias no caminho para destinos diferentes. Alguns modelos de estadiamento (**Figura 7.2**) consideram a heterogeneidade do TB com base na evidência de que pode haver sobreposição, bem como diferenças importantes, na fisiopatologia, evolução, resposta ao tratamento e prognóstico entre subtipos da doença.[1]

Essencialmente, o modelo integrado proposto na **Figura 7.2** destaca a herdabilidade muito alta do TB, bem como a probabilidade de uma história familiar confirmada esclarecer e oferecer contexto para síndromes de risco precoces (que seriam inespecíficas se não tivessem esse contexto). O modelo também incorpora as evidências – bastante replicadas – de que síndromes de risco na infância (ansiedade e sono) preveem transtornos do humor subsequentes em jovens de alto risco, e que transtornos do neurodesenvolvimento predizem mais a ocorrência de transtornos

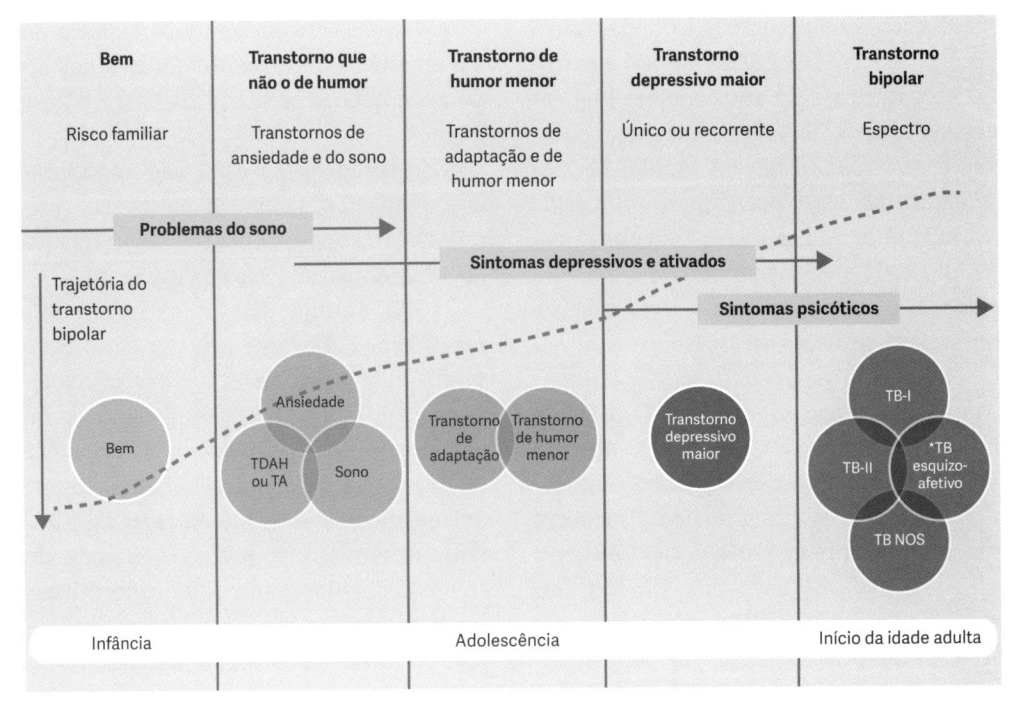

> **FIGURA 7.1**
> TRAJETÓRIA DO TRANSTORNO BIPOLAR EMERGENTE EM FILHOS DE INDIVÍDUOS BIPOLARES, QUE APRESENTAM ALTO RISCO PARA A DOENÇA.
> **a.** (ADHD) TDAH, transtorno do déficit de atenção com hiperatividade; (LD) TA, transtorno da aprendizagem; NOS, não especificado de outra forma. **b.** Somente descendentes de indivíduos não responsivos ao lítio.
> **Fonte:** Duffy e colaboradores.[4]

QUADRO 7.1
SÍNDROMES PSIQUIÁTRICAS ASSOCIADAS AO TRANSTORNO BIPOLAR AO LONGO DO CICLO DE VIDA

INFÂNCIA	
▪ Transtorno de oposição desafiante (TOD) ▪ Transtorno do déficit de atenção com hiperatividade (TDAH)	▪ Transtornos da aprendizagem ▪ Transtorno da conduta ▪ Depressão

ADOLESCÊNCIA	
▪ Transtorno do déficit de atenção com hiperatividade (TDAH) ▪ Transtornos da aprendizagem	▪ Transtornos alimentares ▪ Uso, abuso e dependência de drogas

QUADRO 7.1
SÍNDROMES PSIQUIÁTRICAS ASSOCIADAS AO TRANSTORNO BIPOLAR AO LONGO DO CICLO DE VIDA

- Depressão
- Transtornos de ansiedade
- Transtorno do controle de impulsos
- Transtorno da personalidade *borderline*

ADULTO JOVEM

- Depressão
- Transtornos de ansiedade
- Uso, abuso e dependência de drogas
- Transtorno do controle de impulsos
- Parafilias

MEIA-IDADE

- Transtorno neurocognitivo menor
- Transtornos do sono
- Depressão
- Transtornos de ansiedade
- Transtorno do controle de impulsos
- Síndrome de Diógenes (colecionismo e perda do asseio)
- Uso, abuso e dependência de drogas

VELHICE

- Transtorno neurocognitivo menor
- Transtorno neurocognitivo maior
- Depressão
- Transtornos de ansiedade
- Uso, abuso e dependência de drogas

QUADRO 7.2
DESFECHOS NEGATIVOS ASSOCIADOS AO TRANSTORNO BIPOLAR AO LONGO DO CICLO DE VIDA

INFÂNCIA

- Absenteísmo e dificuldades escolares
- *Bullying* e exclusão social
- Acidentes
- Suicídio

ADOLESCÊNCIA

- *Bullying* e exclusão social
- Uso e abuso e dependência de drogas
- Absenteísmo e dificuldades escolares
- Acidentes
- Suicídio

ADULTO JOVEM

- Suicídio
- *Burnout*
- Problemas médicos em consequência ou indiretamente relacionados

→

QUADRO 7.2
DESFECHOS NEGATIVOS ASSOCIADOS AO TRANSTORNO BIPOLAR AO LONGO DO CICLO DE VIDA

- Acidentes de trânsito
- Má adaptação em diversos cenários (trabalho, família, sociedade)
- Prostituição
- Problemas legais

ao transtorno bipolar (síndrome metabólica, automedicação, câncer, doenças autoimunes)
- Uso e abuso e dependência de drogas

MEIA-IDADE

- Suicídio
- *Burnout*
- Acidentes de trânsito
- Abuso e dependência de drogas
- Má adaptação em diversos cenários (trabalho, família, sociedade)
- Problemas legais

- Aposentadoria precoce
- Morte precoce
- Problemas médicos em consequência ou indiretamente relacionados ao transtorno bipolar (síndrome metabólica, hipertensão não controlada, automedicação)

VELHICE

- Suicídio
- Menor qualidade de vida
- Dor
- Problemas médicos em consequência ou indiretamente relacionados ao

transtorno bipolar (síndrome metabólica, hipertensão não controlada, automedicação)
- Morte precoce

do espectro psicótico. Além disso, há evidência bem estabelecida de que o TB geralmente se inicia anos antes do primeiro episódio de ativação, como depressão maior.[1]

DISFARCES DO TRANSTORNO BIPOLAR NO CICLO VITAL

DEPRESSÃO UNIPOLAR

A formação psiquiátrica atual infelizmente favorece o diagnóstico de depressão unipolar em detrimento do de depressão bipolar, atrasando em décadas o diagnóstico do TB nos pacientes, bem como o início do tratamento específico com estabilizadores do humor e antipsicóticos atípicos. O uso de antidepressivos nesses casos pode piorar o prognóstico, agravar a doença, precipitar condutas suicidas e desestabilizar o humor.

Um exercício clínico-diagnóstico certamente indispensável a ser feito ao atender pacientes deprimidos é considerar que pode ter havido quadros prévios de hipomania/mania, o que muda o diagnóstico, o prognóstico e o tratamento. Os transtornos depressivos são consistentemente

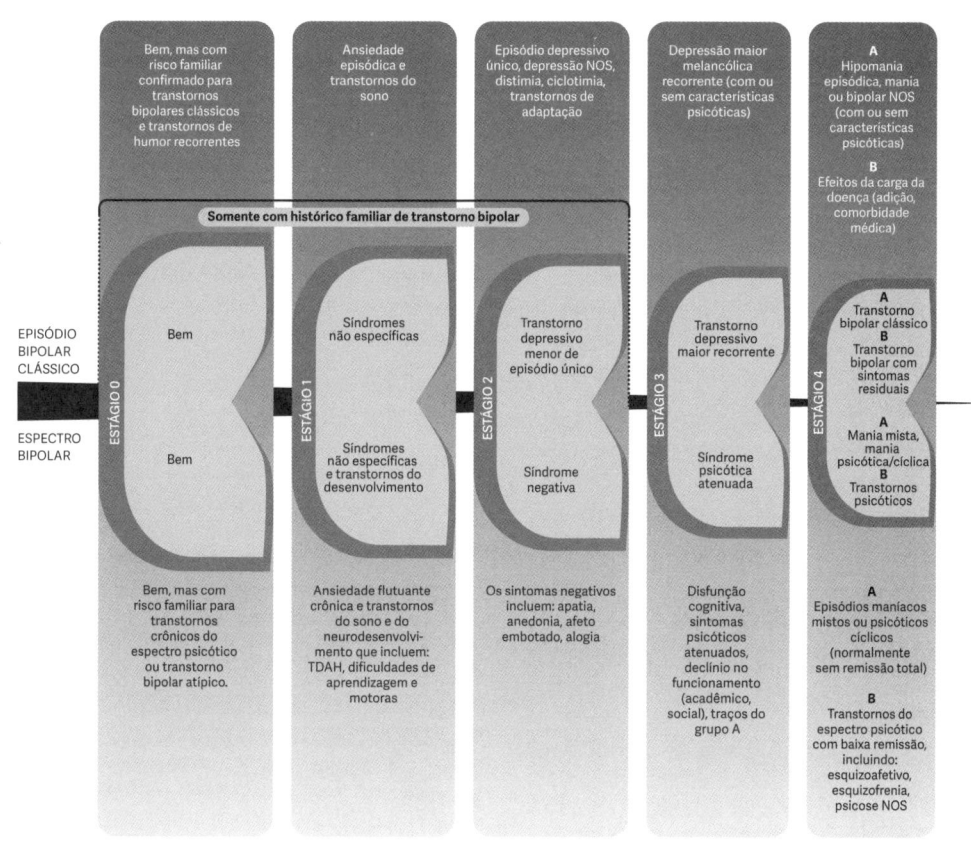

▶ **FIGURA 7.2**
MODELO DE ESTADIAMENTO CLÍNICO INTEGRATIVO PARA TRANSTORNO BIPOLAR.
TDAH, transtorno de déficit de atenção/hiperatividade; NOS, não especificado de outra forma.
Fonte: Duffy.[1]

apontados na literatura como o diagnóstico inicial mais comum em pacientes bipolares.[13] Isso ocorre sobretudo porque os pacientes com TB passam a maior parte de suas vidas com sintomas depressivos e mistos, e, raramente, em hipomania ou mania pura. O clínico, ao abordar qualquer depressão, deve sempre contemplar a possibilidade de que a síndrome mais visível possa esconder sua face bipolar por décadas – uma espécie de fenômeno da ponta do *iceberg* (**Figura 7.3**).

Uma possível causa desta alta taxa de erros diagnósticos seria a dificuldade do clínico (psiquiatra ou não) em identificar sintomas hipomaníacos de menor duração (< 4 dias) ou mais leves, não percebidos como patológicos. Além disso, muitos pacientes bipolares deprimidos que procuram o psiquiatra ainda não tiveram, de fato, hipomania ou mania. Nesses casos, a investigação de familiares de primeiro grau com TB pode ser importante para o diagnóstico, por ser um dos fatores de risco mais rele-

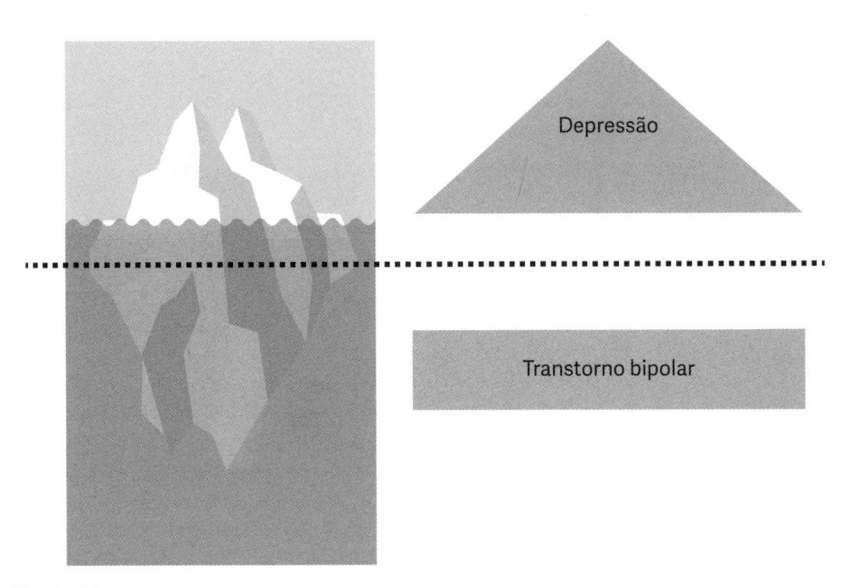

> **FIGURA 7.3**
A DEPRESSÃO É A SÍNDROME MAIS APARENTE DO TRANSTORNO BIPOLAR AO LONGO DA VIDA – UMA METÁFORA DA PONTA DO *ICEBERG* –, MAS ESCONDE A GRANDE COMPLEXIDADE E EXTENSÃO DO TRANSTORNO BIPOLAR, ÀS VEZES MANTIDO "SUBMERSO" E INVISÍVEL AO OLHO CLÍNICO DESPREPARADO POR DÉCADAS.

vantes.[14] Outro fator que pode contribuir para o erro diagnóstico é a dificuldade que certos pacientes cronicamente deprimidos possuem de identificar retrospectivamente sintomas de polaridade oposta ("minha vida sempre foi ruim, nunca prestou") ou acreditar que sintomas hipomaníacos eram parte de períodos de eutimia.

Há determinadas características na depressão que elevam o grau de suspeita de uma depressão bipolar:

- Presença de sintomas mistos, mesmo que não sejam suficientes para fechar o diagnóstico de TB;
- Presença de disforia ou hiper-reatividade do humor;
- História familiar de TB;
- Sintomas de ativação induzidos por uso de antidepressivos;
- Início precoce;
- Gravidade, incapacitação e sintomas psicóticos;
- Piora puerperal, principalmente com sintomas psicóticos e risco de suicídio e filicídio;
- Resistência/refratariedade ou até mesmo piora clínica com tratamento utilizando antidepressivos.

Não se sabe quando a mania/hipomania vai aparecer. Por isso, deve-se investigar completamente cada paciente que esteja deprimido, mesmo que o diagnóstico de TB tenha sido descartado reiteradas vezes. Diante da complexidade das apresentações e da evolução do TB, deve-se entender que errar o diagnóstico não é um problema, considerando que o clínico mantenha em mente que está no caminho em busca do acerto.

TRANSTORNO DO DÉFICIT DE ATENÇÃO COM HIPERATIVIDADE

O diagnóstico diferencial entre TDAH e TB é de extrema importância, principalmente na infância e na adolescência. Um diagnóstico correto e precoce permite um tratamento adequado e com menor chance de desenvolvimento de comorbidades. Não se trata de uma tarefa fácil, pois ambos os transtornos têm muitos sintomas em comum, tais como aumento de atividades, impulsividade e aumento do fluxo da fala. Prejuízos podem ser gerados tanto pelo diagnóstico incorreto – com consequente negligência ao tratamento – quanto pelo não reconhecimento de indivíduos portadores de comorbidade.[15]

É possível exemplificar o primeiro caso como um paciente fictício de 10 anos de idade que apresenta energia excessiva para atividades, distratibilidade, aumento do fluxo da fala, queixas de indisciplina na escola e baixo rendimento nas avaliações de aprendizado. Como o TDAH é, de fato, mais frequente (e mais difundido nos meios de comunicação) do que o TB, crianças com essa apresentação são frequentemente encaminhadas à avaliação psiquiátrica com essa hipótese diagnóstica. Já é muito conhecido, contudo, que o TB pode iniciar na infância,[16] com diversos sintomas superpostos ao TDAH. Submeter uma criança bipolar a tratamento com psicoestimulantes frequentemente levará ao agravamento do quadro, com agitação psicomotora, auto e heteroagressividade, desinibição sexual, psicose, ciclagem rápida e, inclusive, desencadeamento de episódios depressivos após a cessação do uso.[17]

Por outro lado, um paciente com TDAH identificado erroneamente como TB será prejudicado pelo uso de estabilizadores do humor e antipsicóticos atípicos pela ausência de melhora específica sobre a atenção e a hiperatividade. De forma ainda mais negativa, o paciente será afetado pelos possíveis efeitos deletérios cognitivos desses medicamentos sobre a atenção, a memória e o raciocínio, e pelos efeitos cardiovasculares e metabólicos, principalmente quando usados em altas doses. A eventual melhora da hiperatividade/impulsividade será inespecífica e inadequada, expondo a criança à possibilidade de efeitos colaterais de longo prazo, inclusive neurológicos (p. ex., discinesia tardia).[18]

Há uma terceira configuração possível e que não é rara: a comorbidade. Pacientes bipolares adequadamente tratados e estáveis podem manter um estado basal de distratibilidade, aumento da fala e desatenção. Uma história longitudinal cuidadosa e competente pode esclarecer que não se trata de sintomas residuais, e sim de um TDAH comórbido não tratado. O uso criterioso de psicoestimulantes pode esclarecer a dúvida. Crianças hiperativas e bipolares constituem desafios na clínica diária, mas o refinamento diagnóstico, por meio de uma anamnese detalhada, é a melhor possibilidade para reduzir erros e melhorar a qualidade de vida dos pacientes.[19]

TRANSTORNOS PSICÓTICOS

De fato, pode não ser possível diferenciar, apenas clinicamente, pacientes bipolares que iniciam o quadro com psicose daqueles que se encontram em um primeiro surto psicótico de esquizofrenia.[20]

Essa questão foi extensamente estudada por Kraepelin (1856-1926), cuja contribuição fundamental foi propor a distinção entre a "psicose maníaco-depressiva" (PMD), que hoje corresponderia ao TB tipo I, e a "demência precoce", mais tarde denominada esquizofrenia.[21] A diferenciação entre os dois quadros psicóticos dependeria do curso clínico e do prognóstico, mais favorável na PMD. Ainda hoje esse entendimento influencia as classificações psiquiátricas, especialmente no estudo da evolução do TB ao longo da vida.[8]

Muitos pacientes bipolares são erroneamente diagnosticados como portadores de transtornos psicóticos primários, já que sintomas como delírios, alucinações e desorganização do comportamento são relativamente comuns em episódios graves de mania, de depressão ou mistos. Episódios depressivos podem ser muito semelhantes aos de pacientes esquizofrênicos com sintomatologia predominantemente negativa (p. ex., apatia, isolamento social, redução da energia). Não se deve esquecer, ainda, que pode haver episódios depressivos na esquizofrenia.[22]

Apesar dessa sobreposição descrita, há diferenças que ajudam a fazer o diagnóstico correto. Uma delas é o tipo de sintomas mais comuns na abertura do quadro. Deve-se lembrar que o TB é um transtorno do humor e começa com episódios de depressão ou mania, sem necessariamente haver sintomas psicóticos. A esquizofrenia, pelo contrário, apenas será diagnosticada quando a perda do juízo crítico da realidade e a sintomatologia que dela decorre forem os elementos psicopatológicos predominantes em todo o percurso da doença. Mesmo nos quadros psicóticos do TB, os sintomas tendem a ser congruentes com o humor do episódio atual, como delírios de grandiosidade ou alucinações auditivas com vozes de comando para autoextermínio.

Deve-se levar em consideração, contudo, que essas regras não são estanques, uma vez que é possível encontrar pacientes em surtos psicóticos agudos com sintomas bizarros, mas que, na evolução, apresentarão recorrência predominante de alterações de humor, e outros que apresentam quadro aparentemente timopático, mas que degeneram-se em psicoses amplamente desorganizadas, por vezes irreversíveis. Como é regra na psiquiatria, a apresentação clínica do indivíduo não é suficiente para garantir um diagnóstico preciso, e uma anamnese cuidadosa pode revelar dados preciosos para o entendimento psicopatológico. Diante de um paciente agudamente psicótico, uma história pré-mórbida de retraimento social crônico, déficit de aprendizado e comportamentos bizarros com piora progressiva induzirá ao diagnóstico da fase prodrômica de um transtorno psicótico. Por sua vez, um cenário prévio de oscilações de humor, impulsividade e hiperatividade, com funcionamento global menos prejudicado, deverá levantar suspeita de TB.[23]

TRANSTORNOS DE ANSIEDADE

O diagnóstico frequente de TB com transtornos de ansiedade pode estar relacionado à sua alta comorbidade, que às vezes pode afetar mais de 50% dos pacientes.[24] Sintomas ansiosos podem preceder o início do TB, existir em comorbidade com ele e até mesmo continuar como quadro residual, aumentando a disfunção psicossocial, o abuso de substâncias psicoativas e o risco de suicídio, além de servir como gatilho para recaídas de depressão ou mania/hipomania. Na verdade, os indivíduos que sofrem de TB estão em maior risco de desenvolver transtornos variados de ansiedade do que a população em geral, em particular transtorno de pânico (entre 11 e 37%), fobia social (entre 0 e 47%), transtorno de estresse pós-traumático (TEPT; entre 7 e 40%) ou transtorno de ansiedade generalizada (TAG; entre 6 e 32%).[25]

Além disso, algumas das características da ansiedade e da hipomania/mania podem se sobrepor. Nos dois casos, os pacientes podem relatar taquipsiquismo, inquietação, déficits atencionais, aumento do fluxo da fala e distúrbios do sono. Como em outros transtornos comórbidos, o diagnóstico torna-se especialmente difícil em quadros prodrômicos de hipomania. Um paciente bipolar, mesmo satisfatoriamente tratado, pode, de fato, manter um estado residual de aumento de energia que não seja suficiente para fechar o diagnóstico de hipomania, mas que o mantenha subjetivamente ansioso – e sofrendo por isso.

Também não se pode esquecer que as próprias mudanças de humor, e as consequências biológicas, psíquicas e sociais a elas relacionadas, constituem estressores endógenos que colaboram como elementos para desencadear ou perpetuar uma ansiedade crônica que, de modo recíproco e análogo, constitui diátese para novas oscilações de humor, principalmente em resposta a eventos vitais estressantes. Desse modo, o bipolar ansioso encontra-se em um ciclo deletério que só pode ser quebrado por uma abordagem incisiva sobre ambas as condições. É nessa perspectiva que há pacientes para os quais se deve equiparar a importância dos tratamentos ansiolítico e de estabilização do humor. Benzodiazepínicos de longa duração com menor efeito sedativo são opções a serem consideradas. O uso desses fármacos torna-se limitado, entretanto, quando há comorbidade com transtornos por uso de álcool e de substâncias.

A coocorrência de um transtorno de ansiedade leva a um desafio particularmente difícil, uma vez que a medicação antidepressiva pode alterar adversamente o curso do TB. Assim, o plano de tratamento precisa equilibrar os potenciais benefícios e danos da administração desses medicamentos.

TRANSTORNO DA PERSONALIDADE *BORDERLINE*

Um dos diagnósticos diferenciais mais importantes e difíceis do TB é com o TPB. A relação entre eles é muito debatida, sendo alvo de discussão, inclusive, se são condições independentes ou interdependentes. Alguns autores defendem que o TPB pode ser entendido dentro de um *continuum* do TB, ampliando a noção já consagrada do espectro bipolar. Existem, entretanto, aspectos que podem ajudar nesse esclarecimento (**Tabela 7.1**).

Uma revisão de estudos que examina essa comorbidade revelou que 10% dos indivíduos com TPB também apresentam diagnóstico de TB tipo II; do outro lado, 20% daqueles com TB apresentam diagnóstico de TPB.[26]

Ambas as condições psiquiátricas podem compartilhar características clínicas, como estados de humor alterados, oscilações e instabilidade do humor, hiper-rea-

TABELA 7.1
DIFERENÇAS ENTRE TRANSTORNO BIPOLAR TIPO II
E TRANSTORNO DA PERSONALIDADE *BORDERLINE*

CARACTERÍSTICA	TRANSTORNO BIPOLAR TIPO II	TRANSTORNO DA PERSONALIDADE *BORDERLINE*
Herdabilidade	Mais provável que haja um familiar de primeiro grau com TB (especialmente tipo II)	Mais comum que haja um familiar de primeiro grau com transtornos do controle dos impulsos (personalidade antissocial e abuso de substâncias)
Idade de início	Predominantemente no fim da adolescência, mas pode ocorrer em qualquer fase da vida	É difícil estabelecer um início específico; pode haver dificuldades emocionais desde a infância.
Mudanças de humor	Mais frequentemente espontâneas (mas podem ser reacionais)	Frequentemente relacionadas a interações interpessoais (p. ex., sensação de abandono)
História de abuso sexual na infância	Menor probabilidade	Maior probabilidade
Abuso físico ou psicológico	Menor probabilidade	Maior probabilidade
Relacionamentos parentais precoces	História incomum de pais distantes ou negligentes	Relato comum de pais distantes, memórias de rejeição
Despersonalização na infância	Incomum	Comum
Sintomas psicóticos	Ausentes na hipomania, possíveis em depressão grave	Sintomas psicóticos transitórios são comuns, principalmente sob estresse intenso
Fenomenologia dos estados de excitação	Grandiosidade, euforia (ou irritabilidade) e ansiedade	Euforia rara ou muito breve
Sintomas depressivos	Geralmente melancólicos	Geralmente não melancólicos
Instabilidade afetiva	▪ Gravidade: menor ▪ Qualidade: eutimia para depressão ou elação	▪ Gravidade: alta ▪ Qualidade: eutimia para ansiedade ou irritabilidade

→

TABELA 7.1
DIFERENÇAS ENTRE TRANSTORNO BIPOLAR TIPO II
E TRANSTORNO DA PERSONALIDADE *BORDERLINE*

CARACTERÍSTICA	TRANSTORNO BIPOLAR TIPO II	TRANSTORNO DA PERSONALIDADE *BORDERLINE*
	▪ Gatilhos: predominantemente autônomos	▪ Gatilhos: predominantemente interpessoais
Regulação emocional	Estratégias desadaptativas menos graves; estratégias adaptativas prejudicadas	Estratégias desadaptativas mais graves; estratégias adaptativas superiores
Automutilação	Menos frequente	Mais frequente
Déficits neuropsicológicos	Na eutimia e durante os episódios, atenção mantida e déficits principalmente nas funções executivas e na atenção sustentada	Menos evidentes
Impulsividade	Na hipomania	Independente do humor
Personalidade	Sem traços específicos	Sensibilidade à crítica e à rejeição
Cognição social	Falhas na teoria da mente relacionadas ao estado do humor	Falhas na mentalização
Relacionamentos	Podem ser estáveis e com menos comportamento evitativo por medo de rejeição	Dificuldades marcantes; comportamento evitativo por medo de rejeição.
Autoidentidade	Afetada durante os episódios, mais estável na eutimia	Sentimentos dolorosos de incoerência de identidade
Prognóstico	Sem remissão, tendência a piorar com a idade	Tende a melhorar com a idade
Resposta ao tratamento farmacológico	Satisfatória com estabilizadores do humor e antipsicóticos atípicos	Ruim e inespecífica

Fonte: Adaptado de Bayer e colaboradores.[27]

tividade emocional, automutilação, comportamento suicida e evidente impulsividade com comportamentos de desinibição sexual, gastos excessivos e abuso de álcool e drogas. Períodos de instabilidade afetiva no TPB podem se assemelhar à hipomania, enquanto sintomas residuais entre os episódios do TB também podem se tornar fatores de confusão diagnóstica.

TRANSTORNOS ADITIVOS POR USO DE SUBSTÂNCIAS E OUTROS

Comportamentos aditivos, associados ou não a substâncias químicas, muito frequentemente podem constituir a síndrome de apresentação inicial do TB, ou mesmo integrar o complexo fenótipo do TB em qualquer fase do ciclo vital. Dentro de uma visão de classificação categórica (p. ex., DSM-5-TR), os transtornos mentais geralmente são acompanhados por expressões sintomáticas muito diferentes (afetivas, comportamentais, cognitivas, de abuso de substâncias, de traços de personalidade). Quando um transtorno mental como o TB se apresenta em associação com transtornos aditivos, seja concomitante ou sequencialmente ao longo da vida, essa condição clínica é chamada de patologia dual.

A comorbidade com uso abusivo ou dependência de substâncias psicoativas complica qualquer transtorno psiquiátrico, tanto em relação ao diagnóstico e tratamento quanto ao prognóstico. De acordo com o National Epidemiologic Survey on Alcohol and Related Conditions (NESARC), pesquisa realizada com mais de 43.000 pessoas, pacientes com TB apresentaram um risco significativamente maior (40%) de dependência química em comparação com a população geral. As substâncias mais usadas por essa parcela de pacientes foram álcool, *cannabis*, anfetaminas e cocaína.[28]

Um ponto fundamental nesse estudo é que ele fez uma distinção entre transtornos do humor induzidos ou não por substâncias. A impulsividade e o envolvimento em atividades de risco são comuns nos pacientes bipolares.[29] Estes podem não ser diagnosticados precocemente por serem, em geral, levados ao atendimento psiquiátrico para o tratamento dos problemas relacionados ao uso de álcool/drogas, acobertando a doença de base, que seria o TB.

É particularmente desafiador firmar um diagnóstico de TB em pacientes com uso frequente de substâncias estimulantes (p. ex., cocaína, crack e anfetaminas), tanto pelo quadro maniforme durante a intoxicação aguda quanto pelos sintomas depressivos que podem ocorrer no período de abstinência. Outro ponto de intersecção diagnóstica é o fato de que as oscilações de humor e de energia, até antes de serem suficientes para fechar qualquer diagnóstico, podem operar como gatilhos para recaídas, mesmo que por mecanismos diversos – a impulsividade na mania/hipomania (ou mesmo na eutimia) e a busca de alívio em momentos de hipotimia e ansiedade. Essa imbricação pode resultar em um subdiagnóstico de TB nesses casos, como mostrou um estudo que indicou uma taxa de 50% de diagnósticos perdidos nessa população.[30]

Vários comportamentos patológicos (p. ex., dependência de internet, jogo compulsivo) também podem se tornar transtornos aditivos não relacionados a substâncias ou, ainda, constituir patologia dual quando associados ao TB.

TRANSTORNO NEUROCOGNITIVO MAIOR

Pacientes que apresentam um primeiro episódio de mania ou de depressão na velhice (o chamado transtorno bipolar tipo VI de Akiskal) podem ser inicialmente diagnosticados com um transtorno neurocognitivo maior ou com demência. Colabora para a confusão diagnóstica o fato bem conhecido atualmente de que o TB representa um fator de risco para demência.[31] Nesse sentido, a taxa de pacientes bipolares com demência, de 60 anos de idade ou mais, varia entre 4 e 19%, dependendo do estudo.[32] De acordo com uma metanálise, o risco de desenvolver demência em pacientes com distúrbios bipolar ou unipolar aumenta em 6% a cada episódio de humor que requeira hospitalização.[33]

Entre pacientes bipolares mais velhos, aqueles com início precoce da doença apresentam maior risco de distúrbios cognitivos no final da vida. Nesse grupo, dentre os fatores preditivos, os mais importantes são o nível de educação e a idade de início do último episódio maníaco ou hipomaníaco.[34]

Um estudo realizado por nosso grupo em Goiânia[35] com 130 pacientes bipolares, sob a orientação de um dos autores (Caixeta), apontou que os principais tipos de demência associados ao TB foram a degeneração corticobasal e a degeneração lobar frontotemporal, principalmente em portadores do TB tipo I. Pacientes com a chamada variante comportamental da demência frontotemporal (vcDFT) podem ser diagnosticados erroneamente por apresentarem quadros de apatia e desinibição, características comuns de depressão e de mania, respectivamente.[36]

CASO CLÍNICO

Como exercício diagnóstico, é apresentado o caso do paciente Otto (nome fictício) no Quadro 7.3.

QUADRO 7.3
CASO CLÍNICO – PACIENTE OTTO

Otto, 43 anos de idade, divorciado, dois filhos, engenheiro mecatrônico, atualmente em eutimia. O primeiro episódio de humor ocorreu aos 11 anos, quando exibiu um episódio depressivo grave com ideação suicida aparentemente relacionado a estressores sociais: fora impedido de fazer educação física, disciplina que mais gostava, devido a episódios frequentes de taquiarritmia (síndrome de Wolff-Parkinson-White). Mesmo após a correção da cardiopatia, os episódios depressivos se repetiram com frequência aproximadamente anual, culminando com a primeira tentativa de suicídio aos 16 anos, no período em que iniciava os estudos na universidade.

As primeiras fases hipomaníacas ocorreram aos 20 anos, e episódios maníacos e mistos – com ou sem sintomas psicóticos – sucederam-se nos anos subsequentes. Apesar do transtorno do humor grave, Otto conseguiu concluir a faculdade com dificuldades, seguindo uma vida profissional e conjugal com sofrimento significativo, devido, em parte, ao seu diagnóstico de TB ter sido tardio (aos 26 anos) e, também, por conta do tratamento inadequado (principalmente por baixa aderência e automedicação).

QUADRO 7.3
CASO CLÍNICO – PACIENTE OTTO

Otto tornou-se paciente de um dos autores (Chaves) há dois anos, em sua primeira internação – justificada por um episódio depressivo grave com alto risco suicida associado a sintomas ansiosos intensos. Naquele momento, estava em uso de quetiapina (450 mg), lamotrigina (200 mg), carbonato de lítio (900 mg) e divalproato (1500 mg). A ansiedade se mostrava tão exuberante que, em pouco tempo, ficou evidente que não havia, de fato, intenção suicida, mas sim uma vivência fóbica que o paciente descrevia como medo de perder o controle e atentar contra a própria vida.

DISCUSSÃO

Considerando-se a importância da ansiedade no quadro geral do paciente, a estratégia durante a internação foi reduzir cuidadosamente os medicamentos que poderiam estar atuando como ativadores do humor (como a lamotrigina), substituindo-a por um benzodiazepínico ansiolítico potente (lorazepan, 6 mg/dia). O paciente teve melhora satisfatória e recebeu alta após 21 dias de internação.

Após a alta, Otto tem sido acompanhado ambulatorialmente ao menos uma vez por mês. A partir da evidência de que a ansiedade constituía uma base temperamental, oferecendo uma matriz para a eclosão e perpetuação de um aparente TB, passou-se a investigar os fatores que poderiam, semelhantemente, interferir na apresentação clínica do paciente.

É importante ressaltar que, em mais de uma oportunidade no passado, o paciente recebeu vários diagnósticos diferentes, oferecidos por diferentes médicos (especialistas ou não), a depender da fenomenologia predominante em cada época de sua vida: foi diagnosticado com TDAH na infância; com depressão também na infância; com uso abusivo de substâncias (maconha e álcool) na adolescência; com TAG na juventude e, finalmente – ainda que tardiamente –, recebeu o diagnóstico correto e definitivo de TB aos 26 anos. Infelizmente, recebeu tratamentos inadequados com antidepressivos (medicamentos contraindicados do TB) em diversos momentos, sempre com piora e agravamento de seus sintomas, além de aceleração do curso da doença.

Propomos que o diagnóstico de um paciente bipolar específico – que se apresenta ao psiquiatra em um corte transversal de sua curva vital – será mais preciso quando forem avaliados e considerados fatores diversos, de maneira dimensional. Em uma avaliação baseada em um diagnóstico estritamente categorial, o mesmo paciente, submetido a duas ou mais consultas por psiquiatras diferentes e em distintos momentos de sua curva vital, poderia eventualmente receber diagnósticos variados e não coincidentes.

CONSIDERAÇÕES FINAIS

Não seria exagero considerar que as dificuldades semiológicas e, consequentemente, os erros diagnósticos associados ao TB podem representar um problema de saúde pública na atualidade. Isso pode ser considerado não apenas pela mortalidade direta por suicídio e pelas comorbidades clínicas associadas, que reduzem a expectativa de vida de alguns pacientes com TB,[5] mas também pela redução da qualidade de vida e o seu impacto sociofuncional em um paciente que permanece sintomático. Mais do que isso, o paciente estaria exposto a iatrogenias – como o uso crônico/dependência de benzodiazepínicos ou psicoestimulantes e o uso inadequado de antidepressivos – que manteriam seu humor instável por longos períodos.

É importante considerar que quando o clínico se atém exclusivamente a critérios diagnósticos predominantemente categoriais (como o DSM-5-TR e a *Classificação Internacional de Doenças* [CID-11]), pode-se incorrer em erro diagnóstico, uma vez que um mesmo paciente bipolar pode apresentar-se com fenomenologias diversas em um curto espaço de tempo, e, principalmente, ao longo de seu ciclo vital.

Como na era da sífilis, em que os psiquiatras eram orientados a pensar "sifiliticamente" (tal era a importância da doença no cenário dos transtornos mentais à época), sugere-se que o psiquiatra moderno adote uma postura semelhante, considerando sempre a possibilidade do TB mesmo diante de fenótipos diversos, lembrando que essa doença pode se apresentar com variados disfarces ao longo da vida.

Assim, uma perspectiva de múltiplos níveis de análise facilitará a tradução do conhecimento para o desenvolvimento de intervenções que previnam e melhorem a psicopatologia.[3] Essa perspectiva tem o potencial de se tornar o guia para a próxima geração de estudos sobre TB.

Uma abordagem desenvolvimental do TB levanta uma questão provocativa quanto à natureza dos processos fisiopatológicos subjacentes e, especificamente, ao motivo pelo qual as manifestações clínicas superficiais são relativamente inespecíficas no início do desenvolvimento do TB. Esforços de pesquisa translacional que visem encontrar mudanças em biomarcadores ao longo do curso do desenvolvimento, bem como identificar de forma mais eficaz os estágios clínicos da doença em amostras bem caracterizadas de jovens em alto risco podem fornecer informações importantes sobre essas questões.

REFERÊNCIAS

1. Duffy AC. Toward a comprehensive clinical staging model for bipolar disorder: integrating the evidence. Can J Psychiatry. 2014;59(12):659-66.
2. Duffy A, Horrocks J, Doucette S, Keown-Stoneman C, McCloskey S, Grof P. The developmental trajectory of bipolar disorder. Br J Psychiatry. 2014;204(2):122-8.
3. Miklowitz DJ, Cicchetti D. Toward a life span developmental psychopathology perspective on bipolar disorder. Dev Psychopathol. 2006;18(4):935-8.
4. Duffy A, Goodday S, Keown-Stoneman C, Grof P. The emergent course of bipolar disorder: observations over two decades from the canadian high-risk offspring cohort. Am J Psychiatry. 2019;176(9):720-9.
5. Kessing LV, Vradi E, McIntyre RS, Andersen PK. Causes of decreased life expectancy over the life span in bipolar disorder. J Affect Disord. 2015;180:142-7.
6. Alves G, Sudo F, Caixeta L. Transtornos do humor e ansiedade em neuropsiquiatria geriatrica. Belo Horizonte: Ampla; 2021.
7. Merikangas KR, Jin R, He JP, Kessler RC, Lee S, Sampson NA, et al. Prevalence and correlates of bipolar spectrum disorder in the World Mental Health Survey Initiative. Arch Gen Psychiatry. 2011;68(3):241-51.
8. Angst J, Gamma A, Lewinsohn P. The evolving epidemiology of bipolar disorder. World Psychiatry. 2002;1(3):146-8.
9. Angst J. The bipolar spectrum. Br J Psychiatry. 2007;190:189-91.
10. Caixeta L. Tratado de neuropsiquiatria. São Paulo: Atheneu; 2015.
11. Hirschfeld RMA, Lewis L, Vornik LA. Perceptions and impact of bipolar disorder: how far have we really come? Results of the national depressive and manic-depressive association 2000 survey of

individuals with bipolar disorder. J Clin Psychiatry. 2003;64(2):161-74.
12. Caixeta L, Soares VD, Reis G, Costa, JL, Vilela, AM. Neurossífilis: uma breve revisão. Rev Patol Trop. 2014;43(2):121-9.
13. McIntyre RS, Calabrese JR. Bipolar depression: the clinical characteristics and unmet needs of a complex disorder. Curr Med Res Opin. 2019;35(11):1993-2005.
14. Brown A, Bao Y, McKeague I, Shen L, Schaefer C. Parental age and risk of bipolar disorder in offspring. Psychiatry Res. 2013;208(3):225-31.
15. Naguy A. ADHD-juvenile bipolar disorder: mimics and chameleons! World J Pediatr. 2018;14(6):525-7.
16. Birmaher B. Bipolar disorder in children and adolescents. Child Adolesc Mental Health. 2013;18(3):140-8.
17. Stepanova E, Findling RL. Psychopharmacology of bipolar disorders in children and adolescents. Pediatr Clin North Am. 2017;64(6):1209-22.
18. Biederman J, Hammerness P, Doyle R, Joshi G, Aleardi M, Mick E. Risperidone treatment for ADHD in children and adolescents with bipolar disorder. Neuropsych Dis Treat. 2008;4(1):203-7.
19. Girard R, Joober R. Treatment of ADHD in patients with bipolar disorder. J Psychiatry Neurosci. 2017;42(6):E11-2.
20. Fusar-Poli P, Abbamonte M, Borgwardt S. Differential diagnosis between the early onset of schizophrenia and bipolar disorder: potential role of neuroimaging. CNS Spectr. 2008;13(5):363-4.
21. Berrios GE, Hauser R. The early development of Kraepelin's ideas on classification: a conceptual history. Psychol Med. 1988 ;18(4):813-21.
22. Krynicki CR, Upthegrove R, Deakin JFW, Barnes TRE. The relationship between negative symptoms and depression in schizophrenia: a systematic review. Acta Psychiatr Scand. 2018;137(5):380-90.
23. Maier W, Zobel A, Wagner M. Schizophrenia and bipolar disorder: differences and overlaps. Current Opinion in Psychiatry, 2006;19(2):165-70.
24. Perlis RH. Misdiagnosis of bipolar disorder. Am J Manag Care. 2005;11(9 Suppl):S271-4.
25. Provencher MD, Guimond AJ, Hawke LD. Comorbid anxiety in bipolar spectrum disorders: A neglected research and treatment issue? J Affect Dis. 2012;137(1-3):161-4.
26. Zimmerman M, Morgan TA. Problematic boundaries in the diagnosis of bipolar disorder: the interface with borderline personality disorder. Curr Psychiatry Rep. 2013;15(12):422.
27. Bayes A, Parker G, Paris J. (Differential diagnosis of bipolar ii disorder and borderline personality disorder. Curr Psychiatry Rep. 2019;21(12):125.
28. Hasin DS, Stinson FS, Ogburn E, Grant BF. Prevalence, correlates, disability, and comorbidity of DSM-IV alcohol abuse and dependence in the United States. Arch Gen Psychiatry. 2007;64(7):830.
29. Vieta E, Pacchiarotti I, Valentí M, Berk M, Scott J, Colom F. A critical update on psychological interventions for bipolar disorders. Curr Psychiatry Rep. 2009;11(6):494-502.
30. Albanese MJ, Clodfelter RC, Pardo TB, Ghaemi SN. Underdiagnosis of bipolar disorder in men with substance use disorder. J Psychiatr Pract. 2006;12(2):124-7.
31. Caixeta L, Soares VL, Vieira RT, Soares CD, Caixeta V, Ferreira SB, et al. Executive function is selectively impaired in old age bipolar depression. Front Psychol. 2017;8:194.
32. Nunes PV, Forlenza OV, Gattaz WF. Lithium and risk for Alzheimer's disease in elderly patients with bipolar disorder. Br J Psychiatry. 2007;190:359-60.
33. Ownby RL, Crocco E, Acevedo A, John V, Loewenstein D. Depression and risk for Alzheimer disease: systematic review, meta-analysis, and metaregression analysis. Arch Gen Psychiatry. 2006;63(5):530-8.
34. Tsai SY, Lee HC, Chen CC, Huang YL. Cognitive impairment in later life in patients with early-onset bipolar disorder. Bipolar Dis. 2007; 9(8):868-75.
35. Silva GMN, Jr. Transtorno bipolar associado à demência: tipologia, correlações clínicas e fisiopatologia [Dissertação]. Goiânia: Universidade Federal de Goiás; 2015.
36. Caixeta L, Nitrini R. Clinical subtypes of frontotemporal dementia. Arq Neuropsiquiatr. 2001; 59(3-A):577-81.

LEITURA RECOMENDADA

Angst J, Gamma A, Benazzi F, Ajdacic V, Eich D, Rössler W. Toward a re-definition of subthreshold bipolarity: epidemiology and proposed criteria for bipolar-II, minor bipolar disorders and hypomania. J Affect Disord. 2003;73(1-2):133-46.

ESTADOS MISTOS NO CICLO DA VIDA

LEONARDO CAIXETA
ARTHUR RABAHI
DANILO FIOROTTO

Estados mistos têm sido descritos há mais de dois milênios. A concepção teórica da coexistência de sintomas de humor presumivelmente opostos ou de diferentes domínios psíquicos está bem estabelecida, embora obscurecida pela suposta separação entre transtornos bipolares (TB) e depressivos.[1]

Na atualidade, o transtorno bipolar tipo II (TB-II) é pouco estudado em comparação ao transtorno bipolar tipo I (TB-I), e essa disparidade é ainda mais acentuada quando se trata de apresentações mistas. Os critérios diagnósticos de edições anteriores do *Manual Diagnóstico e Estatístico de Transtornos Mentais* (DSM) são os principais contribuintes para essa escassez de evidências, pois, de acordo com o sistema do DSM-IV, a presença de um episódio misto levaria automaticamente ao diagnóstico de TB-I. Foi somente com o advento do DSM-5 que as características mistas na depressão ou na hipomania do TB-II foram formalmente reconhecidas, permitindo, assim, uma pesquisa padronizada. Tal investigação é urgentemente necessária, pois características mistas parecem ser tão prevalentes na depressão do TB-II quanto na depressão do TB-I, seja usando os critérios do DSM-5-TR ou critérios mais liberais.[2]

Embora haja uma variabilidade significativa entre as amostras, uma revisão sistemática recente concluiu que uma média de 35% das pessoas com mania ou depressão no TB apresentam características mistas (conforme definidas pelo DSM-5). Esses sintomas têm implicações prognósticas importantes (**Quadro 8.1**), com indivíduos experimentando idades mais

QUADRO 8.1
CARACTERÍSTICAS DO TRANSTORNO BIPOLAR COM APRESENTAÇÕES MISTAS

- Idade mais precoce de início
- Aumento do risco de hospitalização
- Taxas mais altas de comorbidades médicas e psiquiátricas
- Pior resposta ao tratamento
- Episódios mais frequentes e graves (menos tempo eutímico)
- Pior resposta aos tratamentos de manutenção
- Maior risco de comportamento suicida

Fonte: Yatham e colaboradores.[3]

precoces de início, taxas mais altas de outras doenças clínicas (incluindo hiperlipidemia e hipotireoidismo) e aumento dos riscos de hospitalização psiquiátrica e ansiedade comórbida ou por uso de substâncias. As apresentações mistas agudas são um importante fator de risco para comportamento suicida, e indivíduos com apresentações predominantemente mistas têm um alto risco de tentativas de suicídio ao longo da vida.[3]

CONCEITUAÇÃO DE ESTADOS MISTOS

Apesar de as primeiras descrições dos estados mistos terem sido realizadas nos tempos clássicos, principalmente por meio dos trabalhos de Hipócrates e de Areteu da Capadócia, Emil Kraepelin e seu colega Wilhelm Weygandt (**Figura 8.1**) foram os principais responsáveis pela definição do conceito tal como é entendido hoje.[4,5]

Areteu foi um dos primeiros a descrever a melancolia e a mania como dois fenômenos diferentes da mesma doença, assumindo a possibilidade de coexistência entre as duas sintomatologias. No capítulo V de seu livro *Sobre a Etiologia e Sintomatologia das Doenças Crônicas*, ele escreveu: "[...] os melancólicos [inclinam-se] apenas à tristeza e ao desânimo. Mas, além disso, é possível que eles voem para a raiva e passem grande parte de sua vida na loucura, fazendo coisas terríveis e humilhantes".[5,6] Ele também observou que os estados mistos eram a forma mais grave da doença, sendo altamente recorrentes e estando associados a riscos de suicídio e de violência.[1]

No século XVIII, diversas formas de melancolia foram descritas por nosologistas como François Boissier de Sauvages de la Croix e William Cullen, sendo elas: *melancholia phrontis, melancholia moria, melancholia saltans, melancholia errabunda, melancholia silvestris, melancholia furens, melancholia activa, melancholia excitata, melancholia delirans, melancholia persecutionis, melancholia convulsiva, melancholia mania-*

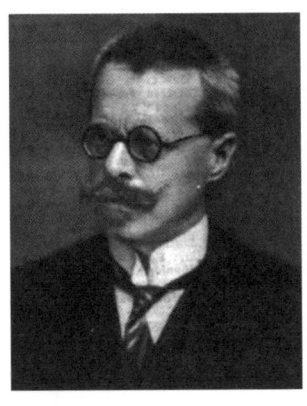

FIGURA 8.1
WILHELM WEYGANDT.
Fonte: Wikipedia.[8]

ca, *melancholia malevolens, melancholia homicidialis, melancholia metamorphosis, melancholia uterina, lycanthropia* e *melancholia enthusiastica*.[7]

Já no século XIX, Johannes Christian August Heinroth (1773-1843), o primeiro professor de psiquiatria da Alemanha (Leipzig), classificou os transtornos mentais em três grandes grupos de acordo com mudanças de energia, sendo eles: "exaltação" (hipertimias), "depressão" (astenias) e "depressão e exaltação mistas" (hiperastenias). Este último grupo foi dividido, por sua vez, em "transtornos mistos do humor", "transtornos mentais mistos" e "transtornos mistos da volição" (**Quadro 8.2**). Wilhelm Griesinger, proeminente psiquiatra alemão, também dividiu as doenças mentais em três grandes categorias: "estados de depressão mental", "estados de exaltação mental" e "estados de fraqueza mental". Descreveu também os "estados intermediários" que, em suas formas leves, seriam indistinguíveis dos traços de personalidade. Dessa forma, Griesinger pode ser considerado o precursor histórico de Akiskal.[5]

Kraepelin[4] sistematizou o conhecimento sobre os estados mistos e, em 1896, introduziu essas definições na quinta edição de seu livro Kompendium der Psychiatrie. Provavelmente foi influenciado pela monografia de seu pupilo, Wilhelm Weygandt, denominada *Über die Mischzustände im circulären Irresein* e publicada em 1899. Dessa forma, a classificação histórica dos sintomas dos estados mistos surgiu a partir de três domínios: humor, atividade e pensamento (**Tabela 8.1**). Em estados maníacos ou depressivos "puros", esses domínios foram alterados na mesma direção (p. ex., elevação do humor, ativação psicomotora e grandiosidade na mania; tristeza, lentidão psicomotora e pensamentos negativos/ desesperados na depressão); nos estados "mistos", entretanto, os domínios foram al-

QUADRO 8.2
CLASSIFICAÇÃO DAS DEPRESSÕES E EXALTAÇÕES MISTAS DE HEINROTH

Primeiro grupo Transtornos mistos do humor	▪ *Ectasis melancholica* ▪ *Melancholia moria* ▪ *Melancholia furens* ▪ *Melancholia mixta catholica*
Segundo grupo Transtornos mentais mistos	▪ *Paranoia anoa* ▪ *Paranoia anomala* ▪ *Paranoia anomala maniaca* ▪ *Paranoia anomala catholica*
Terceiro grupo Transtornos mistos da volição	▪ *Panphobia, melancholia hypochondriaca* ▪ *Athymia melancholica* ▪ *Athymia paranoica* ▪ *Athymia melancholico-maniaca*

Fonte: Marneros.[5]

TABELA 8.1
CLASSIFICAÇÃO KRAEPELINIANA DOS ESTADOS MISTOS

TIPOS	HUMOR	ATIVIDADE	PENSAMENTO
Mania ansiosa ou depressiva	–	+	+
Depressão agitada	–	+	–
Mania com inibição do pensamento	+	+	–
Estupor maníaco	+	–	–
Depressão com fuga de ideias	–	–	+
Mania inibida	+	–	+

Fonte: Del Porto.[6]

terados em direções incongruentes, com até seis fenótipos possíveis:

1. Mania ansiosa ou depressiva (*depressive oder ängstliche Manie*);
2. Depressão agitada (*erregte depression*);
3. Mania com pobreza do pensamento (*ideenarme Manie*);
4. Estupor maníaco (*manischer stupor*);
5. Depressão com fuga de ideias (*ideenflüchtige Depression*);
6. Mania inibida (*gehemmte Manie*).

Além dos seis subtipos citados anteriormente, Kraepelin distinguiu duas classes de estados mistos: as "formas transicionais" – que corresponderiam a estágios de transição entre mania e depressão, e vice-versa – e as "formas autônomas" – descritas como episódios distintos dentro da insanidade maníaco-depressiva. A forma autônoma corresponderia ao subtipo com maior tendência a cronicidade, fato este que seria confirmado cem anos mais tarde.[9]

O interesse pelos estados mistos reduziu drasticamente entre as décadas de 1930 e 1970, possivelmente devido à oposição de importantes psiquiatras alemães aos conceitos apresentados por Kraepelin e Weygandt. Karl Jaspers se opôs à tentativa de subdividir a insanidade maníaco-depressiva a partir dos elementos humor, atividade e pensamento. Kurt Schneider acreditava que os estados mistos eram somente formas transitórias entre um estágio e outro da doença. Já a escola de Wernicke-Kleist-Leonhard se opôs fortemente à taxonomia de Kraepelin, inclusive mostrando-se contra o conceito unitário de insanidade maniaco-depressiva.[5]

A contribuição de diversos autores no final do século XX, tais como Himmelhoch, Hagop Akiskal e Perugi (grupo de Pisa), reviveu o interesse nos estados mistos, sendo que as contribuições de Akiskal representaram a primeira nova evolução conceitual desde Kraepelin.[10] Segundo Akiskal e colaboradores,[9] os estados mistos surgem quando um episódio de humor irrompe em um temperamento do polo oposto (p. ex., quando um episódio maníaco surge em um temperamento depressivo). A **Tabela 8.2** apresenta a classificação proposta por Akiskal.[11]

O DSM-III e o DSM-IV começaram com uma descrição mais rígida dos episódios mistos bipolares, considerando-os como um conjunto distinto de episódios maníacos nos quais os critérios para mania e depressão maior ocorriam simultaneamente, quase todos os dias, por pelo menos uma semana. Contudo, essa abordagem foi criticada por sua rigidez na prática clínica. Estudos posteriores revelaram que muitas apresentações mistas consistiam em sintomas leves do polo oposto, sugerindo a necessidade de uma abordagem mais flexível.[12]

No DSM-5, a American Psychiatric Association (APA) buscou corrigir essas preocupações ao introduzir o especificador de "características mistas", que pode ser adicionado a um episódio maníaco ou depressivo quando três ou mais sintomas do polo oposto estiverem presentes.[13] Essa mudança, que se mantém no DSM-5-TR,[14] ampliou a conceituação das apresentações mistas, tornando-as um espectro que incorpora sintomas subliminares do polo oposto.

Embora os critérios do DSM-5 tenham sido reconhecidos como uma melhoria na captura da heterogeneidade das apresentações, eles também enfrentaram críticas. Por exemplo, o número de sintomas do polo oposto (três) necessário para atender aos critérios do especificador não possui uma base expressa em evidências empíricas. Além disso, a exclusão de alguns sintomas sobrepostos, como distração, irritabilidade e agitação psicomotora, pode diminuir

TABELA 8.2
CLASSIFICAÇÃO DOS ESTADOS MISTOS SEGUNDO AKISKAL E COLABORADORES

TIPO	DEFINIÇÃO	CARACTERÍSTICAS
B-I	Temperamento depressivo + mania psicótica	- Episódios psicóticos (*bouffées délirantes*) - Abuso de álcool
B-II	Temperamento ciclotímico + depressão maior	- Episódios tipicamente não psicóticos - Humor depressivo, hiperfagia, hipersonia e fadiga, associados com taquipsiquismo, ideação suicida, desinibição e impulsividade - Abuso de estimulantes e sedativos-hipnóticos
B-III	Temperamento hipertímico + depressão maior	- Disforia, agitação, fadiga com taquipsiquismo, insônia, ataques de pânico - Abuso de estimulantes e álcool - Baixa resposta a antidepressivos

Fonte: Marneros[5] e Akiskal.[11]

a sensibilidade do diagnóstico, já que esses sintomas têm alta correlação com apresentações mistas.

Outro ponto é que as características mistas não são equivalentes, no DSM-5, a outras definições existentes de "humor misto", o que contribui para a maior variabilidade no diagnóstico. É esperado que haja futuras alterações nos critérios das características mistas, pois o DSM-5 estabeleceu esse especificador como uma definição provisória, sujeita a refinamentos à medida que pesquisas futuras identificarem abordagens de diagnóstico mais ideais.[15]

Um importante conceito da atualidade é que, embora a mania envolva sintomas maníacos padrão e a depressão envolva sintomas depressivos padrão, as características adicionais do estado misto são, principalmente, a ativação psicomotora e, secundariamente, a disforia. Essas características são mais pronunciadas na mania mista do que na depressão mista, mas estão presentes em ambas.[16] Outros autores incluíram a distratibilidade e a ansiedade a esse conjunto, criando o acrônimo DAIA (distratibilidade, ansiedade, irritabilidade e agitação).[17] Eles também concluíram que os sintomas DAIA devem ser avaliados em todos os pacientes com características mistas e estão associados à gravidade dos sintomas depressivos e maníacos na depressão mista.

NEUROBIOLOGIA DOS ESTADOS MISTOS

A mania mista e a depressão mista são caracterizadas por alterações que envolvem múltiplos sistemas biológicos, incluindo monoaminas, eixo hipotálamo-hipófise-suprarrenal (HHS), componentes inflamatórios e ritmos circadianos (**Tabela 8.3**). Os processos fisiopatológicos são mais graves na mania mista e na depressão mista do que em processos correspondentes nas respectivas formas não misturadas.

Alterações biológicas sugerem que a hiperativação e a hiperexcitação são os principais mecanismos fisiopatológicos envolvidos tanto na mania mista quanto na depressão mista. A hiperatividade das monoaminas também tem sido relacionada a sintomas comportamentais de hiperexcitação, como irritabilidade, agitação e insônia. Tais sintomas têm sido considerados como características centrais tanto dos estados depressivos mistos quanto dos estados maníacos mistos – sugerindo, portanto, que a hiperativação e a hiperexcitação representam características comuns da mania mista e da depressão mista.[18] De acordo com essa hipótese, maiores alterações em outros sistemas envolvidos nos estados mistos, como HHS, componentes inflamatórios e ritmos circadianos, têm sido relacionados a níveis maiores de liberação de monoaminas e de excitação. As evidências dos efeitos do tratamento apoiam parcialmente essa hipótese.

Medicamentos que diminuem a excitação e modulam direta ou indiretamente a função das catecolaminas no cérebro, como antipsicóticos, lítio e anticonvulsivantes, são potencialmente eficazes na redução de episódios maníacos mistos e depressivos mistos. No entanto, a monoterapia com lítio parece menos eficaz em casos mistos do que em estados maníacos não mistos e, além disso, nenhum anticonvulsivante além de valproato, carbamazepina

TABELA 8.3
ALTERAÇÕES BIOLÓGICAS NOS ESTADOS MANÍACO, DEPRESSIVO, MANÍACO MISTO E DEPRESSIVO MISTO

MEDIDA	MANIA	MANIA MISTA	DEPRESSÃO	DEPRESSÃO MISTA
Monoaminas				
NA	++	+++	–	+
DA	++	++/+++	–	+
Serotonina	–/– –	–	–/– –	–
Eixo HHS				
Cortisol	+/–	+++	++	+++
Não supressão da dexametasona	+/–	+++	++	++/+++
Tireoide				
TSH	+	+/–	+	NI
T3, T4	+	+/–	+	NI
Componentes inflamatórios	+	+/+++	+	NI
Ritmo circadiano*	+/–	–	+	++

DA, dopamina; DMX, dexametasona; NA, noradrenalina; NI, não informado.
–, indica avanço de fase, enquanto +, atraso de fase.
Fonte: Simonetti e colaboradores.[18]

e oxcarbazepina demonstrou ser eficaz na mania. Por outro lado, medicamentos que geralmente aumentam a atenção e o estado de alerta, bem como os níveis de monoaminas (como os antidepressivos), têm sido associados a um risco mais elevado de indução ou de agravamento dos sintomas.[18]

Essas descobertas contradizem a dicotômica visão de mania e depressão e corroboram a visão de Kraepelin – de estados mistos como resultado de um estado de impulso patológico devido à ativação e à hiperexcitação.[18]

APRESENTAÇÕES CLÍNICAS

EPISÓDIOS DEPRESSIVOS COM CARACTERÍSTICAS MISTAS

Cerca de um terço dos indivíduos com TB que sofrem de depressão são afetados por características mistas.[19] Esses sintomas incluem irritabilidade, distração, fuga de ideias e agitação psicomotora, os quais são relatados com maior frequência. A maioria dos estudos dimensionais relata altos escores de ansiedade associada à depressão. A agitação é proeminente em todos os estados de humor, mas apresenta componentes diferentes (e típicos) durante episódios depressivos, como a experiência de tensão interna dolorosa, que produz aumento da atividade motora não direcionada a um objetivo.[20] Tudo isso evidencia que não permitir a inclusão de sintomas "sobrepostos" (como no especificador de depressão com características mistas do DSM-5) reduz a abrangência da variedade de apresentações mistas.

Reforçando esse ponto de vista, um estudo realizado com mais de 900 participantes, usando o banco de dados do Stanley Centers, constatou que a aplicação dos critérios rígidos do DSM-5 resultava em menos indivíduos identificados com apresentações mistas em comparação com uma definição que permitia dois ou mais sintomas depressivos simultâneos.[21] No entanto, ambos os critérios levaram a amostras com perfil demográfico e curso clínico semelhantes ao longo do tempo. Da mesma forma, uma pesquisa recente que analisou 199 participantes com depressão bipolar constatou que apenas 31 (14,3%) deles apresentavam depressão com características mistas conforme a definição do DSM-5, enquanto 123 (61,8%) atendiam aos critérios quando sintomas sobrepostos eram permitidos.[22]

EPISÓDIOS MANÍACOS COM CARACTERÍSTICAS MISTAS

Aproximadamente um terço dos pacientes em estado de mania atende aos critérios do DSM-5-TR para características mistas. Ansiedade, irritabilidade e agitação são sintomas frequentemente mencionados, assim como humor deprimido, culpa patológica, tendência suicida, anedonia e fadiga. Estudos recentes confirmaram que a ansiedade psíquica, com sentimentos de tensão e irritabilidade, é um sintoma central da mania com sintomas depressivos; assim, o temperamento irritável deve ser considerado um possível indicador de mania com sintomas depressivos. Além disso, a agitação é comum em pacientes com mania depressiva ou ansiosa apresentando-se como "altos níveis de excitação".[20]

Embora o especificador de características mistas seja visto como um avanço em relação aos critérios do DSM-IV para episódios mistos, ainda há críticas contundentes contra o DSM-5. Essas críticas incluem argumentos sobre a quantidade necessária de sintomas depressivos para se enquadrar nas características mistas, a exclusão de sintomas melancólicos ou atípicos e a falta de uma consideração adequada da ansiedade.

OS EPISÓDIOS MISTOS NO DSM-IV

Os critérios do DSM-IV que exigem a ocorrência simultânea e totalmente sindrômica de episódios maníacos e depressivos (com a depressão durando pelo menos uma semana em vez de duas semanas), representavam os critérios mais restritos para a apresentação mista. As estimativas de prevalência para episódios mistos, conforme definidos pelo DSM-IV, variavam de 7% a 28%.[23]

Consequentemente, era esperado que as estimativas de prevalência para episódios mistos, conforme a definição do DSM-IV, seriam significativamente menores do que aquelas para apresentações mistas definidas de forma mais abrangente. Os sintomas comumente relatados em episódios mistos, de acordo com essa edição do manual, incluíam disforia, labilidade do humor, culpa, tendência suicida e irritabilidade.[24] Esses episódios mistos são menos propensos a apresentar euforia, aumento de atividades prazerosas e da fala sob pressão, que são mais associados a episódios maníacos.

Os episódios mistos definidos pelo DSM-IV tendiam apresentar maior gravidade clínica em comparação com episódios maníacos ou depressivos, e os indivíduos em um episódio misto seriam mais propensos a apresentarem sintomas de ansiedade.

DISFARCES CLÍNICOS

Estados mistos podem ser confundidos e diagnosticados erroneamente como transtornos da personalidade, dependência química ou transtorno por uso de substâncias, transtornos de ansiedade generalizada, transtornos depressivos com ansiedade e até quadros psico-orgânicos. Por isso, a lista de diagnósticos diferenciais é ampla e complexa, e a tarefa de distingui-los deve ser uma atribuição exclusiva do médico psiquiatra.

A **Figura 8.2** ilustra um estado "intermediário" que muitas pessoas podem experimentar em um episódio misto.

AVALIAÇÃO E DIAGNÓSTICO DE CARACTERÍSTICAS MISTAS DO DSM-5-TR

Para ser classificado com o especificador de características mistas do DSM-5-TR, um indivíduo deve atender a todos os critérios para um episódio hipomaníaco/maníaco ou depressivo e, ainda, experimentar pelo menos três sintomas não sobrepostos do polo oposto durante a maioria dos dias do episódio atual. Os sintomas mistos podem estar continuamente presentes ou se manifestar esporadicamente, como, por exemplo, a ocorrência de "explosões", com aumento de energia ou pensamentos acelerados em um episódio que inclua depressão com características mistas. Esses sintomas devem representar uma mudança em relação ao comportamento habitual e não podem ser atribuídos aos efeitos fisiológicos de uma substância ou condição médica (**Quadro 8.3**).

Existem várias estratégias disponíveis na prática clínica para avaliar sistemati-

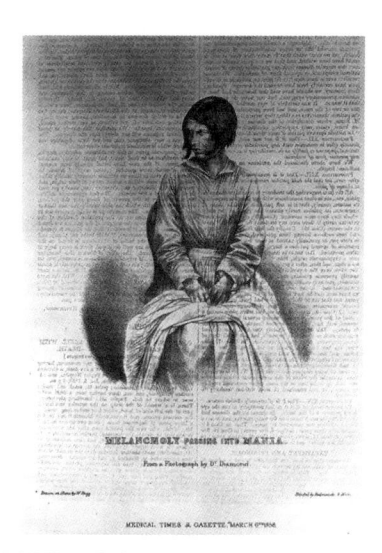

FIGURA 8.2
"MELANCOLIA PASSANDO PARA MANIA". ILUSTRAÇÃO DE 1858 QUE RETRATA O ESTADO "INTERMEDIÁRIO" QUE MUITAS PESSOAS PODEM EXPERIMENTAR EM UM EPISÓDIO MISTO.
Fonte: Mixed affective state.[25]

QUADRO 8.3
CRITÉRIOS DE DIAGNÓSTICO DO DSM-5-TR PARA CARACTERÍSTICAS MISTAS

Episódio maníaco ou hipomaníaco com características mistas

A. São atendidos todos os critérios para um episódio maníaco ou hipomaníaco, e pelo menos três dos sintomas a seguir estão presentes durante a maioria dos dias do episódio atual ou mais recente de mania ou hipomania:

1. Disforia ou humor depressivo acentuado, conforme indicado por relato subjetivo (p. ex., sente-se triste ou vazio) ou observação feita por outra pessoa (p. ex., parece chorar).
2. Interesse ou prazer diminuído em todas ou quase todas as atividades (conforme indicado por relato subjetivo ou observação feita por outra pessoa).
3. Retardo psicomotor quase diário (observável por outra pessoa; não são simples sensações subjetivas de estar mais lento).
4. Fadiga ou perda de energia.
5. Sentimentos de inutilidade ou de culpa excessiva ou inapropriada (não uma simples autorrecriminação ou culpa por estar doente).
6. Pensamentos recorrentes de morte (não somente medo de morrer), ideação suicida recorrente sem plano específico; um plano específico de suicídio ou tentativa de suicídio.

Episódio depressivo com características mistas

A. São atendidos todos os critérios para um episódio depressivo maior, e pelo menos três dos sintomas maníacos/hipomaníacos a seguir estão presentes durante a maioria dos dias do episódio atual ou mais recente de depressão:

1. Humor elevado, expansivo.
2. Autoestima inflada ou grandiosidade.
3. Mais loquaz que o habotual ou pressão para continuar falando.
4. Fuga de ideias ou experiência subjetiva de que os pensamentos estão acelerados.
5. Aumento na energia ou na atividade dirigida a objetivos (seja socialmente, no trabalho ou na escola ou sexualmente).
6. Envolvimento aumentado ou excessivo em atividades com elevado potencial para consequências dolorosas (p. ex., envolvimento em surtos desenfreados de compras, indiscrições sexuais ou investimentos insensatos).
7. Redução da necessidade de sono (sente-se descansado apesar de dormir menos que o habitual; para ser contrastado com a insônia).

Para ambas as polaridades:

B. Sintomas mistos são observáveis por outras pessoas e representam uma mudança em relação ao comportamento habitual do indivíduo.

C. Para indivíduos cujos sintomas satisfazem todos os critérios de mania e de depressão simultaneamente, o diagnóstico deve ser de episódio maníaco com características mistas, devido ao prejuízo acentuado e à gravidade clínica da mania plena.

D. Os sintomas mistos não são atribuíveis aos efeitos fisiológicos de uma substância (p. ex., droga de abuso, medicamento ou outro tratamento) ou a uma condição médica.

Fonte: American Psychiatric Association.[14]

camente os sintomas mistos. Uma caracterização precisa deve ocorrer tanto na avaliação inicial quanto no acompanhamento, já que apresentações mistas podem ser uma transição de um polo para outro, em vez de um episódio completamente novo. Uma avaliação detalhada e de longo prazo é necessária para esclarecer o diagnóstico, pois a presença de personalidade específica, o uso de substâncias e/ou as comorbidades de ansiedade podem complicar a identificação das características mistas.

Os médicos podem utilizar a Escala de Avaliação de Depressão de Montgomery-Åsberg (MADRS, do inglês *Montgomery-Åsberg Depression Rating Scale*)[26] e a Escala de Avaliação de Mania de Young (YMRS, do inglês *Young Mania Rating Scale*)[27] para avaliar a gravidade dos sintomas depressivos e maníacos, respectivamente, em pacientes com apresentações mistas. Além disso, a Escala de Resultados de Depressão Clinicamente Útil para o especificador de características mistas do DSM-5 (CUDOS-M) é a única ferramenta que corresponde especificamente aos critérios do DSM-5 para o especificador de características mistas depressivas – ou seja, exclui sintomas hipomaníacos/maníacos sobrepostos. Goldberg e colaboradores[28] desenvolveram um formulário de monitoramento clínico que classifica os sintomas de mania e de depressão do DSM-5 sem excluir, especificamente, os sintomas sobrepostos. Uma abordagem adicional recomendada é combinar uma escala validada de autorrelato de depressão, como o Inventário de Depressão de Beck (BDI),[29] o Questionário de Saúde do Paciente-9 (PHQ-9, do inglês *Patient Health Questionnaire-9*)[30] ou o Inventário Rápido de Autorrelato de Sintomatologia Depressiva (QIDS-SR, do inglês *Quick Inventory of Depressive Symptomatology*),[31] com uma escala de avaliação de mania, como a Escala de Avaliação de Mania de Altman (ASRM, do inglês *Altman Self-Rating Mania Scale*).

Existem também escalas adicionais, como a Escala de Avaliação da Depressão Bipolar – que inclui uma subescala de sintomas mistos – e a Escala de Avaliação da Depressão Mista de Koukopoulos (KMDRS, do inglês *Koukopoulos Mixed Depression Rating Scale*), que podem ser usadas como ferramentas para avaliar a depressão com características mistas (**Quadro 8.4**).

QUADRO 8.4
ESCALA DE AVALIAÇÃO DA DEPRESSÃO MISTA DE KOUKOPOULOS (KMDRS)

Instruções:

Esta escala foi desenvolvida para permitir que médicos e investigadores coletem dados avaliando a presença e a gravidade dos sintomas de natureza excitatória ou mista em indivíduos diagnosticados como sofrendo de um episódio depressivo maior (EDM), de acordo com os critérios do DSM-IV. Registros de casos e avaliações anteriores que suportem o diagnóstico de EDM devem ser revisados antes de entrevistar o paciente. Para depressão agitada com clara agitação motora, os critérios diagnósticos para pesquisa (RDC, do inglês *research diagnostic criteria*) desenvolvidos em 1978 são considerados suficientes pelos autores, mas um item sobre agitação motora está incluído nessa escala.

➔

QUADRO 8.4
ESCALA DE AVALIAÇÃO DA DEPRESSÃO MISTA DE KOUKOPOULOS (KMDRS)

Como os sintomas depressivos e de ansiedade mais típicos presentes durante um episódio de depressão não são cobertos pela escala, esse instrumento é melhor utilizado em conjunto com outras escalas que avaliam esses sintomas, como a Escala de Avaliação de Hamilton para Depressão (HAM-D), a Escala de Avaliação de Ansiedade de Hamilton (HAM-A) e a MADRS. A avaliação dos sintomas maníacos pode ser investigada pela YMRS.

A menos que especificado de outra forma, o período em estudo para cada item é a semana anterior à entrevista.

Tipicamente, as avaliações serão realizadas com base em observações feitas durante entrevistas, autorrelatos e/ou informações relatadas por informantes confiáveis. Os primeiros cinco itens a seguir devem ser classificados principalmente com base nas observações feitas durante as entrevistas de diagnóstico.

(OBS.: Os pacientes tendem a esconder comportamentos agressivos e hipersexuais; na presença deles, os familiares também não os mencionam. Portanto, é útil conversar com os familiares separadamente).

1. **Expressão de sofrimento**	Avalie a extensão dos sentimentos internos e a sua expressão, ou seja, sua experiência e exibição. Determine também os sinais de sofrimento no comportamento durante a entrevista, particularmente na fala e em gestos dramáticos. Este item não precisa ser avaliado apenas com base na observação comportamental, pois os relatos também são considerados.
2. **Expressão facial vivaz**	Classifique com base no comportamento durante a entrevista.
3. **Quantidade de discurso**	Classifique com base na quantidade de produções verbais, independentemente do conteúdo. Este item não precisa ser avaliado apenas com base na observação comportamental, pois os relatos também são considerados.
4. **Labilidade emocional**	Este item diz respeito à mudança da ansiedade para a tristeza, o desespero, a raiva, o humor normal ou a euforia. O item deve ser avaliado em observações durante a entrevista. Relatos confiáveis e cuidadosos também podem ser considerados.
5. **Atividade motora/ inquietação**	Avalie com base nos movimentos motores observados. Se os relatórios forem considerados, como deveriam, certifique-se de que a hiperatividade motora realmente tenha ocorrido e não seja meramente um sentimento subjetivo.
6. **Sentimentos subjetivos de irritação e raiva não provocadas**	Este sintoma é de importância fundamental. Este item deve avaliar apenas sentimentos de irritação ou de raiva que possam ser reconhecidos pelos pacientes como não provocados. Expressões abertas desses sentimentos são avaliadas no próximo item.

→

QUADRO 8.4
ESCALA DE AVALIAÇÃO DA DEPRESSÃO MISTA DE KOUKOPOULOS (KMDRS)

7. **Expressões abertas de irritação e raiva**	Avalie expressões abertas de irritabilidade, aborrecimento e raiva, incluindo ser argumentativo, gritar, perder a paciência, bem como jogar coisas e ser agressivo. Não inclua meros sentimentos subjetivos, por mais intensos que sejam. Os pacientes raramente relatam comportamento agressivo. Relatos de familiares devem ser considerados.
8. **Pensamentos rápidos**	Este sintoma é de importância fundamental. Observe os relatos espontâneos antes do questionamento direto. Classifique com base na experiência subjetiva que os pensamentos/memórias são mais rápidos do que o usual e/ou o pensamento é acelerado. As ruminações depressivas são diferentes: são constituídas por poucas (muitas vezes uma só) preocupação depressiva.
9. **Tensão interna**	Considere relatórios espontâneos antes do questionamento direto. Este sintoma é de importância fundamental. Quando presente, mesmo em grau moderado, a tensão é relatada espontaneamente como sendo muito angustiante. Quando intensa, a tensão pode ser descrita como uma sensação dolorosa e atormentadora. Os pacientes podem se queixar de bloqueio de pensamentos, sensações e emoções. Não há necessidade de acompanhamento autonômico ou motor para que esse sintoma seja classificado como presente. Se realmente ocorreu agitação motora, avalie-a separadamente.
10. **Tensão muscular**	É uma sensação desagradável de tensão muscular sem capacidade de relaxamento e a tensão não está relacionada a nenhum esforço muscular voluntário específico. O paciente pode se queixar de dor muscular.
11. **Insônia inicial ou intermediária**	Os pacientes têm dificuldade em adormecer, o que é frequentemente associado a pensamentos acelerados. No que diz respeito à insônia intermediária, acordar por alguns minutos e voltar a dormir não deve ser levado em consideração. Apenas acordar com agitação e/ou dificuldade para voltar a dormir deve ser avaliado.
12. **Impulsividade suicida**	Este item considera principalmente o início impulsivo da ideação suicida e/ou as características impulsivas das tentativas de suicídio. Pensamentos suicidas não impulsivos devem ser classificados como zero.
13. **Sexualidade**	Este item considera o nível de atividade do desejo sexual, consumado ou não. O paciente raramente relata atividade sexual enquanto está deprimido. Assim, a fonte de informação mais útil será a entrevista com o parceiro do paciente.

→

QUADRO 8.4
ESCALA DE AVALIAÇÃO DA DEPRESSÃO MISTA DE KOUKOPOULOS (KMDRS)

14. Sintomas psicóticos	Este item considera a presença de alterações de pensamento ou de percepção. Sempre que presentes, delírios congruentes ou incongruentes são pontuados igualmente.

ESCALA DE AVALIAÇÃO DA DEPRESSÃO MISTA DE KOUKOPOULOS

Data (dd/mm/aaaa): __/__/____

Nome do paciente: _____

Data de nascimento (dd/mm/aaaa): __/__/__

Gênero: _____

Avaliador: _____

O período de tempo em estudo para cada item é a semana anterior à entrevista. Os primeiros cinco itens devem ser classificados principalmente, mas não apenas, com base nas observações feitas durante as entrevistas de diagnóstico.

1. **Expressão de sofrimento**	0 = expressões lacônicas de sofrimento depressivo
	1 = descrições animadas e prolongadas de sofrimento
	2 = declarações dramáticas de sofrimento e desespero
	3 = explosões de reclamação e crises de choro
2. **Expressão facial vivaz**	0 = expressão facial reduzida
	1 = expressão facial claramente manifestando emoções
	2 = expressão vivaz de emoções
	3 = expressão dramática de emoções
3. **Quantidade de discurso**	0 = fala retardada
	1 = fala normal
	2 = falador; conversa não comprometida
	3 = claramente logorreico; a conversa está comprometida
4. **Labilidade emocional**	0 = ausente
	1 = mudanças de humor limitadas à faixa depressiva-disfórica (p. ex., mudanças de tristeza para raiva)
	2 = mudanças ainda estão dentro da faixa depressiva-disfórica, mas emoções são mais intensas (p. ex., desespero, raiva)
	3 = mudanças de humor depressivo para elação do humor

→

QUADRO 8.4
ESCALA DE AVALIAÇÃO DA DEPRESSÃO MISTA DE KOUKOPOULOS (KMDRS)

5. **Atividade motora/inquietação**	Certifique-se de que a hiperatividade/inquietação motora é visível (ou realmente ocorreu), não meramente um sentimento subjetivo. (Você tem estado tão inquieto que não consegue ficar parado? Você tem que ficar andando de um lado para o outro?) 0 = retardo psicomotor 2 = taxa normal de psicomotricidade 4 = evidente inquietação, mas capaz de permanecer sentado 6 = incapaz de ficar parado, ou andando muito
6. **Sentimentos subjetivos de irritação e raiva não provocadas**	Quão irritado, zangado ou ressentido você se sentiu – quer tenha demonstrado ou não? (Com que intensidade você se sentiu assim? Quantas vezes você se sentiu assim?) 0 = ausente 1 = queixas de irritabilidade por motivos menores 2 = sente muita raiva sem motivo 3 = sente vontade de quebrar coisas (ou sentimento de agir contra si mesmo ou contra outros)
7. **Expressões abertas de irritação e raiva**	Como você demonstrou (raiva, aborrecimento, irritabilidade)? (Você começou a discutir?) (Você perdeu a paciência, jogou ou quebrou coisas?) (Desejo de bater em alguém?) 0 = ausente 2 = rapidez ao demonstrar aborrecimento, impaciência, agressão verbal ocasional 4 = violência ocasional contra objetos 6 = violência ocasional contra si mesmo ou contra outros
8. **Pensamentos rápidos**	Observe os relatos espontâneos antes do questionamento direto. Você teve mais pensamentos do que o normal ou do que consegue lidar? (Isso interferiu em seu sono? Seus pensamentos passaram pela sua cabeça?) 0 = ausente 1 = ruminações depressivas ou dolorosas 2 = grande quantidade de pensamentos e memórias, alguns dos quais podem não ser dolorosos 3 = pensamentos acelerados persistentes ou melodias musicais na cabeça

→

QUADRO 8.4
ESCALA DE AVALIAÇÃO DA DEPRESSÃO MISTA DE KOUKOPOULOS (KMDRS)

9. **Tensão interna**	Observe o relato espontâneo antes de questionar.
	Esta é uma sensação particular e angustiante de tensão nervosa. Essa sensação pode ser acompanhada por uma sensação de bloqueio em suas atividades mentais. (Você se sente tenso ou estressado? Essa tensão o impede de fazer coisas, de pensar?)
	0 = ausente
	1 = esta sensação é relatada apenas no questionamento
	2 = esta sensação é relatada espontaneamente como uma parte angustiante da condição
	3 = o paciente relata ser atormentado por uma sensação de tensão e agitação interior. A pressão arterial diastólica pode ser > 90 mmHg.
10. **Tensão muscular**	Você teve dificuldade em relaxar os músculos desde que ficou deprimido? (Seus músculos estão tensos?) (Onde você sentiu a tensão?) (Você conseguiu relaxar?)
	0 = ausente
	1 = a tensão muscular é relatada apenas no questionamento
	2 = leve tensão muscular recorrente com alguma capacidade de relaxar
	3 = experiência definida de tensão muscular sem capacidade de relaxar, ou tensão visível (possivelmente tremores). O paciente pode queixar-se de dores musculares, especialmente no pescoço e nas costas.
11. **Insônia inicial ou intermediária**	Você tem tido dificuldade em adormecer? (Quanto tempo leva para adormecer depois de ir para a cama? Você acorda no meio da noite? Adormece novamente quando acorda?)
	0 = ausente
	1 = queixas de dificuldade em adormecer por não mais de meia hora
	2 = queixas de dificuldade em adormecer por mais de uma hora e/ou dois ou mais despertares durante a noite
	3 = praticamente sem dormir por causa da dificuldade em adormecer e de vários despertares durante a noite
12. **Impulsividade suicida**	Você já pensou em se matar ou se machucar? (Esses pensamentos foram impulsivos, vindo de repente? Frequentemente em momentos de raiva?) (Você realmente fez alguma coisa?)

→

QUADRO 8.4
ESCALA DE AVALIAÇÃO DA DEPRESSÃO MISTA DE KOUKOPOULOS (KMDRS)

	0 = ausente
	2 = pensamentos suicidas possivelmente impulsivos
	4 = pensamentos suicidas impulsivos definitivamente presentes
	6 = tentativa(s) suicida(s) impulsiva(s) (como tentar pular de um carro)
13. Sexualidade	Quando uma pessoa fica deprimida, ela tem menos desejo sexual do que o normal. Você notou ocasionalmente um aumento do desejo e/ou atividade sexual?
	0 = redução da atividade sexual e/ou do desejo sexual
	1 = atividade sexual normal
	2 = hipersexualidade ocasional
	3 = hipersexualidade frequente
14. Sintomas psicóticos	Você já pensou que os outros estavam fazendo algo contra você? Você já pensou estar no meio do interesse dos outros? Você já ouviu barulhos ou vozes?
	0 = ausente
	1 = desconfiança
	2 = ideias (delírios) de referência
	3 = delírios e/ou alucinações

Fonte: Sani e colaboradores.[32]

Após identificar uma possível apresentação mista, é fundamental realizar uma história clínica detalhada, um exame físico e investigações laboratoriais para descartar outras causas e condições possíveis. O diagnóstico diferencial para apresentações mistas abrange diversas condições médicas, como distúrbios endocrinológicos (p. ex., hipo ou hipertireoidismo e hipo ou hiperglicemia), anormalidades hematológicas (p. ex., anemia) e lesões neurológicas (p. ex., convulsões, traumatismo craniano ou evento cerebrovascular).

A avaliação também deve incluir transtornos da personalidade, especialmente o transtorno da personalidade limítrofe, e outros transtornos psiquiátricos, como ansiedade e transtorno do déficit de atenção com hiperatividade, devido à possibilidade de fenótipos sobrepostos com estados mistos. Além disso, o uso de substâncias, incluindo estimulantes, opioides ou álcool, pode complicar as apresentações de humor. Os médicos devem ser proativos em questionar sobre o uso de substâncias, revisando o histórico do paciente, obtendo informações detalhadas e examinando sinais físicos de intoxicação, abstinência ou uso prolongado, bem como realizando exames de sangue e de urina quando necessário.

Os médicos também devem verificar se a apresentação mista pode ter sido induzida por iatrogenia – por exemplo, no caso de um paciente com sintomas mistos e em tratamento com antidepressivos (especialmente inibidores da recaptação de serotonina e noradrenalina [IRSN]) ou estimulantes anfetamínicos/não anfetamínicos (como modafinila), que podem precipitar, agravar ou perpetuar essas características. Nesses casos, uma redução gradual da dose ou a sua descontinuação devem ser consideradas. A probabilidade de um agente, como um antidepressivo ou estimulante, estar causalmente relacionado ao desenvolvimento de sintomas mistos aumenta se a apresentação mista ocorrer imediatamente ou logo após o início do tratamento com o agente ou o aumento de sua dose. Tal probabilidade também é aumentada se os sintomas forem inconsistentes com o curso prévio da doença em termos de ocorrência, gravidade ou duração; se o agente for previamente associado ao desenvolvimento de apresentações mistas na pessoa; ou, ainda, se o agente for conhecido por ter um risco aumentado de induzir mania (p. ex., antidepressivos tricíclicos e ISRSN, que apresentam maior risco do que inibidores seletivos de recaptação da serotonina ou bupropiona). Os potenciais benefícios da redução/descontinuação do agente devem ser avaliados em relação aos seus riscos potenciais, dentre os quais a possibilidade de piora da depressão com a descontinuação dos antidepressivos. Os pacientes devem ser monitorados para garantir que as apresentações mistas melhorem com a redução/descontinuação e que os sintomas depressivos não piorem.

Características mistas emergentes durante a terapia antidepressiva podem indicar um prognóstico específico, uma vez que apenas um subgrupo de pacientes com depressão no TB desenvolve sintomas mistos em resposta ao tratamento antidepressivo adjuvante. A ocorrência desse fenômeno pode sugerir uma vulnerabilidade subjacente ou uma propensão à instabilidade do humor. É importante examinar mais profundamente as semelhanças e diferenças entre apresentações mistas "endógenas" e aquelas que surgem após o tratamento antidepressivo, para determinar possíveis consequências distintas.

Também é essencial observar que antipsicóticos, lítio ou divalproato, quando utilizados no tratamento da mania, podem causar sedação, embotamento emocional ou lentidão psicomotora, mimetizando sintomas depressivos em uma apresentação mista. Além disso, a acatisia resultante do uso de antipsicóticos pode ser confundida com agitação ou inquietação psicomotora. Portanto, ao avaliar o início dos sintomas do tipo misto, os médicos devem analisar a linha do tempo em relação à introdução recente ou a alterações nesses medicamentos.[3,33,34]

RISCO DE SUICÍDIO

Apresentações mistas estão consistentemente associadas a um aumento no risco de tentativas de suicídio. Na verdade, as características mistas podem ser o fator de risco mais significativo para suicídio no TB, aumentando a probabilidade de uma tentativa de suicídio em 65 vezes.[35] Pesquisas recentes sugerem que esse aumento no risco de suicídio pode ser atribuído principalmente à gravidade dos sintomas depressivos; o risco é maior na mania com características mistas em comparação com a mania, mas é equivalente entre a depressão com características mistas e a depressão isolada.[36]

Portanto, é essencial que os médicos revisem os fatores de risco de suicídio e estabeleçam um ambiente de tratamento adequado para abordar questões de segurança. É importante incentivar o planejamento de segurança, oferecer apoio psicológico e promover estratégias de autocuidado para auxiliar no gerenciamento contínuo da ideação suicida em todas as pessoas em risco, incluindo aquelas que têm histórico de tentativas anteriores e/ou estão no período pós-hospitalização.[37]

CARACTERÍSTICAS MISTAS NO CICLO VITAL: POPULAÇÕES ESPECIAIS

CRIANÇAS E ADOLESCENTES

O início do transtorno bipolar ocorre geralmente entre os 15 e os 35 anos de idade. No entanto, inícios mais precoces também são comuns e estão associados a um maior número de episódios por ano, história familiar positiva de TB e maior presença de comorbidades psiquiátricas.[38] Apresentações mistas são comuns em pacientes pediátricos com TB, sendo diferentes e, muitas vezes, mais complexas do que aquelas que ocorrem em adolescentes mais velhos e em adultos. Em um estudo, aproximadamente 40% dos adolescentes com depressão possuíam TB, sendo que 82% destes apresentavam estados mistos.[39] Quando adultos e jovens com TB-I são comparados usando medidas semelhantes, constata-se que os jovens passam mais tempo em estados mistos. Uma idade mais precoce de início do TB está associada a uma maior probabilidade de apresentações mistas, à ciclagem rápida e, mais tarde, a um mau prognóstico.

PERIPARTO

Os quadros psiquiátricos mais bem estudados no período perinatal são as psicoses puerperais e os episódios depressivos. No entanto, os sintomas depressivos comumente relatados no período periparto – humor irritado, labilidade emocional, agitação psicomotora, impulsividade, agressividade e taquipsiquismo – são altamente correlacionados com estados mistos.[40]

Os estados mistos ocorrem em cerca de 2% de todas as gestações. Aproximadamente 8% das pacientes com TB-I irão desenvolver estados mistos no período pré-parto e 6,5% no pós-parto. Já entre as pacientes com TB-II, os índices são de 3,5% no pré-parto e 2,5% no pós-parto.[40] Dessa forma, observa-se que as apresentações mistas são comuns no periparto. Um estudo observacional prospectivo descobriu que 74% das mulheres com TB que descontinuaram o uso de estabilizadores de humor antes ou no início da gravidez tiveram uma recorrência de depressão ou um episódio misto durante o primeiro trimestre. Sintomas mistos parecem ser particularmente comuns após o parto e podem ser mais usuais durante esse período do que em outras épocas da vida da mulher.

Çelik e colaboradores[41] relataram que quase 43 mulheres (68,3% da amostra) tiveram pelo menos cinco sintomas de depressão mista medidos pelo Questionário de Autoavaliação de Hipomania Modificado de 32 perguntas (mHCL-32), que tem se mostrado uma ferramenta útil para detectar sintomas de depressão mista. Viguera e colaboradores[42] estudaram mais de 1.000 mulheres e descobriram que 6,5% daquelas com TB-I e 2,5% daquelas com TB-II tiveram episódios mistos no período pós-parto. Os sintomas de depressão com início no pós-parto são mais comuns e mais graves em comparação aos de mania que não tenham início nesse período.

Da mesma forma, sintomas mistos são uma ocorrência comum em mulheres com psicose puerperal. É importante reconhecer as apresentações mistas em mulheres no período pós-parto, pois elas têm um risco aumentado de desenvolver pensamentos de auto ou heteroagressividade, o que pode causar impacto no futuro desenvolvimento de seus filhos.[3]

IDOSOS

Em pacientes idosos com TB, os estados mistos durante episódios maníacos podem ser clinicamente menos relevantes, uma vez que a polaridade dos episódios parece se modificar com o envelhecimento. Assim, há um aumento na proporção de tempo em que os pacientes experienciam depressão e, consequentemente, encontram-se em menor tempo em estados maníacos ou mistos. No entanto, estudos mais antigos relatam números semelhantes de características mistas em pacientes idosos com TB em comparação aos pacientes mais jovens com o mesmo transtorno.[43]

CONSIDERAÇÕES FINAIS

As definições e propriedades dos estados mistos têm gerado controvérsia ao longo de dois milênios, mas a estabilidade das suas características ao longo de uma série de definições clínicas e métodos de diagnóstico mostra que o seu conceito é robusto.[44] Características distintas relacionadas ao curso do TB emergem em níveis relativamente bem demarcados de sintomas de polaridade oposta em episódios depressivos ou maníacos.

REFERÊNCIAS

1. Sani G, Swann AC. Mixed states: historical impact and evolution of the concept. Psychiatr Clin North Am. 2020;43(1):1–13.
2. McIntyre RS, Soczynska JK, Cha DS, Woldeyohannes HO, Dale RS, Alsuwaidan MT, et al. The prevalence and illness characteristics of DSM-5-defined "mixed feature specifier" in adults with major depressive disorder and bipolar disorder: results from the International Mood Disorders Collaborative Project. J Affect Disord. 2015;172:259–64.
3. Yatham LN, Chakrabarty T, Bond DJ, Schaffer A, Beaulieu S, Parikh SV, et al. Canadian Network for Mood and Anxiety Treatments (CANMAT) and International Society for Bipolar Disorders (ISBD) recommendations for the management of patients with bipolar disorder with mixed presentations. Bipolar Disord. 2021;23(8):767–88.
4. Kraepelin E. Manic-depressive insanity and paranoia. Edinburgh: E. & S. Livingstone; 1921.
5. Marneros A. Origin and development of concepts of bipolar mixed states. J Affect Disord. 2001; 67(1-3):229–40.

6. Del Porto JA. Evolução do conceito e controvérsias atuais sobre o transtorno bipolar do humor. Rev Bras Psiquiatr. 2004;26(Suppl 3):3-6.
7. Koukopoulos A, Sani G, Koukopoulos AE, Manfredi G, Pacchiarotti I, Girardi P. Melancholia agitata and mixed depression. Acta Psychiatr Scand. 2007;115(s433):50-7.
8. Wikipedia. [São Francisco: Fundação Wikimedia]; 2020 [capturado em 2 nov. 2023]. Wilhelm Weygandt (1930). Disponível em: https://commons.wikimedia.org/wiki/File:Wilhelm_Weygandt_%281930%29.jpg.
9. Akiskal MHS, Puzantian VR. Psychotic forms of depression and mania. Psychiatr Clin North Am. 1979;2(3):419-39.
10. Akiskal HS, Akiskal KK, Lancrenon S, Hantouche E. Validating the soft bipolar spectrum in the French National EPIDEP Study: the prominence of BP-II 1/2. J Affect Disord. 2006;96(3):207-13.
11. Akiskal HS. The distinctive mixed states of bipolar I, II, and III. Clin Neuropharmacol. 1992;15:632A-3A.
12. Perugi G, Angst J, Azorin JM, Bowden CL, Mosolov S, Reis J, et al. Mixed features in patients with a major depressive episode: the BRIDGE-II-MIX study. J Clin Psychiatry. 2015;76(3):e351-8.
13. American Psychiatric Association. Diagnostic and statistical manual of mental disorders: DSM-5. 5th ed. Washington: APA; 2013.
14. American Psychiatric Association. Manual diagnóstico e estatístico de transtornos mentais: DSM-5-TR. 5.ed. rev. Porto Alegre: Artmed; 2023.
15. Malhi GS, Fritz K, Elangovan P, Irwin L. Mixed states: modelling and management. CNS Drugs. 2019;33(4):301-13.
16. Barroilhet SA, Ghaemi SN. Psychopathology of mixed states. Psychiatr Clin North Am. 2020;43(1):27-46.
17. Tavares DF, Suen P, Moreno DH, Vieta E, Moreno RA, Brunoni AR. Distractibility, anxiety, irritability, and agitation symptoms are associated with the severity of depressive and manic symptoms in mixed depression. Braz J Psychiatry. 2022;44(6):576-83.
18. Simonetti A, Lijffijt M, Swann AC. The neurobiology of mixed states. Psychiatr Clin North Am. 2020;43(1):139-51.
19. Vázquez GH, Lolich M, Cabrera C, Jokic R, Kolar D, Tondo L, et al. Mixed symptoms in major depressive and bipolar disorders: a systematic review. J Affect Disord. 2018;225:756-60.
20. Pompili M, Vazquez GH, Forte A, Morrissette DA, Stahl SM. Pharmacologic treatment of mixed states. Psychiatr Clin North Am. 2020;43(1):167-86.
21. Miller S, Suppes T, Mintz J, Hellemann G, Frye MA, McElroy SL, et al. Mixed depression in bipolar disorder: prevalence rate and clinical correlates during naturalistic follow-up in the Stanley Bipolar Network. Am J Psychiatry. 2016;173(10):1015-23.
22. Shim IH, Lee J, Kim MD, Jung YE, Min KJ, Kwon YJ, et al. The prevalence and diagnostic classification of mixed features in patients with major depressive episodes: a multicenter study based on the DSM-5. Int J Methods Psychiatr Res. 2019;28(3):e1773.
23. Cassidy F, Yatham LN, Berk M, Grof P. Pure and mixed manic subtypes: a review of diagnostic classification and validation. Bipolar Disord. 2008;10(1 Pt 2):131-43.
24. González-Pinto A, Aldama A, Pinto AG, Mosquera F, Pérez de Heredia JL, Ballesteros J, et al. Dimensions of mania: differences between mixed and pure episodes. Eur Psychiatry. 2004;19(5):307-10.
25. Mixed affective state. In: Wikipedia. 2023 [capturado em 02 nov. 2023]. Disponível em: https://en.wikipedia.org/wiki/Mixed_affective_state.
26. Montgomery SA, Asberg M. A new depression scale designed to be sensitive to change. Br J Psychiatry. 1979;134:382-9.
27. Young RC, Biggs JT, Ziegler VE, Meyer DA. A rating scale for mania: reliability, validity and sensitivity. Br J Psychiatry. 1978;133:429-35.
28. Goldberg JF, Perlis RH, Bowden CL, Thase ME, Miklowitz DJ, Marangell LB, Calabrese JR, Nierenberg AA, Sachs GS. Manic symptoms during depressive episodes in 1,380 patients with bipolar disorder: findings from the STEP-BD. Am J Psychiatry. 2009;166(2):173-81.
29. Richter P, Werner J, Heerlein A, Kraus A, Sauer H. On the validity of the beck depression inventory. A review. Psychopathology. 1998;31(3):160-8.
30. Mitchell AJ, Yadegarfar M, Gill J, Stubbs B. Case finding and screening clinical utility of the patient health questionnaire (PHQ-9 and PHQ-2) for depression in primary care: a diagnostic meta-analysis of 40 studies. BJPsych Open. 2016;2(2):127-38.

31. Rush AJohn, Trivedi MH, Ibrahim HM, Carmody TJ, Arnow B, Klein DN, et al. The 16-item quick inventory of depressive symptomatology (QIDS), clinician rating (QIDS-C), and self-report (QIDS-SR): a psychometric evaluation in patients with chronic major depression. Biol Psychiatry. 2003;54(5):573-83.
32. Sani G, Vöhringer PA, Barroilhet SA, Koukopoulos AE, Ghaemi SN. The Koukopoulos Mixed Depression Rating Scale (KMDRS): an International Mood Network (IMN) validation study of a new mixed mood rating scale. J Affect Disord. 2018;232:9-16.
33. Fountoulakis KN, Grunze H, Vieta E, Young A, Yatham L, Blier P, et al. The International College of Neuro-Psychopharmacology (CINP) treatment guidelines for bipolar disorder in adults (CINP-BD-2017), Part 3: the clinical guidelines. Int J Neuropsychopharmacol. 2017;20(2):180-95.
34. Malhi GS, Bell E, Bassett D, Boyce P, Bryant R, Hazell P, et al. The 2020 Royal Australian and New Zealand College of Psychiatrists clinical practice guidelines for mood disorders. Aust N Z J Psychiatry. 2021;55(1):7-117.
35. Holma KM, Haukka J, Suominen K, Valtonen HM, Mantere O, Melartin TK, et al. Differences in incidence of suicide attempts between bipolar I and II disorders and major depressive disorder. Bipolar Disord. 2014;16(6):652-61.
36. Persons JE, Coryell WH, Solomon DA, Keller MB, Endicott J, Fiedorowicz JG. Mixed state and suicide: is the effect of mixed state on suicidal behavior more than the sum of its parts? Bipolar Disord. 2018;20(1):35-41.
37. Schaffer A, Van Meter A, Sinyor M. The best defense is a good offense: proactive approaches for suicide prevention in bipolar disorder. Bipolar Disord. 2020;22(2):191-2.
38. Janiri D, Conte E, De Luca I, Simone MV, Moccia L, Simonetti A, et al. Not only mania or depression: mixed states/mixed features in paediatric bipolar disorders. Brain Sci. 2021;11(4):434.
39. Dilsaver SC, Benazzi F, Akiskal HS. Mixed states: the most common outpatient presentation of bipolar depressed adolescents? Psychopathology. 2005;38(5):268-72.
40. Koukopoulos AE, De Chiara L, Simonetti A, Kotzalidis GD, Janiri D, Manfredi G, et al. The Koukopoulos mixed depression rating scale (KMDRS) and the assessment of mixed symptoms during the perinatal period. J Affect Disord. 2021;281:980-8.
41. Çelik SB, Bucaktepe GE, Uludağ A, Bulut İU, Erdem Ö, Altınbaş K. Screening mixed depression and bipolarity in the postpartum period at a primary health care center. Compr Psychiatry. 2016;71:57-62.
42. Viguera AC, Tondo L, Koukopoulos AE, Reginaldi D, Lepri B, Baldessarini RJ. Episodes of mood disorders in 2,252 pregnancies and postpartum periods. Am J Psychiatry. 2011;168(11):1179-85.
43. Arnold I, Dehning J, Grunze A, Hausmann A. Old age bipolar disorder-epidemiology, aetiology and treatment. Medicina (Kaunas). 2021;57(6):587.
44. Swann AC, Lafer B, Perugi G, Frye MA, Bauer M, Bahk WM, et al. Bipolar mixed states: an international society for bipolar disorders task force report of symptom structure, course of illness, and diagnosis. Am J Psychiatry. 2013;170(1):31-42.

MANIAS SECUNDÁRIAS (ORGÂNICAS)

9

LEONARDO CAIXETA

A mania é a característica definidora do transtorno bipolar (TB) e representa um estado patológico de humor elevado, com aumento de energia e atividade. A mania orgânica, ou mania secundária, consiste na produção da síndrome maniforme devido a condições médicas ou físicas.

Manias secundárias constituem episódios de elação do humor de etiologia orgânica, sobretudo por lesões cerebrais.

Este capitulo apresenta uma contextualização histórica sobre a mania secundária, além de informações sobre seu diagnóstico, suas causas – que podem ser divididas em cerebrais ou extracerebrais –, o espectro de suas apresentações – que varia desde "moria" (comportamento infantil, frívolo, tolo, associado a um estado de excitação alegre) até *Witzelsucht* (comportamentos jocosos) – e seu tratamento.

HISTÓRICO

Descrições de mania secundária (ou orgânica) são encontradas na literatura desde a "mulher de Thasos", escrita por Hipócrates.[1] O rei George VI, da Inglaterra, apresentava manias episódicas associadas à porfiria aguda intermitente. Mas foi no século XIX que as manias orgânicas se tornaram o foco de muitos estudos psiquiátricos, seja no contexto da neurolues, dos traumatismos e tumores cranianos, ou das demências vesânicas.[2]

Historicamente, Leonore Welt foi o primeiro a estabelecer uma associação entre desinibição e lesões na superfície orbital do lobo frontal, em 1888. Múltiplos casos na literatura cirúrgica descrevem síndromes maníacas envolvendo ressecções ou lesões do córtex fronto-orbital, assim como euforia, hiperatividade e hipersexualidade, em uma proporção significativa de pacientes submetidos à cirurgia do lobo frontal.[3]

Moria e *Witzelsucht*, por exemplo, são termos históricos consagrados na neuropsiquiatria, tendo sido descritos no final do século XIX, respectivamente, pelos neuropsiquiatras alemães Moritz Jastrowitz e Hermann Oppenheim.[4,5] Moria refere-se a um estado de euforia pueril e excitação alegre associado a um comportamento frívolo, fátuo e abobado.[4] *Witzelsucht* ("vício em brincadeiras"), por sua vez, representa uma tendência para trocadilhos e comportamento jocoso. Nos casos de Moria e *Witzelsucht*, os pacientes exibem palhaçadas, caretas, riem da própria risada, eliminam flatos, fazem piadas quase sempre sem graça e de mau gosto, ou contam histórias sem sentido em situações socialmente inadequadas – carecem, portanto de seriedade em geral. Sintomas menos comuns são a hipersexualidade e a tendência a fazer comentários sexuais em momentos inadequados ou em situações constrangedoras. Os pacientes não entendem que seu comportamento é anormal e, portanto, não respondem às reações dos outros; também demonstram incapacidade de entender sarcasmo. Alguns pacientes com *Witzelsucht* são essencialmente insensíveis ao humor de terceiros, mas são capazes de produzi-lo, enquanto outros pacientes riem excessivamente, muitas vezes de coisas que não são engraçadas.

Moria e *Witzelsucht* são síndromes negligenciadas na prática neuropsiquiátrica, talvez pela falta de treinamento dos clínicos para detectá-las.[5] Curiosamente, o escultor alemão Franz Xaver Messerschmidt retratou, no final do século XVIII, uma série de fisionomias humanas que ilustram muito bem as caretas e expressões inusitadas encontradas em pacientes com moria e *Witzelsucht* (**Figura 9.1**).

Na modernidade, muitas doenças de etiologias tóxica, medicamentosa, metabólica, neurológica e infecciosa vêm sendo associadas ao desenvolvimento de mania.[6,7] É importante, entretanto, adquirir o conhecimento e a sensibilidade necessários para distinguir a mania de causa orgânica daquela presente no TB idiopático, sendo essa distinção necessária para a pesquisa de doenças de base orgânica.

CRITÉRIOS DIAGNÓSTICOS

A classificação de acordo com o *Manual Diagnóstico e Estatístico de Transtornos Mentais* (DSM-5), da American Psychiatric Association (APA)[8], enfatiza o quadro clássico da mania como um humor persistente e anormalmente elevado, expansivo ou

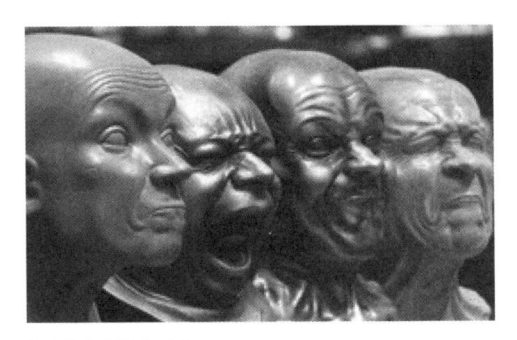

FIGURA 9.1
SÉRIE DE ESCULTURAS REPRESENTANDO CARETAS E BUFONARIAS TÍPICAS DA MORIA E DO *WITZELSUCHT* FEITAS PELO ESCULTOR ALEMÃO FRANZ XAVER MESSERSCHMIDT, EM 1776.
Fonte: Foto do autor.

irritável, com duração mínima de uma semana. Caso seja necessária hospitalização antes de uma semana, o diagnóstico também pode ser feito. Além da alteração do humor, pelo menos três (ou quatro, caso haja irritabilidade) dos seguintes sintomas devem estar presentes: grandiosidade (megalomania); necessidade diminuída de sono; pressão para falar; fuga de ideias ou taquipsiquismo; distratibilidade; aumento da atividade dirigida a objetivos ou agitação psicomotora; envolvimento excessivo em atividades prazerosas. Alteração de julgamento e de crítica, comportamentos e/ou fala hipersexualizados, gastos compulsivos, hiperfagia, euforia, alucinações e ideações paranoides também são achados frequentes, sendo que o paciente frequentemente não tem *insight* da condição.

Na terminologia do DSM-5-TR,[8] a mania secundária ou os sintomas maníacos atribuídos a uma etiologia orgânica são referidos como um transtorno do humor secundário a uma condição médica geral. Os estados maníacos orgânicos são caracterizados por um transtorno do humor induzido por alguma substância ou devido a uma condição médica geral. Para atender aos critérios diagnósticos para a determinação de uma síndrome orgânica do humor do tipo maniforme (mania orgânica), o paciente necessita apresentar humor persistentemente eufórico e expansivo e manifestações clínicas semelhantes às de um episódio maníaco, sem nenhuma especificação da quantidade de sinais e de sintomas presentes. O paciente deve, ainda, ter evidência de alguma causa orgânica que tenha ocasionado o transtorno do humor, seja ela obtida por meio de anamnese, exame físico, exames laboratoriais ou de imagem. Ainda, os sintomas maníacos não devem ocorrer exclusivamente durante o curso de *delirium* e não devem ser mais bem explicados por nenhum outro transtorno mental. Por fim, tais comportamentos devem afetar o indivíduo com repercussão negativa nos âmbitos ocupacional, social, funcional e emocional.

Os sinais maníacos podem ser a única manifestação do transtorno orgânico; porém, eles ainda podem coexistir com outros sinais, como disfunção cognitiva, alucinações e delírios.[6]

Apesar de sua importância, ainda existem poucos estudos sistemáticos sobre a síndrome maníaca orgânica. Entre os motivos principais dessa lacuna, encontram-se a relativa raridade de sua ocorrência e a falha médica em identificar possíveis fatores orgânicos desencadeadores de um quadro maníaco.

DIAGNÓSTICOS DIFERENCIAIS

O principal diferencial é com o transtorno bipolar (TB) em suas fases de hipomania ou mania. A personalidade hipertímica também oferece um desafio no diagnóstico diferencial, sobretudo quando intensificada por um processo psico-orgânico.

FISIOPATOLOGIA

Lesões orgânicas associadas à síndrome maníaca envolvem áreas do cérebro que modulam a emoção e as funções neurovegetativas, como sono, apetite, libido e energia.[7,9] Essas áreas incluem o sistema límbico, o tálamo e o hipotálamo, juntamente com suas conexões para o mesencéfalo, os gânglios da base e os lobos frontal e temporal.

Fawcett,[10] ao documentar em um de seus estudos as principais regiões do cérebro afetadas em pacientes com mania orgânica decorrente de trauma, apontou que as lesões afetavam o tálamo, as regiões subtalâmicas e o lobo frontal, sendo que todos os casos eram de lesões do hemisfério direito.

Dentre as lesões cerebrais descritas na literatura, as do hemisfério direito são mais comuns em pacientes com mania orgânica; mesmo assim, lesões difusas do hemisfério esquerdo também são relatadas.[11] O riso patológico vem sendo associado a lesões destrutivas do hemisfério direito do cérebro, enquanto a hemisferectomia direita produz comumente um humor eufórico. Além da lesão em si, a gravidade do trauma e a presença de epilepsia focal – especialmente no lobo temporal – correlacionam-se com o desenvolvimento de mania pós-traumática.[6]

Atualmente as análises apontam para um envolvimento específico dos córtices orbitofrontal e temporal basal do hemisfério não dominante (geralmente o direito) no desenvolvimento da mania secundária.[3] Essas duas estruturas tornaram-se o foco da literatura descritiva sobre as síndromes de desinibição.[6] A anatomia e o neurocircuito do córtex orbitofrontal em relação ao transtorno obsessivo-compulsivo (TOC) foram revisados, sendo que essa análise pode ser relevante para a nossa compreensão da fisiopatologia das síndromes de desinibição. Dada a proximidade anatômica entre o sistema límbico, o polo temporal e o córtex orbitofrontal, foi questionado se essas regiões constituem um sistema funcional que integra informação e estados motivacionais. Tal fato atribui ao córtex orbitofrontal um papel central na mediação de respostas emocionais a uma variedade de estímulos sensoriais.

Anormalidades bioquímicas associadas ao TB idiopático envolvem as vias ascendentes monoaminérgicas (**Figura 9.2**) e também podem estar associadas à mania orgânica. Essas vias têm início no mesencéfalo e interconectam sistema límbico, gânglios da base e hemisférios cerebrais. Um aumento funcional na produção de dopamina, noradrenalina e serotonina foi constatado em pacientes com mania,[6] sendo que tais evidências favorecem um estado hiperadrenérgico e hiperdopaminérgico. Consequentemente, qualquer lesão degenerativa ou irritativa, seja ela focal ou difusa, pode precipitar um episódio maníaco caso tais vias sejam comprometidas.

Além de lesões traumáticas, o uso de alguns fármacos, como o baclofeno, já foi descrito em pacientes que apresentavam episódios maníacos.[6] O baclofeno possui uma estrutura análoga à do ácido gama-aminobutírico, um grande inibidor neurotransmissor que interage com a dopamina no sistema mesolímbico, podendo induzir um estado de mania por meio de alterações bioquímicas. Uma anormalidade neuroquímica específica da mania ainda não foi elucidada. Essa anormalidade provavelmente envolve interações complexas entre neurotransmissores ou múltiplas anormalidades, convergindo em uma via final que compromete os tratos adrenérgicos e dopaminérgicos.

ETIOLOGIA DOS FATORES ORGÂNICOS

Nesta seção sobre a etiologia dos fatores orgânicos, estão inclusos casos de mania

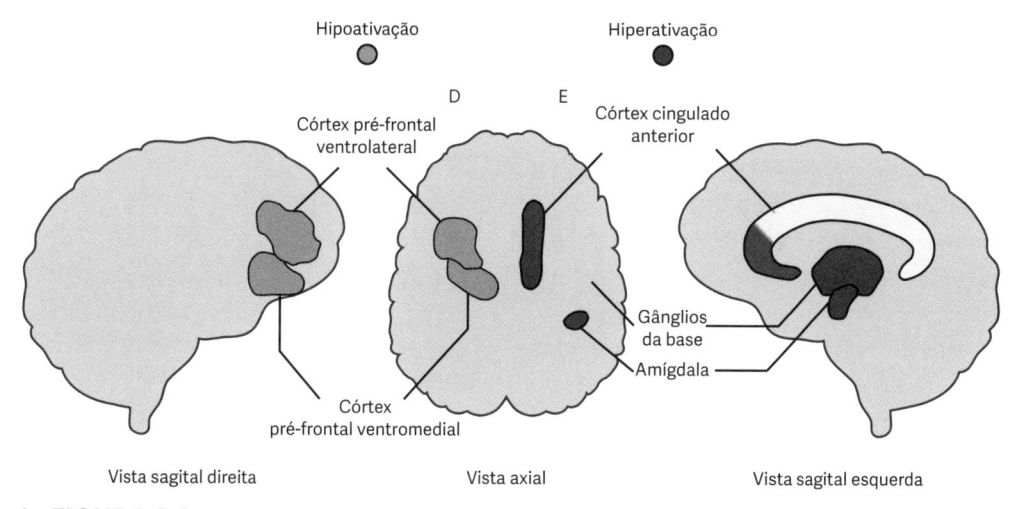

FIGURA 9.2

NEUROANATOMIA FUNCIONAL DA MANIA. EVIDÊNCIAS DE DIFERENTES ESTUDOS DE NEUROIMAGEM FUNCIONAL SUGEREM QUE HÁ UMA ATIVIDADE REDUZIDA DOS CÓRTICES PRÉ-FRONTAIS VENTROMEDIAL E VENTROLATERAL DIREITO, ASSIM COMO UM AUMENTO DA ATIVIDADE DA AMÍGDALA ESQUERDA, DO CÓRTEX CINGULADO ANTERIOR ESQUERDO E DOS GÂNGLIOS BASAIS ESQUERDOS NA MANIA.

Fonte: Cotovio e colaboradores.[12]

orgânica em pacientes com história prévia ou antecedentes familiares de transtornos psiquiátricos. Entretanto, foram omitidos casos de mania associados a antidepressivos tricíclicos, a inibidores da monoaminoxidase usados como antidepressivos[7,11] e à eletroconvulsoterapia,[13] pelo risco de mascararem um TB primário no uso dessas terapias como tratamento no transtorno depressivo unipolar.

MANIA NO IDOSO

Não são todos os pacientes idosos (acima de 65 anos) com quadro bipolar que, necessariamente, tinham TB desde que eram mais novos. Já foi identificada uma distribuição bimodal do TB em mulheres, com um pico nas primeiras três décadas de vida e outro pico no final da quarta década em diante.[6] Nos homens, existe um aumento na incidência de mania em uma idade mais avançada, com um segundo pico de incidência entre a oitava e nona décadas de vida.[6]

Existem evidências cada vez maiores de doenças vasculares súbitas em pacientes idosos que apresentam mania[6,7] e estudos já citaram que, em pacientes bipolares, uma alta prevalência de alterações isquêmicas subcorticais profundas ocorre tardiamente na vida. Isso nos leva, mais uma vez, à tendência de sempre pesquisar fatores orgânicos em pacientes idosos com quadro súbito de alteração do comportamento.

Um estudo retrospectivo de 92 pacientes internados com mania, com idade superior a 65 anos, constatou que 26% não tinham história prévia de doença afetiva; além disso, 30% tinham experimentado apenas depressão anteriormente, e metade destes havia tido pelo menos três episódios de depressão antes da primeira doença maníaca. Pacientes com história familiar de transtornos afetivos tiveram uma idade de início da doença significativamente mais precoce. Houve evidência de comprometimento orgânico cerebral em 24% dos pacientes, e esse grupo teve idade de início da doença significativamente mais tardia. O prognóstico foi bom, com apenas 8% dos 92 pacientes permanecendo internados após 6 meses do início do estudo. Metade desses pacientes iniciou profilaxia com lítio, mas isso não alterou significativamente o número de reinternações. Um quarto dos pacientes que começaram tratamento com lítio desenvolveu evidências de toxicidade.[14]

CAUSAS NEUROLÓGICAS DE MANIA SECUNDÁRIA

Muitas doenças neurológicas – incluindo distúrbios dos movimentos, doenças cerebrovasculares e algumas doenças desmielinizantes – podem precipitar um quadro de mania. Outras lesões neurológicas incluem tumores,[7] lesões vasculares (do hipotálamo, do diencéfalo e do córtex frontal) e epilepsias do lobo temporal. A talamotomia e a hemisferectomia direita também foram associadas à mania, apesar de algumas evidências não serem tão elucidativas.[6] É postulado que lesões que afetam o hemisfério direito e as estruturas límbicas podem produzir sintomas de euforia, hipersexualidade, insônia, hiperatividade e irritabilidade.[3]

Pacientes com doença (coreia) de Huntington, doença de Wilson,[15] calcificação idiopática dos gânglios da base e parkinsonismo pós-encefalite também manifestaram episódios maníacos, sendo que, na doença de Huntington, a mania apresentou-se como a única manifestação inicial da doença. Outras síndromes neurológicas que podem desencadear o quadro maníaco incluem encefalopatia pós-traumática,[16] esclerose múltipla, neurossífilis – forma paresia geral progressiva –,[16] encefalopatia viral e criptocócica do sistema nervoso central,[17] demência frontotemporal e doença de Alzheimer,[18] síndrome de Kleine-Levin e síndrome de Klinefelter.[6,7]

Neurossífilis (paresia geral progressiva)

Historicamente, como já relatado no início deste capítulo, uma das primeiras menções à mania orgânica foi feita no contexto da paresia geral progressiva (forma parenquimatosa cerebral da neurossífilis), doença que dominou o panorama psiquiátrico no século XIX e no início do século XX.[19]

A neurossífilis é classicamente reconhecida como uma "grande imitadora", isto é, pode apresentar quadros clínicos muito similares aos de outras enfermidades do sistema nervoso, podendo ser confundida, mesmo após anos de acompanhamento, com doenças neurológicas e psiquiátricas, tais como o TB. Uma de suas modalidades de apresentação, aliás, é conhecida como "forma maníaco-depressiva" e se manifesta sob a forma de excitação maníaca. Nessa apresentação, ocorre perda da autocrítica, euforia e ideias de grandeza de proporções absurdas. É possível encontrar, também, a instalação de um estado depressivo de conteúdo geralmente hipocondríaco e neurastênico.[19]

Lesão cerebral traumática

Estima-se que transtornos do humor estejam presentes em aproximadamente 6 a 7,7% dos pacientes com lesão cerebral traumática,[16] sendo a ocorrência de mania secundária estimada em 3 a 10% dos casos.[6] Em estudo realizado com uma amostra de 66 pacientes que sofreram trauma fechado de crânio, 9% se enquadraram no critério do DSM-III-R para o diagnóstico de mania em algum momento durante o período de seguimento, de um ano.[20] Os sintomas clínicos apresentados por esses pacientes eram típicos, incluindo humor expansivo, comportamentos motor e verbal exacerbados e alteração da sequência lógica do pensamento. Somado a isso, uma grande proporção dos pacientes experimentou irritabilidade e aumento da agressividade e do interesse sexual. O local do trauma acometido foi determinado por tomografia computadorizada, podendo ser feita uma associação significante entre lesões polares e basais do lobo temporal e o subsequente desenvolvimento de mania.[20]

Doença de Huntington

Sintomas psiquiátricos são variáveis na doença de Huntington, mas depressão, irritabilidade e ansiedade são comuns. Muitos pacientes podem desenvolver uma sintomatologia consistente para preencher os critérios diagnósticos de um quadro maníaco secundário. De acordo com uma estimativa, 4,8% dos pacientes com doença de Huntington apresentam mania –[21] sendo que esse número chega a 10% em alguns estudos.[6]

Esclerose múltipla

A esclerose múltipla é a doença autoimune desmielinizante mais comum. Acredita-se que múltiplas lesões difusas e multifocais da substância branca possam "desmascarar" ou mesmo causar um quadro de mania secundária, fazendo com que os pacientes portadores eventualmente apresentem euforia, riso patológico e outros sintomas de desinibição frontal.[6]

Infecção por HIV

A infecção pelo vírus HIV é um importante fator de risco para o desenvolvimento de mania secundária, a qual acredita-se que seja resultado de uma infecção cerebral pelo vírus. Apesar de 4 a 8% dos pacientes portadores do HIV apresentarem mania, ainda não se conhece a real porcentagem dos que apresentam mania secundária diretamente atribuída à infecção pelo HIV.[22] O quadro avançado da doença é um fator de risco ainda maior para o desenvolvimento de um quadro secundário de mania.

O humor em pacientes com mania secundária é frequentemente descrito como uma combinação de labilidade, irritabilidade e humor expansivo. O estudo de imagem de um grupo de pacientes infectados que apresentavam mania secundária mostrou anormalidades neurológicas em 53% deles. O achado mais comum foi um foco de substância branca bilateral, usualmente nas áreas periventriculares.[6]

MANIA SECUNDÁRIA A DISTÚRBIOS ENDÓCRINO--METABÓLICOS

Uma variedade de distúrbios endócrinos, incluindo doença de Cushing e anormalidades tireoidianas, já foram associadas à mania orgânica.[6] O hipotireoidismo, diferentemente do hipertireoidismo, não causa quadros de mania por si só, mas é conhecido por causar ciclagem rápida em pacientes portadores do TB. Os tratamentos com corticosteroides são provavelmente a causa mais comum de mania secundária. Hemodiálise e uremia com progressiva encefalopatia dialítica também já foram identificadas como causadores de mania.[6]

MANIA INDUZIDA POR SUBSTÂNCIAS

Muitas substâncias já foram descritas como possíveis causadoras de mania. A maioria delas modula o metabolismo monoaminérgico central; os principais agentes envolvidos incluem os agonistas dopaminérgicos levodopa e bromocriptina, e o antagonista dopaminérgico metoclopramida. Agentes simpatomiméticos e cocaína já foram relacionados a um estado de psicose maníaca bastante florido. O inibidor da monoamina oxidase, derivado da isoniazida e da procarbazina, já foi associado à mania em pacientes sem histórico de transtornos afetivos. A cimetidina, um antagonista histamínico H2, foi responsável por induzir estados de mania em alguns relatos. A ciclobenzaprina, uma estrutura análoga à amitriptilina e à ioimbina (sendo esta um antagonista alfa-2 adrenérgico), já foi citada como produtora de episódios de mania; porém, tais ocorrências foram em pacientes com história prévia de episódios maníacos.

Muitas outras classes de fármacos possuem casos bem documentados de indução de mania, incluindo corticosteroides, fármacos tireotóxicos, brometos, baclofeno e procainamida. Também já foram descritos episódios de mania que ocorreram espontaneamente após mielografia com metrizamida. Além disso, o anticolinérgico prociclidina e o anestésico dissociativo fenciclidina produziram mania em pacientes dependentes químicos que não apresentavam histórico evidente de transtorno afetivo.[6]

Vários artigos documentaram que os compostos triazol-benzodiazepínicos alprazolam e triazolam foram associados à precipitação de estado maníaco. No entanto, todos os pacientes possuíam histórico de TB, depressão e transtorno de ansiedade, e, no caso do triazolam, os sintomas maníacos coincidiram apenas com a duração da ação do fármaco.[6] Um dos pacientes que desenvolveu mania quando em uso de alprazolam trocou a terapia medicamentosa por lorazepam, havendo resolução do quadro de mania.[23] Em contraste com outros benzodiazepínicos, o alprazolam tem uma eficácia antidepressiva comprovada, além de ser neuroquimicamente semelhante aos antidepressivos. Espera-se, no entanto, verificar se o alprazolam pode induzir mania em pacientes sem histórico de transtornos psiquiátricos, o que comprovaria a propriedade do fármaco de induzir mania.

MANIA E RETARDO DO DESENVOLVIMENTO

Existem evidências recentes de que a mania orgânica ocorre em um número significativo de indivíduos com retardo do desenvolvimento. Enquanto pessoas com deficiência intelectual são capazes de apresentar uma grande variedade de transtornos afetivos, essas condições são difíceis de serem diagnosticadas pelos seguintes motivos:

- Sintomas afetivos podem ser semelhantes aos observados no retardo de desenvolvimento, tornando difícil a sua distinção;
- Sintomas afetivos podem se apresentar como uma exacerbação de comportamentos mal-adaptativos pré-existentes;
- A limitação do paciente em se comunicar pode dificultar o levantamento de informações importantes para o diagnóstico;
- O tratamento pode ser complicado pelas formas atípicas e pela resistência medicamentosa do TB.

Por esses motivos, os clínicos devem monitorar constantemente tais pacientes, ficando atentos para possíveis sinais e sintomas de mania e causa, além de formular planos de tratamento a fim de obter uma melhor resposta terapêutica.

O **Quadro 9.1** resume as condições orgânicas associadas à mania.

DISTINÇÃO ENTRE MANIA ORGÂNICA E IDIOPÁTICA

O TB idiopático é um diagnóstico de exclusão, devendo ser feito apenas quando todas as outras causas orgânicas houverem sido excluídas. Isso pode se tornar difícil quando a mania é o único sintoma inicial de uma patologia, como em alguns casos de doença de Huntington, encefalite herpética e meningoencefalite meningocócica.[6] No entanto, na maioria dos casos, outras anormalidades neurológicas – como *delirium*, demência, déficits motores uni ou bilaterais e paralisia dos nervos cranianos – também se encontram presentes. Anosognosia e negligência unilateral têm sido relatadas em alguns casos de mania orgânica,[24] correspondendo, mais uma vez, à relativa preponderância de lesões no hemisfério direito ou no do tálamo. Novamente, ressalta-se a importância da realização de uma anamnese completa e de um exame físico bem-feito na determinação de outros sintomas presentes.

Atualmente a mania de ocorrência tardia está sendo bastante discutida. Por englobar um grupo muito heterogêneo de pacientes, permanece a imprecisão a respeito de tais episódios estarem ou não relacionados à recorrência do TB idiopático ou serem ou não secundários às doenças de base que passam a existir com o envelhecimento; dessa forma, é sempre importante o levantamento de diagnósticos diferenciais (**Figura 9.3**). Certamente, em alguns casos há relação com a recorrência do TB; em outros, o estado maníaco pode ser visto nesse grupo etário, especialmente em pacientes com transtorno depressivo maior, ciclotimia ou TB tipo II que apresentem alterações cerebrais relacionadas à idade, levando-os posteriormente a um episódio tardio de mania.[6] Mesmo assim, alguns casos são resultado de causas orgânicas que ocorrem em uma idade mais avançada.

Muitas publicações sugerem que o estado maníaco que se desenvolve tardiamente na vida difere, em vários aspectos, da-

QUADRO 9.1
CONDIÇÕES ORGÂNICAS ASSOCIADAS À MANIA

CONDIÇÕES SISTÊMICAS	USO DE DROGAS/ MEDICAMENTOS	CONDIÇÕES NEUROLÓGICAS	
		LESÕES FOCAIS	LESÕES DEGENERATIVAS OU INFECCIOSAS
■ Doença de Cushing ■ Hipoparatireoidismo ■ Hiperparatireoidismo ■ Hipertireoidismo ■ Tirotoxicose ■ Uremia ■ Hemodiálise ■ Uremia com demência dialítica progressiva ■ Psicose puerperal ■ Febre ■ Mononucleose infecciosa ■ Deficiência de niacina ■ Deficiência de vitamina B12 ■ Carcinoides ■ Uso de câmaras hiperbáricas ■ Excitação pós-operatória ■ Psicose pré-menstrual	■ Levetiracetam ■ Levodopa ■ Procainamida ■ Bromocriptina ■ Brometos ■ Metoclopramida* ■ Metrizamida ■ Cocaína ■ Prociclidina ■ Simpatomiméticos ■ Fenciclidina ■ Isoniazida ■ Alprazolam* ■ Procarbazina ■ Triazolam* ■ Ciclobenzaprina* ■ Ioimbina* ■ Corticosteroides ■ Cimetidina ■ Baclofeno ■ Preparações tireoidianas	■ Tumores (temporolímbico, frontal direito, diencéfalo) ■ Lesões cerebrovasculares (no hemisfério direito) ■ Epilepsia do lobo temporal ■ Talamotomia ■ Hemisferectomia direita ■ Meningioma frontoparietal medial ■ Neoplasia supraselar ■ Craniofaringioma ■ Calcificação idiopática dos gânglios da base ■ Teratoma	■ Doença de Huntington basotemporal ■ Doença de Wilson ■ Parkinsonismo pós-encefalítico ■ Demência pelo HIV ■ *Delirium* ■ Demência frontotemporal ■ Doença de Alzheimer ■ Encefalopatia pós-traumática ■ Paresia geral progressiva ■ Esclerose múltipla ■ Encefalite viral ■ Meningoencefalite criptocócica ■ Neurossífilis ■ Síndrome de Klinefelter ■ Síndrome de Kleine-Levin

* Mania identificada em pacientes com histórico de transtornos afetivos.

quele que se inicia na juventude (p. ex., na apresentação clínica, na resposta ao tratamento e no prognóstico). A mania orgânica geralmente se desenvolve em pacientes com idade superior a 35 anos de idade,[11] enquanto pacientes com TB apresentam seu primeiro episódio entre a puberdade e os 25 anos de idade. O curso do TB primário é geralmente crônico e recorrente, porém, na mania secundária, o episódio pode ocorrer dentro de algumas horas ou dias após o acometimento pelo fator orgânico ou tóxico. Em relação à sintomatologia clínica, na mania orgânica comportamentos como irritabilidade e agressividade são mais comuns que euforia, apesar de

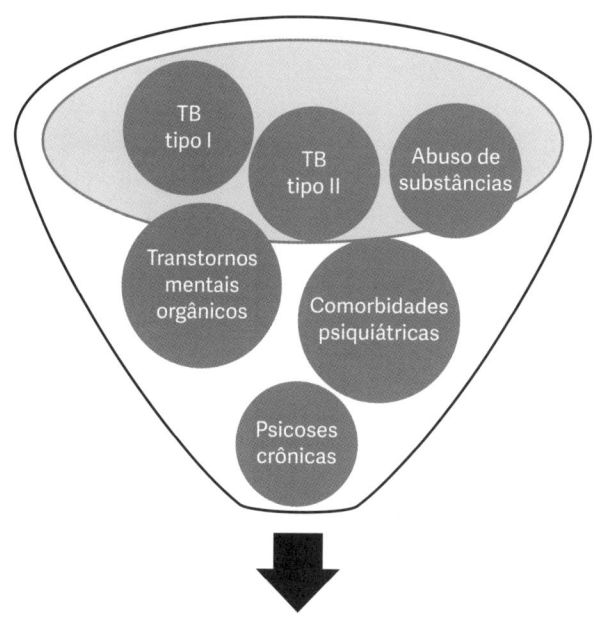

FIGURA 9.3
DIAGNÓSTICOS DIFERENCIAIS DE MANIA NA IDADE AVANÇADA.

Diagnósticos diferenciais de mania na idade avançada:
- TB tipo I
- TB tipo II
- Abuso de substâncias
- Transtornos mentais orgânicos
- Comorbidades psiquiátricas
- Psicoses crônicas

a irritabilidade também ser encontrada no TB idiopático. Ameaças, disforia e delírios persecutórios estão entre os outros sinais e sintomas mais frequentemente encontrados.[6] Existem evidências de que os pacientes com mania orgânica apresentam sintomas maníacos menos graves e uma maior redução desses sintomas durante o tratamento.[6] No entanto, eles também apresentam uma taxa de recuperação mais lenta quando comparados aos quadros de TB idiopático.

Existe significante diferença na disfunção cognitiva entre esses dois grupos, sendo os pacientes com TB idiopático os menos afetados. Entretanto, pacientes bipolares de idade mais avançada tendem a apresentar déficits cognitivos mais graves, que persistem inclusive após o tratamento do transtorno. Pacientes com mania orgânica apresentam taxas de morbidade e mortalidade maiores quando comparados aos com mania de apresentação precoce, e uma mortalidade que chega a ser 30% maior quando comparada à de idosos deprimidos sem episódios maniformes.[6] A resistência ao tratamento medicamentoso é outro problema encontrado, sendo que, em casos de resistência ao lítio, a combinação ou o uso isolado de estabilizadores de humor anticonvulsivantes, como o divalproato de sódio ou a carbamazepina, podem ser necessários.

A literatura se divide no que diz respeito à história familiar de transtornos afetivos, não havendo, ainda, um consenso em relação à sua prevalência em quadros de mania orgânica quando comparados à idiopática. A presença de história familiar de transtornos afetivos sugere, porém não estabelece, que o paciente seja portador de um TB primário. Em alguns estudos, foi verificada uma existência menor de histórico familiar de transtornos afetivos em pacientes com mania tardia do que naqueles com apresentação recente. Isso indica que fatores orgânicos, além dos fatores genéticos, influenciam no desenvolvimento de mania tardia.[14,25] Dentre essas causas, as doenças neurológicas são um importante fator de risco, além de estarem relacionadas à maior morbidade e mortalidade dessa população. Alguns estudos, por sua vez, questionam se pacientes com história prévia de depressão ou mania devem ser excluídos da possibilidade de desenvolver um quadro de mania orgânica, isso porque um episódio maníaco poderia ser visto simplesmente como a reativação de um TB preexistente. Essa pergunta não poderá ser respondida enquanto um marcador biológico para o TB idiopático não for encontrado.

AVALIAÇÃO E TRATAMENTO

A mania orgânica pode ser clinicamente idêntica à encontrada no TB idiopático e, portanto, responder de forma similar à medicação utilizada nessa forma do transtorno. Assim, todos os pacientes que apresentam um primeiro episódio de mania devem passar pelo seguinte processo de avaliação:[6]

- Anamnese cuidadosa, dando ênfase a sintomas apresentados, infecções recentes, uso de medicação ou abuso de substâncias, história familiar de transtornos psiquiátricos;
- Exame físico completo, juntamente com exame neurológico mais detalhado caso déficits neurológicos estejam presentes;
- Tomografia computadorizada do crânio, eletroencefalograma, e determinação dos níveis séricos de tiroxina, vitamina B12 e folato;
- Pesquisa para substâncias psicoativas e toxinas;
- Pesquisas adicionais devem ser realizadas caso alguma anormalidade seja encontrada.

O tratamento inicial da mania orgânica envolve a correção de fatores etiológicos potencialmente reversíveis. Tais fatores incluem substâncias psicoativas, neoplasias, epilepsias, distúrbios endócrino-metabólicos e infecções. No entanto, alguns fatores não são totalmente reversíveis, como alguns casos de acidente vascular cerebral (AVC), traumas e idade avançada. Infelizmente, algumas causas tratáveis podem passar despercebidas – a deficiência de vitamina B12, por exemplo, já foi associada a estados afetivos mistos na ausência de anemia ou de sinais neurológicos identificáveis. A mania pode ainda ser secundária à reposição de hormônios tireoideanos.[26] É difícil, porém, determinar quais pacientes melhorarão somente com a correção das anormalidades orgânicas e quais necessitarão de farmacoterapia anti-maníaca. Por esse motivo, em alguns pacientes a farmacoterapia é iniciada concomitantemente ao tratamento das causas secundárias. Distúrbios relacionados a trauma, AVC e aids são quase sempre irreversíveis e, por isso, necessitam de tratamento com estabilizadores do humor.

Apesar do tratamento com carbonato de lítio ser bem estabelecido na prática clínica para o tratamento do TB e a prevenção de sua recidiva,[6] ele pode não ser bem tolerado em pacientes com mania orgânica. De fato, muitos fatores podem complicar o tratamento farmacológico nesses pacientes. Por exemplo, pacientes idosos com mania orgânica podem apresentar alterações farmacocinéticas, resultando em maior risco de efeitos colaterais da medicação – particularmente os efeitos neurotóxicos de fármacos como o lítio.[6] O mesmo problema pode ser descrito em pacientes com distúrbio do desenvolvimento ou com aids, que podem desenvolver uma mania orgânica de difícil tratamento devido a outras doenças de base.[6] Além disso, pacientes que possuem algum distúrbio orgânico de base são mais suscetíveis aos efeitos neurotóxicos do lítio em comparação àqueles sem outras causas orgânicas. A neurotoxicidade pode ocorrer inclusive quando a concentração sérica estiver dentro do valor de referência para níveis terapêuticos.[6]

Os agentes antipsicóticos são outra classe de medicamentos usados no tratamento de mania secundária, independentemente se o paciente apresenta quadros psicóticos ou não. Em caso de pacientes com mania secundária de manifestação aguda, particularmente quando for esperado que o quadro seja temporário, os antipsicóticos podem ser uma escolha melhor do que o lítio ou os anticonvulsivantes, já que apresentam efeitos benéficos mais rapidamente. No caso de mania secundária à alguma afecção neurológica, os antipsicóticos atípicos são geralmente preferidos, por seu menor risco de efeitos extrapiramidais; no entanto, esses fármacos também podem ser pouco tolerados por esse grupo de pacientes. Os pacientes idosos e os que possuem disfunção cerebral orgânica são particularmente sensíveis, apresentando um maior risco de desenvolver discinesia tardia.[25] Assim, os antipsicóticos devem ser utilizados com cautela, devendo-se dar preferência aos estabilizadores do humor; no entanto, caso a resposta com estes não seja a esperada, os antipsicóticos podem ser usados em doses efetivas mínimas, apenas como terapia de manutenção.

De uma forma geral, dois estabilizadores do humor (divalproato de sódio e carbamazepina) já são usados com sucesso no tratamento do TB, particularmente na mania orgânica. O divalproato de sódio parece ter efeitos colaterais mais amenos quando comparado ao lítio e à carbamazepina. Os principais efeitos colaterais dose-dependentes do divalproato de sódio incluem náuseas, tremor e sedação; ganho de peso e queda de cabelo transitória também parecem estar associados ao uso do medicamento. Efeitos colaterais comumente relacionados à carbamazepina incluem torpor, náuseas, vertigem, ataxia e distúrbios visuais. Durante a administração de carbamazepina, pode ocorrer hiponatremia secundária à secreção inadequada de hormônio antidiurético (ADH), por isso é preciso cautela ao prescrever a substância para idosos e pessoas com histórico de transtorno cerebral orgânico. Anemia aplásica e agranulocitoses são complicações raras, mas também constituem importantes efeitos colaterais a serem observados.

Por causa da grande diversidade de medicamentos receitados aos pacientes com mania orgânica, a interação medicamentosa com o divalproato de sódio e a carbamazepina devem ser consideradas. Ambos são fármacos ligantes de proteínas, e, por isso, podem interferir em outros fármacos com ação ligante semelhante, levando a um aumento de porções livres ou ativas dos componentes do fármaco. Tal fato deve ser considerado ao se tratar qualquer paciente, particularmente aqueles com outros transtornos de base e que necessitem usar outras medicações. Interações farmacocinéticas adicionais incluem efeitos sobre o sistema enzimático hepático. Os níveis séricos de alguns fármacos (varfarina, teofilina, antidepressivos tricíclicos, haloperidol e divalproato de sódio) tendem a diminuir quando administrados concomitantemente com a carbamazepina. Isso se deve ao fato de esse fármaco aumentar o metabolismo enzimático da proteína P450, aumentando consequentemente o seu *clearance*, assim como o das substâncias supracitadas. Alguns fármacos tendem a diminuir o *clearance* da carbamazepina, incluindo a eritromicina, a cimetidina, o propoxifeno, os bloqueadores do canal de cálcio e o divalproato de sódio. Ao contrário da carbamazepina, o divalproato de sódio inibe o metabolismo dos componentes excretados via cromossomo P450; por esse motivo, pode levar a um aumento dos níveis de algumas substâncias administradas conjuntamente.

Diversos estudos documentaram que o divalproato de sódio e a carbamazepina são razoavelmente bem tolerados em pacientes idosos e naqueles com transtorno mental orgânico. O número de citações de mania orgânica em estudos e as pesquisas com novos fármacos tendem a aumentar à medida que os médicos se tornam mais cientes do transtorno.[27,28]

TRATAMENTO DA MANIA ORGÂNICA EM DOENÇAS CEREBRAIS ESPECÍFICAS

Doença de Alzheimer

O valproato ainda não tem uma indicação aprovada pela Food and Drug Administration (FDA) para o tratamento de distúrbios comportamentais associados com a doença de Alzheimer (DA), mas está sendo cada vez mais utilizado para controlar a agitação/inquietação, ansiedade e desinibição vistas nessa condição.

A eficácia do valproato no controle de distúrbios comportamentais associados à DA foi avaliado em quatro estudos controlados com placebo. Os resultados desses estudos são contraditórios, com dois deles demonstrando a superioridade do valproato sobre o placebo. O valproato foi bem tolerado e demonstrou sua segurança quando iniciado com uma dose baixa, com titulação gradual da dose para um alvo de 500 a 1.000 mg/dia. Em um estudo aberto que avaliou o uso do citalopram em comportamentos motores aberrantes (hipercinesia, agitação, inquietação e aumento da atividade psicomotora) associados com a DA, o citalopram causou uma redução de > 50% dos comportamentos motores aberrantes e foi bem tolerado. Os resultados desse estudo são limitados por seu pequeno tamanho amostral, seu desenho aberto e a falta de um grupo-controle com placebo.[29]

A carbamazepina demonstrou algum benefício no tratamento da agressividade na DA; porém, o risco de efeitos colaterais perigosos como anemia aplástica e agranulocitose limitam o seu uso. Além disso, sua utilização deve ser cautelosa em pacientes polimedicados, pela interação farmacocinética fármaco-fármaco e a indução do seu próprio metabolismo.

O uso de lítio é igualmente limitado nos quadros orgânicos. A possibilidade de toxicidade neurológica, toxicidade renal e hipotireoidismo associados justifica uma cuidadosa avaliação para ajuste da dose para titulação. Muitos autores não recomendam o uso de lítio, salvo para uma estratégia complementar em doses reduzidas naqueles com função renal normal.[29] Se o lítio for utilizado, o clínico deve acompanhar atentamente seus níveis séricos, bem como suas funções tireoidiana e renal.

Traumatismo craniano

Cerca de 10% dos pacientes com traumatismo craniencefálico (TCE) experimentam sintomas consistentes de mania.[29] Tratamentos estabelecidos no manejo da mania bipolar incluem ácido valproico, carbamazepina, lítio e antipsicóticos mais novos, isoladamente ou em combinação uns com os outros. Recomenda-se uma estratégia semelhante, excetuando-se o lítio, para aliviar os sintomas maníacos associados ao TCE. Essa recomendação é aleatória, pois não há estudos controlados que avaliem a eficácia da estratégia com esse grupo de pacientes.

A literatura atual não mostrou nenhum estudo abordando medicações antipsicóticas no manejo de mania no TCE. Por outro lado, existem inúmeros relatos de casos demonstrando a eficácia do ácido valproico, da carbamazepina e do lítio no alívio dos sintomas maníacos secundários ao TCE. Sedação, distúrbios gastrintestinais leves e disfunção hepática são efeitos colaterais comuns do ácido valproico. O uso de carbamazepina é limitado em razão de sua significativa interação fármaco-fármaco e efeitos adversos como agranulocitose, síndrome de Stevens-Johnson e anemia aplástica. Se o lítio é usado, as toxicidades neurológica e renal podem constituir as principais limitações. Para todos os medicamentos, acompanhar de perto os níveis séricos é sempre recomendado.

Um dos distúrbios comportamentais mais comumente observados em pacientes com TCE, a agitação pode interferir nos tratamentos em curso. Além de representarem riscos para si próprios (p. ex., retirando cateteres intravenosos), pacientes com agitação podem prejudicar os demais. Opções de tratamento farmacológico para controlar a agitação após TCE comumente envolvem o uso de estabilizadores do humor, antidepressivos e antipsicóticos.

Em uma casuística de pacientes com TCE e problemas comportamentais associados, o valproato mostrou diminuição da agressividade e melhorou o controle comportamental.[29] No entanto, a melhoria no comportamento não levou a um melhor desempenho em testes neuropsicológicos.

Em uma série de casos (n = 7) e um estudo aberto (n = 10), a carbamazepina levou à melhora da disfunção comportamental associada com o TCE, mas os resultados são limitados pelo número pequeno da amostra em ambos os estudos.

Antidepressivos, em particular os inibidores seletivos da recaptação de serotonina (ISRS), são rotineiramente utilizados para tratar a agitação secundária ao TCE. Vários ensaios único-cego e abertos com sertralina, paroxetina e citalopram demonstraram a eficácia desses ISRS na melhoria da agressividade.[29] Contudo, no único estudo randomizado, controlado com placebo, da sertralina nesta condição, ela não mostrou superioridade sobre o placebo na medida do resultado primário – melhoria da agressividade ou agitação.[29]

Antipsicóticos típicos, particularmente o haloperidol, são rotineiramente utilizados para tratar a agitação, agressividade e inquietação associadas ao TCE. A disponibilidade do haloperidol na formulação intramuscular permite sua fácil administração em um contexto de emergência. Antipsicóticos típicos são associados a efeitos colaterais neurológicos problemáticos, tais como discinesia tardia, parkinsonismo e acatisia – o que, por sua vez, pode estar associado a inquietação e agitação. Isso dificulta a correta atribuição da causa da agitação e da sua abordagem mais adequada. Esses medicamentos também podem causar piora da cognição, devido aos seus efeitos anticolinérgicos.

Antipsicóticos atípicos (olanzapina, risperidona, clozapina, aripiprazol) podem ser mais úteis por serem mais toleráveis e seguros nos casos de agitação em pacientes com TCE. Apesar da falta de dados controlados com o uso desses agentes, eles têm um papel no tratamento da inquietação/agitação nesse grupo de pacientes, dada a sua eficácia já estabelecida no tratamento desses sintomas em pacientes com esquizofrenia e mania aguda. No entanto, tem havido uma preocupação crescente quanto aos seus efeitos secundários (p. ex., prolongamento da recuperação pós-traumática, efeitos sobre a cognição, parkinsonismo). Recomenda-se cautela no uso em longo prazo desses antipsicóticos, dada a sua propensão para provocar diabetes, obesidade e dislipidemia.

Doença cerebrovascular

Episódios maníacos são raros em pacientes pós-AVC; a maior parte dos dados que apoiam essa afirmativa foram obtidos a partir de relatos de caso. Um estudo de caso do uso de valproato mostrou melhora da labilidade do humor em um paciente com AVC do lado direito e lúpus eritematoso sistêmico. Outro estudo de caso relatou uma boa resposta à olanzapina em um paciente que desenvolveu sintomas maníacos secundários a um AVC do lado direito; isso depois que um ensaio de carbamazepina tinha falhado. O paciente relatou que sustentou a melhora após 12 meses. Em outro caso relatado, a lamotrigina foi considerada eficaz no tratamento de choro e riso patológico em um paciente que teve um AVC, do lado esquerdo, 12 meses antes do início do tratamento.[29]

Esses resultados preliminares promissores devem ser replicados em estudos duplos-cegos, controlados com placebo, a fim de validar o uso do valproato, da olanzapina e da lamotrigina no tratamento de episódios/sintomas maníacos em pacientes com AVC.

Epilepsia

Atualmente, a prevalência de sintomas maníacos em pacientes com epilepsia é desconhecida; sintomas maníacos parecem ser raros nesse grupo de pacientes. Episódios maníacos foram observados em 10% dos pacientes com epilepsia submetidos à lobectomia temporal; os episódios apareceram semanas após a cirurgia e aparentavam ter um curso benigno.[30]

Algumas medicações antiepilépticas são usadas como "estabilizadores do humor" no tratamento dos sintomas do transtorno bipolar. Devido à sua eficácia comprovada, esses medicamentos (p. ex., ácido valproico, carbamazepina, oxcarbazepina) devem ser considerados como de primeira linha para o tratamento de sintomas maníacos em pacientes com epilepsia.[29] O levetiracetam e a lamotrigina devem ser evitados, pelo seu potencial de induzir sintomas maníacos.

CASOS CLÍNICOS

Como exercício diagnóstico, são apresentados três casos clínicos: Mania na doença de Wilson (**Quadro 9.2**), Mania na neurocisticercose (**Quadro 9.3**) e Mania orgânica (moria) como sequela de encefalite herpética (**Quadro 9.4**).

QUADRO 9.2
CASO CLÍNICO – MANIA NA DOENÇA DE WILSON

AMC, sexo masculino, 29 anos, branco, casado, desempregado, natural e procedente da cidade de São Paulo, católico, ensino fundamental incompleto, classe média.

A mãe do paciente informa que, há aproximadamente três anos, AMC tornou-se progressivamente irritado, inadequado socialmente, falante, pueril, agressivo e acelerado, com ideias grandiosas (acreditava possuir muitos postos de gasolina e ter ganhado vários automóveis de uma revendedora, insistindo, inclusive, para que algum de seus familiares se encarregasse de buscá-los). Envolveu-se em atividades delinquenciais, praticando pequenos furtos.

Há mais ou menos dois anos e meio, após seu casamento, o quadro foi se modificando paulatinamente. Ele então foi se tornando calado, desanimado, triste, inapetente e isolado socialmente, apresentando ideação suicida. Tal fase prolongou-se por seis meses. Recusava-se a procurar auxílio médico até então.

Logo depois (há aproximadamente um ano e meio), apresentou novamente manifestações de irritabilidade, agressividade, insônia e erotização, misturando assuntos diversos, ficando mesmo rouco de tanto falar. Dizia querer ser comediante e passava o dia todo na rua, retornando apenas de madrugada. Estava cada vez mais agitado, causando desespero na sua família, até que o convenceram a procurar assistência médica. Na ocasião, foram-lhe receitadas algumas medicações (a família não soube referir quais) e ele obteve alguma melhora (como a redução da agitação). No entanto, logo abandonou a medicação por não se perceber doente. Então conseguiu trabalho em uma fazenda, onde foi instalar uma antena, e lá cometeu pequenos furtos que o levaram a ser demitido. A seguir foi encontrado na rua, muito triste, com ideias de menos-valia (achava que ninguém gostava dele) mas, ao mesmo tempo, inquieto e irritado. Foi então internado no Hospital Vila Mariana por cerca de uma semana, de onde saiu muito sedado, dado o uso de altas doses de neuroléptico. Passado o efeito da sedação, voltou a ficar agressivo, motivo pelo qual foi novamente internado, desta vez no Hospital Vera Cruz. Após a alta,

→

QUADRO 9.2
CASO CLÍNICO – MANIA NA DOENÇA DE WILSON

manteve-se vinculado ao ambulatório do hospital. Nessa época, foi-lhe receitado carbonato de lítio (a família não sabe a dose e o tempo de uso), mas ele logo abandonou o tratamento.

AMC foi internado pela terceira vez há mais ou menos oito meses numa clínica em Mauá, de onde fugiu. Estava mais calmo, porém ainda referia que sua mente "não parava". Tentou roubar um carro do governo com um revólver de plástico, mas foi preso, ficando numa delegacia por três meses. Nessa época, começou a apresentar-se apático (ficando deitado o tempo todo), em mutismo parcial, inapetente. Novamente, foi internado por três meses, no Hospital Morumbi, com quadro de agitação psicomotora ("quebrou toda a enfermaria e parece ter enucleado os olhos de outro paciente") e inadequação (sujava-se com fezes, lambia o chão, etc.).

Importante mencionar que, à época de seu casamento, iniciou quadro neurológico caracterizado por tremores intensos de extremidades e tremor cefálico, com grave comprometimento funcional (p. ex., não conseguia segurar os talheres nos momentos de refeição, acender um cigarro ou escrever). Tal fenômeno foi interpretado, nas ocasiões em que era acompanhado por médicos, como secundário ao uso de neurolépticos, até que um neurologista suspeitou que pudesse se tratar da doença de Wilson, solicitando, então, dosagem de cobre sérico e ceruloplasmina, além de uma ressonância magnética (RM). Os dois primeiros exames vieram normais e afastaram a possibilidade da doença de Wilson, porém a RM evidenciou alterações de sinal na região dos gânglios da base. Diante disso, levantou-se a hipótese de síndrome de Hallervorden-Spatz e o paciente foi encaminhado para a neurologia do Hospital das Clínicas da Faculdade de Medicina da Universidade de São Paulo (HCFMUSP). Como se apresentava muito agitado, o paciente foi encaminhado da neurologia para a psiquiatria do mesmo hospital, onde foi matriculado há três meses.

À anamnese subjetiva, AMC relata que o problema começou após seu casamento, há dois anos e meio. Porém, ele refere ter problemas desde a infância, quando já gostava de furtar, acompanhado do irmão mais velho, e achava que era muito briguento. Considera a falta de amor por parte de seus familiares, bem como um trauma psicológico sofrido na infância (diz ter sido vítima de abuso sexual perpetrado por um vizinho), os grandes responsáveis pelo seu quadro atual.

Devido às condições psicopatológicas do paciente (intensamente maníaco), ele não percebe sua morbidade, além de oferecer um relatório desorganizado e questionável, não permitindo a coleta de outras informações.

A seguir, uma síntese da anamnese:

- **Inquérito sintomatológico**: AMC refere dor de discreta intensidade no hipocôndrio direito. Nega queixas em outros aparelhos ou sistemas.
- **Antecedentes pessoais**: AMC nasceu de parto normal, a termo, sem intercorrências; sua mãe levou um chute na barriga quando gestante. Desenvolvimento neuropsicomotor sem alterações. Era um pouco agitado quando criança e tinha desempenho regular na escola e parou de estudar no 6º ano. Aos 10 anos, praticava pequenos furtos com o irmão. AMC não tem filhos, apesar de não utilizar métodos contraceptivos com suas parceiras.
- **Antecedentes patológicos**: AMC sentia fortes dores abdominais na infância; nada foi diagnosticado. Parece ter abusado de bebidas alcoólicas na adolescência; nega abuso posterior a essa fase. Nega convulsões, TCE e intoxicações.

→

MANIAS SECUNDÁRIAS (ORGÂNICAS)

QUADRO 9.2
CASO CLÍNICO – MANIA NA DOENÇA DE WILSON

- **Antecedentes familiares**: O pai faleceu dois dias antes da atual internação, com câncer (bebia muito e tinha "problema no fígado"). AMC também tem um primo paterno alcoolista e que sente fortes dores abdominais. Mãe e irmãos parecem ser hígidos. Ele nega quadros sugestivos de TB na família.
- **Hábitos**: Nega etilismo atualmente. Refere tabagismo (dois maços/dia) e nega o uso de outras drogas.
- **Exame físico**: Bom estado geral, corado, hidratado, afebril, eupneico, acianótico, sem edemas. Pressão arterial 120 × 80 mmHg, ritmo cardíaco regular a 2 tempos, bulhas normofonéticas sem sopros. Abdome doloroso à apalpação.
- **Exame neurológico**: Tremores tipo cerebelar, em extremidades de membros superiores e cefálico em repouso e em atitude. Prova índex-nariz positiva. Atáxico ocasionalmente na sua marcha.
- **Motricidade, força e reflexos**: Motricidade fina prejudicada. Força muscular, reflexos e pares cranianos normais.
- **Exame oftalmológico**: Presença de anel de Kayser-Fleischer bilateralmente.
- **Exame psíquico**: Vígil, apresentação inadequada (sem camisa), atitude jocosa, colabora pouco com o exame, atenção voluntária reduzida e espontânea aumentada, dismnesia (esquece-se do nome das pessoas), orientado no tempo-espaço. Inteligência dentro de limites normais, logorreico, com pressão de discurso, arborizações do pensamento e ideias megalomaníacas (quer fazer uma grande festa para comemorar seu aniversário e convidar todos os que passam por ele, pois se julga muito poderoso e rico; diz ter vários postos de gasolina, carros, etc.). Humor polarizado para mania: fala alto, ri muito, faz encenações circenses. Agressividade, crítica reduzida em relação à sua condição, erotização (faz gracejos para todas as mulheres que passam, diz querer casar-se com o avaliador) e inadequação social (critica de modo violento os funcionários, fala de suas intimidades sexuais em público).

HIPÓTESES DIAGNÓSTICAS

- Transtorno bipolar, fase atual maníaca.
- Transtorno de personalidade orgânica.
- Doença de Wilson
- Estressores psicossociais não parecem ter contribuído para a eclosão do quadro.
- Funcionamento psico-sócio-ocupacional bastante comprometido atualmente e no ano precedente.

EVOLUÇÃO

Foi indicada internação para AMC, dado o risco a que estavam expostos o paciente e as pessoas que o rodeiam, bem como para agilizar a investigação do quadro orgânico de base. Iniciou-se um tratamento com lítio, além de benzodiazepínicos para o controle da agitação/agressividade (evitou-se a utilização de neurolépticos para não ocorrer interferência na interpretação da real etiologia dos tremores). Uma vez afastada essa possibilidade, os neurolépticos foram introduzidos, já que apenas as medicações anteriores não foram suficientes para controlar a intensa agitação do paciente. Foi prescrito haloperidol injetável para os paroxismos de violência de AMC.

→

QUADRO 9.2
CASO CLÍNICO – MANIA NA DOENÇA DE WILSON

O lítio foi aumentado gradualmente até 1.200 mg/dia, sendo que o nível sérico com essa dosagem ficou dentro da faixa terapêutica. Passou-se a diluir a medicação, dada a suspeita de que AMC pudesse não estar utilizando-a por completo – eventualmente seus níveis séricos eram inesperadamente baixos (0,2 mEq/L ou menos) levando-se em consideração a dose razoável utilizada dessa medicação.

Concomitantemente, procedeu-se à investigação orgânica do caso. A dosagem de cobre sérico (51 ug/dL) e ceruloplasmina (13 mg/dL) resultou em valores inferiores aos normais; compatíveis, portanto, com o diagnóstico de doença de Wilson. Diante disso, foi introduzida a D-penicilamina (quelante do cobre) em doses crescentes até que alcançasse 1 g/dia. AMC tolerou bem essa dose, a qual foi acompanhada, em cada um de seus acréscimos, pela dosagem de excreção urinária do cobre.

Como os resultados de tal terapêutica demoram em média seis meses para serem notados, não foram observados resultados relevantes no quadro neuropsiquiátrico até o momento da última avaliação (3 meses de internação). No entanto, os paroxismos de violência tornaram-se mais raros, provavelmente devido ao uso de neurolépticos e do lítio.

Interessante notar que o humor, antes polarizado nitidamente para mania, passou a exibir características também depressivas, lembrando um estado misto. Surgiram ideações suicidas ocasionais, choro incontrolável, desesperança e ideias de menos-valia. Ainda assim, o quadro maníaco seguiu predominando sobre o depressivo.

Foram solicitadas avaliações da gastrenterologia, no sentido de pesquisar uma eventual hepatopatia (geralmente presente na doença de Wilson). Foi diagnosticada uma hepatopatia crônica, bem como uma esplenomegalia, e indicada biópsia hepática – que não pode ser realizada, dada a escassa colaboração do paciente.

EXAMES COMPLEMENTARES

- **Laboratoriais:**
    - Hemograma, ureia, creatinina, enzimas hepáticas, Sódio (Na), Potássio (K), glicemia, urina I, colesterol, triglicérides, hormônios tireoidianos, bilirrubinas: normais.
    - Coagulograma: Tempo de protrombina e tempo de trombina normais, tempo de tromboplastina parcial ativada alterado.
    - Sorologia para hepatite B: negativa.
    - Cobre urinário: baixo c/ 1 g de D-penicilamina (6 μg/d).
    - Cobre sérico e ceruloplasmina: já citados.
- **De imagem:**
    - Ultrassonografia (US) abdominal: evidenciou hepatopatia crônica e esplenomegalia.
    - RM de encéfalo: evidenciou sinal hipointenso simétrico e bilateral observado no núcleo lentiforme e na substância negra (**Figura 9.4**).

COMENTÁRIOS

A presença de distúrbio bipolar afetivo como alteração psiquiátrica da doença de Wilson é muito rara, constando em apenas dois estudos dentre os vários elencados sobre

QUADRO 9.2
CASO CLÍNICO – MANIA NA DOENÇA DE WILSON

TB e verificados nesta revisão bibliográfica. Mais comumente são encontradas alterações de personalidade caracterizadas por comportamentos violentos, labilidade ou instabilidade emocional e impulsividade, características encontradas também no paciente deste caso clínico.

Uma questão estratégica seria determinar se o transtorno afetivo poderia ser explicado pela doença de Wilson – que, como se sabe, compromete os gânglios da base, região também relacionada ao TB (segundo especulações fisiopatológicas de alguns estudos). No entanto, pela rara associação entre as duas condições mórbidas, torna-se pouco provável que elas dividam os mesmos mecanismos fisiopatológicos. Por outro lado, alguns sistemas neuronais comuns às duas condições podem eventualmente ser comprometidos na doença de Wilson, sem que isso ocorra necessariamente em todas as manifestações dessa enfermidade; uma vez que não deve atingir, de forma sempre estereotipada, as mesmas regiões, e que deve sofrer variações individuais de caso para caso. Como num jogo de expansão de fronteiras, seria possível raciocinar que, eventualmente, por motivos ainda desconhecidos, o terreno de lesão da doença de Wilson se estenderia até atingir sistemas neuronais envolvidos em outras categorias psiquiátricas, como a do TB. Dessa maneira, a orientação psicopatológica de se hierarquizar os quadros psiquiátricos (estabelecendo que, na concomitância de um quadro dito "orgânico" com outro dito "funcional", este poderá ser explicado por aquele) poderá ser mais bem embasada pelo acervo de dados que os métodos de investigação atuais nos oferecem.

Ainda que AMC tenha respondido ao uso do estabilizador do humor, a aparente demora na resposta ao lítio pode se dever à associação do TB com a doença de Wilson (não há um quadro bipolar "puro" neste caso e, portanto, não se deve aguardar o mesmo perfil de resposta ao estabilizador do humor entre os grupos de TB "puro" e TB comórbido).

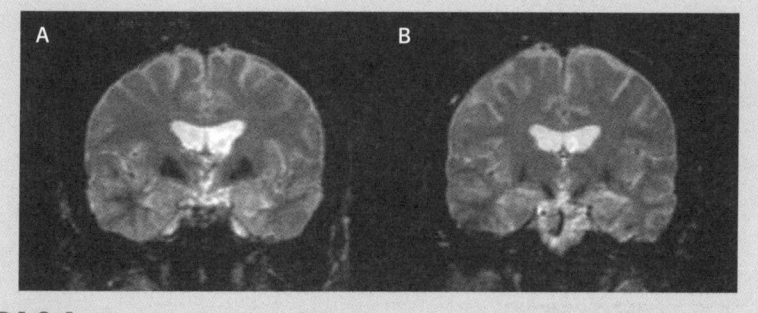

▶ **FIGURA 9.4**
IMAGENS CORONAIS DE *FAST SPIN ECO* (FSE) PONDERADAS EM T2, DEMONSTRANDO SINAL HIPOINTENSO SIMÉTRICO E BILATERAL OBSERVADO NO **(A)** NÚCLEO LENTIFORME E **(B)** NA SUBSTÂNCIA NEGRA.

QUADRO 9.3
CASO CLÍNICO – MANIA NA NEUROCISTICERCOSE

LS, sexo masculino, 25 anos, branco, solteiro, classe média.

O paciente procurou tratamento apenas após ser sentenciado judicialmente por conduta criminosa. Apresentou-se com episódio de exaltação do humor, desinibição (fazendo piadas constantemente), jocosidade, moria, verborragia, insônia, inadequação social e aceleração de ideias. Estava se considerando mais criativo, querendo fazer várias coisas diferentes ao mesmo tempo, trabalhando muito, propenso a observar mais as mulheres (hipersexualidade), não conseguindo guardar segredos e com inquietação psicomotora.

Além do quadro psicopatológico, apresentava quadro neurológico caracterizado por crises parciais simples e, após, convulsões parciais complexas à esquerda com generalização secundária. Tornava-se muito agressivo no estado pós-ictal, além de gritar e sair correndo.

O exame do líquido cerebrospinal evidenciou reação de Weinberg positiva. A tomografia computadorizada (TC) de crânio revelou imagem compatível com cisticerco no lobo frontal esquerdo. A TC cerebral por emissão de fóton único (SPECT) (**Figura 9.5**) revelou hipoperfusão cortical no lobo frontal esquerdo.

Os sintomas remitiram após tratamento com albendazol associado à carbamazepina, que foi usada como anticonvulsivante e estabilizadora do humor.

COMENTÁRIOS

Este é o segundo caso relatado no mundo de mania associada à neurocisticercose. Esse achado oferece embasamento neurobiológico para um maior entendimento da fisiopatologia da mania, uma vez que a associa com lesões no lobo frontal esquerdo, área cerebral associada ao controle inibitório e ao comportamento social.

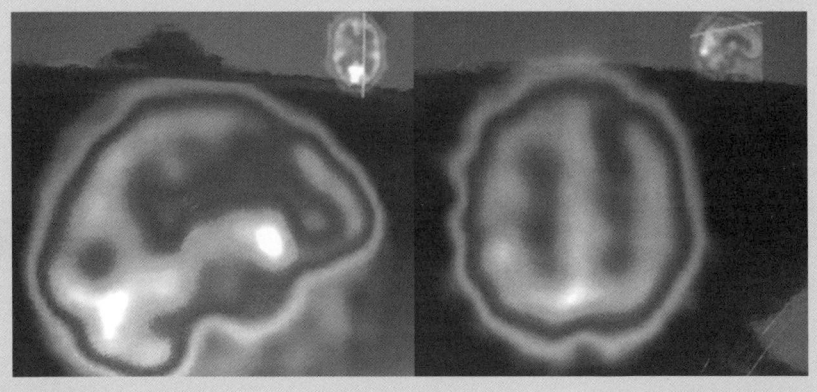

▶ **FIGURA 9.5**
SPECT CEREBRAL (CORTES SAGITAL, À ESQUERDA, E AXIAL, À DIREITA) EVIDENCIANDO ÁREA DE HIPOPERFUSÃO FOCAL EM REGIÃO FRONTAL ESQUERDA.

QUADRO 9.4
CASO CLÍNICO – MANIA ORGÂNICA (MORIA) COMO SEQUELA DE ENCEFALITE HERPÉTICA

GS, sexo masculino, 25 anos, branco, solteiro, destro, classe média, estudou por 11 anos, trabalhava em uma câmara fria de um frigorífico de Goiânia.

O paciente foi levado pela família ao serviço de Neuropsiquiatria ambulatorial com queixa principal de afasia e desinibição do comportamento.

No momento da avaliação GS apresenta-se com graves problemas amnésicos, suficientemente intensos para interferir na memória e na funcionalidade no seu dia a dia. Apresenta expressiva incompetência para registrar novas informações, tanto verbais quanto não verbais. Ele confabula frequentemente, principalmente quando perguntado sobre algum evento recente ou fato autobiográfico. Algumas vezes não reconhece sua mãe e a trata como sua namorada.

Eventualmente GS toma café da manhã quatro vezes no mesmo dia, por ter esquecido que já havia se alimentado. Ele apresenta hiperoralidade, caracterizada por hiperfagia (incluindo um episódio no qual ingeriu grande quantidade de pimenta – o que depois o deixou desesperado, como se ele não soubesse a propriedade particular da pimenta; em outras palavras, como se não conseguisse compreender a semântica daquele alimento) e cacofagia (ato de comer coisas repugnantes como papel higiênico, sabonete, etc.). GS também manifesta hipersexualidade, demonstrada pelo excesso de masturbação no banheiro, além de ataques sexuais direcionados à mãe e à namorada.

Além de hiperfagia e hipersexualidade, a hipermetamorfose é outro componente da síndrome de Kluver-Bucy apresentado por GS. Especialmente quando introduzido a um novo ambiente, ele sente uma compulsão para manipular objetos que se encontrem em seu campo de visão, mesmo quando alertado para não se comportar dessa maneira. Ele ordena objetos em cima da mesa como se estivesse organizando a desordem.

Além dos vários comportamentos desinibidos já relatados, GS também apresenta um aspecto pueril, com riso fácil, inadequada intimidade e egocentrismo. Toda vez que olha para o examinador, comenta sobre a destreza que este apresenta para escrever e solta uma gargalhada. Tal síndrome hipomaníaca orgânica se encaixa perfeitamente no diagnóstico de "moria".

GS não apresenta qualquer *insight* de seu comportamento ou déficits cognitivos, exceto por um prejuízo na fala que o deixa ansioso sobre sua dificuldade na comunicação.

COMENTÁRIOS

A hipomania orgânica, conhecida como moria, vem sendo associada pelas pesquisas da Neurpsiquiatria da Universidade Federal de Goiás (UFG) a lesões do lobo temporal do hemisfério dominante (esquerdo). Interessante notar, com vistas ao diagnóstico diferencial com a mania funcional do TB, que a moria representa uma elação do humor mais pobre, menos criativa, pueril e não contagiante quando comparada à mania no TB.

CONSIDERAÇÕES FINAIS

O entendimento sobre as manias secundárias, particularmente no espectro de condições orgânicas, revela a complexidade e a profundidade da intersecção entre neurologia e psiquiatria. A caracterização clínica e de neuroimagem de condições como moria e *Witzelsucht*, desdobra-se em um fascinante terreno de investigação na atualidade. O reconhecimento de que lesões cerebrais – particularmente aquelas localizadas no hemisfério direito e estruturas como o córtex orbitofrontal e o lobo temporal – podem induzir estados maníacos reforça a importância de abordagens diagnósticas refinadas que integrem avaliações clínicas detalhadas com tecnologias avançadas de neuroimagem. Esse enfoque não só aprimora nossa compreensão sobre os substratos neurobiológicos das variações do humor e do comportamento, mas também pavimenta o caminho para intervenções terapêuticas mais direcionadas e personalizadas.

Além disso, a distinção entre manias secundárias orgânicas e episódios maníacos típicos de transtornos do humor idiopáticos sublinha a necessidade crucial de uma avaliação cuidadosa e completa dos pacientes, que considere tanto os aspectos neurológicos quanto psiquiátricos. A complexidade da interação entre fatores orgânicos e psicogênicos nos estados maníacos desafia continuamente os profissionais de saúde a buscar um entendimento mais aprofundado e integrado do cérebro humano e suas disfunções. À medida que avançamos, a integração de conhecimentos neurocientíficos com práticas clínicas robustas representa não apenas um imperativo acadêmico mas também um compromisso ético com a melhoria da qualidade de vida dos pacientes afetados por essas condições intrigantes e multifacetadas.

REFERÊNCIAS

1. Healy D. Mania: a short history of bipolar disease. Baltimore: John Hopkins University; 2008.
2. Caixeta L, Costa JN, Vilela AC, Nóbrega M. The development of the dementia concept in 19th century. Arq Neuropsiquiatr. 2014;72(7):564-7.
3. Starkstein SE, Federoff P, Robinson RG. Manic-depressive and pure manic states after brain lesions. Biol Psychiatry. 1991;29(2):149-58.
4. Erickson JM, Quinn DK, Shorter E. Moria revisited: translation of Moritz Jastrowitz's description of pathologic giddiness. J Neuropsychiatry Clin Neurosci. 2016;28(2):74-6.
5. de Leon VC, Bilbily J, Shelton C, de Leon J. Moria: an unrecognized frontal lobe symptom. Prim Care Companion CNS Disord. 2017;19(4):16l02089.
6. Caixeta L. Tratado de neuropsiquiatria. São Paulo: Atheneu; 2015.
7. Dubovsky SL. Mania. Continuum. 2015;21(3):737-55.
8. American Psychiatric Association. Diagnostic and statistical manual of mental disorders (DSM-5). 5th ed. Washington: APA; 2013.
9. Cummings JL. Organic psychoses: delusional disorders and secondary mania. Psychiatr Clin North Am. 1986;9(2):293-311.
10. Fawcett RG. Cerebral infarct presenting as mania. J Clin Psychiatry. 1991;52(8):352-3.
11. Krauthammer C, Klerman GL. Secondary mania: manic syndromes associated with antecedent physical illness or drugs. Arch Gen Psychiatry. 1978;35(11):1333-9.
12. Cotovio G, Oliveira-Maia AJ. Functional neuroanatomy of mania. Transl Psychiatry. 2022;12(1):29.
13. Lewis DA, Nasrallah HA. Mania associated with electroconvulsive therapy. J Clin Psychiatry. 1984;47(7):366-7.
14. Stone K. Mania in the elderly. Br J Psychiatry. 1989;155:220-4.
15. Machado AC, Deguti MM, Caixeta L, Spitz M, Lucato LT, Barbosa ER. Mania as the first ma-

nifestation of Wilson's disease. Bipolar Disord. 2008;10(3):447-50.
16. Caixeta L, Dangoni I Filho, de Sousa RD, Soares PPD, Mendonça ACR. Extending the range of differential diagnosis of chronic traumatic encephalopathy of the boxer: Insights from a case report. Dement Neuropsychol. 2018;12(1):92-6.
17. Reimer CHR, Caixeta LF, Siqueira LB, Jácomo PJ, Ribeiro ID. Prevalência e estudo neuropsicológico de transtornos cognitivos decorrentes de neuroinfecções em hospital de referência. Rev Bras Clin Med. 2010;8(2):114-8.
18. Caixeta L, Nitrini R. Subtipos clínicos da demência frontotemporal. Arq Neuropsiquiatr. 2001;59(3-A):577-81.
19. Caixeta L, Soares VLD, Reis GD, Costa JNL, Vilela ACM. Neurossífilis: uma breve revisão. Rev Patol Trop. 2014;43(2):121-9.
20. Jorge RE, Robinson RG, Starkstein SE. Secondary mania following traumatic brain injury. Am J Psychiatry. 1993;150(6):916-21.
21. Mendez MF. Mania in neurologic disorders. Curr Psychiatry Rep. 2000;2(5):440-5.
22. Silva ETB, Caixeta LF, Soares VL, Sagawa GR. HIV-associated dementia in older adults: clinical and tomographic aspects. Int Psychogeriatr. 2011;23(7):1061-9.
23. Goodman WK, Charney DS. A case of alprazolam, but not lorazepam inducing manic symptoms. J Clin Psychiatry. 1987;48(3):117-8.
24. Cummings JL, Mendez MF. Secondary mania with focal cerebrovascular lesions. Am J Psychiatry. 1984;141(9):1084-7.
25. Caixeta L. Psiquiatria geriátrica. Porto Alegre: Artmed; 2016.
26. Evans DL, Strawn SK, Haggerty JJ Jr. Appearance of mania in drug-resistant bipolar depressed patients after treatment with L-triiodothyronine. J Clin Psychiatry. 1986;47(10):51-2.
27. Torales J, González I, Barrios I, Ventriglio A, Bhugra D. Manic Episodes Due to Medical Illnesses: A Literature Review. J Nerv Ment Dis. 2018;206(9):733-8.
28. Ljubic N, Ueberberg B, Grunze H, Assion HJ. Treatment of bipolar disorders in older adults: a review. Ann Gen Psychiatry. 2021;20(1):45.
29. Bernardo CG, Singh V, Thompson PM. Safety and efficacy of psychopharmacological agents used to treat the psychiatric sequelae of common neurological disorders. Expert Opin Drug Saf. 2008;7(4):435-45.
30. Satzer D, Bond DJ. Mania secondary to focal brain lesions: implications for understanding the functional neuroanatomy of bipolar disorder. Bipolar Disord. 2016;18(3):205-20.

LEITURAS RECOMENDADAS

Ellen SR, Judd FK, Mijch AM. Secondary mania in patients with HIV infection. Aust N Z J Psychiatry. 1999;33(3):353-60.

Evans DL, Byerly MJ, Greer RA. Secondary mania: diagnosis and treatment. J Clin Psychiatry. 1995;56:31-7.

Forrest DV. Bipolar illness after right hemispherectomy: a response to lithium carbonate and carbamazepine. Arch Gen Psychiatry. 1982;39(7):817-9.

Goggans FC. A case of mania secondary to vitamin B12 deficiency. Am J Psychiatry. 1984;141(2):300-301.

Goldney RD, Temme PB. Case report: manic depressive psychosis fallowing infectious mononucleosis. J Clin Psychiatry. 1980;41(9):322-3.

Jamieson RC, Wells CE. Manic psychoses in a patient with multiple metastatic brain tumors. J Clin Psychiatry. 1979;40(6):280-3.

Jampala VC, Abrams R. Mania secondary to left and right hemisphere damage. Am J Psychiatry. 1983;140(9):1197-9.

Lehmann J. Mental disturbances followed by stupor in a patient with carcinoidosis: recovery with tryptophan treatment. Acta Psychiatry Scand. 1966;42(2):153-61.

Lykestos CG, Schwartz J, Fishman M. AIDS mania. Neuropsychiatry Clin Neurosci. 1997;9(2):277-9.

Mazure CM, Druss BG, Cellar JS. Valproate treatment of older psychotic patients with organic mental syndromes and behavioral dyscontrol. J Am Geriatr Soc. 1992;40(9):914-6.

Oyewumi LK, Lapierre YD. Efficacy of lithium in treating mood disorders occurring after brain stem injury. Am J Psychiatry. 1981;138(2):110-2.

Rosenbaum AH, Barry MJ Jr. Positive therapeutic response to organic brain syndrome. Am J Psychiatry. 1975;132(10):1072-3.

Rundell JR, Wise MG. Causes of organic mood disorder. J Neuropsychiatry. 1989;1(4):398-400.

Whitlock FA. Neurologic disease (part 1). In: Whitlock FA. Symptomatic affective disorders. New York: Academic; 1983. p. 62-3.

ASPECTOS COGNITIVOS DO TRANSTORNO BIPOLAR NO CICLO DA VIDA

10

LEONARDO CAIXETA
PEDRO PAULO DIAS SOARES
TIAGO FIGUEIREDO

O transtorno bipolar (TB) é uma doença psiquiátrica grave, classificada como uma das 20 principais causas médicas de incapacidade.[1] Foi demonstrado em dois grandes estudos de coorte que o TB é o transtorno psiquiátrico com as taxas mais altas de suicídio consumado;[2,3] uma em cada quatro pessoas diagnosticadas com TB do tipo I relatou uma tentativa de suicídio.[4] Além disso, as taxas de recaída permanecem elevadas apesar dos tratamentos disponíveis, e constatou-se que, no ano seguinte ao da hospitalização por episódio maníaco, dois terços dos pacientes não regressam ao trabalho; além disso, a pobreza, a falta de moradia e o encarceramento são muito comuns entre esses pacientes.[5,6] Portanto, compreender as características do TB que causam comprometimento funcional é vital para o seu tratamento, bem como para a melhoria do nível geral de funcionamento e qualidade de vida.

A disfunção cognitiva é uma característica da doença particularmente importante para a compreensão das deficiências no funcionamento dos pacientes.[7] No entanto, apesar de o considerável conhecimento acumulado nas últimas décadas apontar para a presença de comprometimento cognitivo no TB,[8] existem poucos dados consistentes sobre a neuropsicologia de pacientes com a doença. Os achados cognitivos podem ajudar a compreender algumas deficiências sociais e funcionais observadas nesse transtorno, bem como indicar alvos terapêuticos e *insights* sobre a sua neurofisiopatologia.

A DISFUNÇÃO COGNITIVA É UM MARCADOR DE ESTADO OU DE TRAÇO?

Uma questão central nesse campo de debate é a definição da disfunção cognitiva como um marcador de traço – ou seja, como parte integrante do TB, independentemente do fenótipo – ou apenas como um marcador do estado no qual o paciente com TB se encontra em um dado momento da doença.

Déficits cognitivos proeminentes são documentados extensivamente nas várias fases do TB ao longo da vida, e vários estudos sugerem que esses déficits podem ser observados entre parentes de primeiro grau não afetados de pessoas com TB, sugerindo que o prejuízo cognitivo parece representar um marcador de traço do TB e não apenas um artefato do estado sintomático.[9] Pequenos estudos com filhos de pais bipolares sugerem que desempenhos inferiores na função executiva (FE) e na capacidade visuoespacial podem prever o futuro início do TB.[9,10] A ausência de diferenças nos déficits de perfis neurocognitivos entre pacientes pediátricos gravemente doentes não medicados e pacientes pediátricos eutímicos medicados sugere que essas deficiências são características semelhantes a traços do TB pediátrico.[11]

Em um estudo com crianças mais novas com alto risco de psicose (conforme indicado pelas classificações de sintomas na Avaliação Abrangente de Estados Mentais em Risco [CAARMS]), as 16 crianças que desenvolveram TB durante o período de acompanhamento de oito anos apresentaram desempenho substancialmente inferior nos testes de trilhas A e B, comparados com aqueles que não desenvolveram TB.[10] O estudo de indivíduos de alto risco fornece subsídios para entender se os déficits estão presentes antes do início do transtorno – fato importante diante dos modelos que sugerem que episódios do TB podem alterar a função cerebral, –[12,13] bem como as percepções dos indivíduos sobre a própria regulação emocional.

Embora a presença de sintomas depressivos e maníacos esteja relacionada com um desempenho inferior em testes cognitivos e com um menor funcionamento cognitivo autorrelatado,[7] uma questão mais importante para mapear a vulnerabilidade é se esses déficits persistem após a remissão. Os resultados de estudo metanalítico conduzido por Kurtz e Gerraty[14] sugerem que a gravidade do prejuízo para aqueles com TB em remissão, em comparação com grupos controle saudáveis, variaram significativamente quanto ao desempenho atingido em testes que avaliaram a atenção e as funções executivas, principalmente a memória operacional em ambos os processamentos verbal e não-verbal. Os resultados de diferentes metanálises convergem ao sugerir que o TB em remissão estaria relacionado a um perfil semelhante de déficits maiores na memória verbal e na FE e de déficits menores na visuopercepção.[15] Uma metanálise mais recente confirmou esse padrão, com déficits também evidentes na aprendizagem verbal, na criação de trilhas e nas tarefas de memória de trabalho verbal.[16] Essa literatura fornece evidências substanciais de que os déficits cognitivos persistem após a remissão. Em outra revisão sistemática sobre a disfunção cognitiva no TB, concluiu-se que a disfunção cognitiva é um componente duradouro e representa uma característica fundamental dessa doença, ao invés de ser secundária ao estado de humor ou à medicação. Porém, os autores acrescentaram que esse déficit básico pode ser confundido pela fase da doença; por exemplo, a depressão pode produzir um aumento temporário na quantidade total de déficits cognitivos vistos no TB.[8] Esses resultados indicam que adultos e crianças com TB apresentam déficits cognitivos, e que esses prejuízos podem ser observados mesmo durante a remissão. Os déficits mais proeminentes envolvem função executiva, atenção, memória verbal e memória não verbal, indicando que o seu perfil é bastante amplo.

Por outro lado, embora o TB esteja manifestamente relacionado com déficits cognitivos, estes não parecem ser universais, segundo alguns autores. Estima-se que cerca de 30% dos pacientes com TB em remissão apresentarão níveis de desempenho cognitivo dentro da faixa normativa.[17] Um estudo abordou os resultados cognitivos de uma avaliação longitudinal do TB (tipos I e II) eutímico na velhice e concluiu que os pacientes não exibiam declínio cognitivo acelerado ao longo de dois anos.[18] Isso sugere a importância de considerar como as diferenças individuais na cognição podem se relacionar com outros domínios, como o funcionamento dos pacientes. Outros estudos dão suporte à hipótese de que algumas funções cognitivas, como aquelas relacionadas à cognição social (CS) – disfunção da teoria da mente (ToM, do inglês *Theory of Mind*) –, podem estar relacionadas aos sintomas de humor do TB ou ser influenciadas pelos déficits cognitivos subjacentes, em vez de constituírem marcadores de traço genuínos do TB.[19,20]

Diante desse embate, fica a certeza de que mais estudos de acompanhamento são necessários para testar se as disfunções cognitivas, no TB, são realmente transitórias e totalmente dependentes da fase de humor da doença.

▶ HETEROGENEIDADE COGNITIVA NO TRANSTORNO BIPOLAR

É extremamente difícil fazer afirmações definitivas sobre a neuropsicologia do TB, uma vez que ela depende de fatores como tipo do transtorno, idade considerada, medicamentos em uso e estado de humor no momento da avaliação neuropsicológica.[8] Embora haja variabilidade no grau de déficits cognitivos, estes são fortemente relevantes para influenciar desfechos funcionais.[9]

Embora poucos pesquisadores tenham comparado os subtipos bipolares, resultados metanalíticos indicam que pacientes com TB do tipo II também apresentam déficits cognitivos, da mesma forma que aqueles observados em indivíduos com TB-I, mas um pouco menos graves.[21] Mais especificamente, aqueles com TB-II apresentam déficits menos graves do que aqueles com TB-I, com tamanhos de efeito moderados para a diferença entre TB-I *versus* TB-II para memória verbal e tamanhos de efeito menores para memória visual, velocidade de processamento e cognição geral. Os resultados não indicam que os subtipos diferem significativamente em atenção, planejamento, memória de trabalho, flexibilidade e controle inibitório. O comprometimento relativamente maior na memória verbal entre aqueles com TB-I pode refletir a gravidade da doença ou os efeitos dos medicamentos antipsicóticos, que são mais comumente prescritos para esse subtipo – pois efeitos iatrogênicos de medicamentos antipsicóticos foram observados na memória verbal e na velocidade de processamento.[22]

Esses achados de déficits cognitivos não parecem ser um efeito estritamente cumulativo após anos de doença, na medida em que os jovens com TB apresentam déficits cognitivos que parecem paralelos aos observados entre os adultos.[9]

Em uma metanálise mais recente, interessada no estudo dos perfis cognitivos em diferentes subgrupos do TB (tipos I e II, com e sem história de psicose), foi constatado que a história de psicose e de episódio maníaco completo está modestamente associada ao aumento dos déficits cognitivos no TB.[23] Mais precisamente, tanto a história de psicose quanto o diagnóstico de TB-I foram associados a um comprometimento cognitivo global modestamente mais pronunciado, e, em domínios específicos, o TB-I teve um desempenho significativamente inferior ao do TB-II em memória verbal, velocidade de processamento e velocidade e precisão das funções executivas (FEs). Os pacientes com TB e psicose foram associados à cognição significativamente prejudicada em comparação com aqueles sem psicose em domínios como memória verbal, velocidade de processamento, velocidade e precisão das FEs, memória de trabalho e CS. As diferenças cognitivas entre os subtipos clínicos de TB nessa metanálise foram bastante sutis e não se mostraram distintivas. Além disso, outros fatores que refletem diferenças na gravidade da doença podem explicar as diferenças observadas entre os grupos. O autor conclui que a maior parte da heterogeneidade cognitiva na doença não pode ser explicada pelos subtipos propostos de TB.[23]

Um artigo recente estudou a conexão entre a função cognitiva no TB e os "cinco grandes" traços de personalidade (abertura, consciência, extroversão, simpatia e neuroticismo). Para tanto, selecionou 129 pacientes eutímicos e investigou esses traços como preditores de função executiva, memória verbal, atenção e velocidade de processamento. Os resultados mostraram uma correlação negativa significativa entre FE e neuroticismo. Os autores concluíram que os "cinco grandes" traços podem não impactar fortemente a função cognitiva durante curtos períodos; no entanto, eles são preditores significativos desta.[24]

TRANSTORNO BIPOLAR E DISFUNÇÃO EXECUTIVA

Talvez nenhum domínio cognitivo tenha recebido mais atenção do que as FEs.[25] Entre as questões mais disputadas na neuropsiquiatria cognitiva contemporânea está a deterioração das FEs e a interrupção dos neurocircuitos que suportam essas deficiências. As FEs impactam as habilidades afetivo-emocionais, motivacionais e sociais. A disfunção executiva pode representar um importante contribuinte para os prejuízos cognitivos, funcionais e sociais geralmente observados em adultos[8] e idosos[26] com TB.

A FE está relacionada a três funções principais:

1 **Inibição**: Capacidade de suprimir informações irrelevantes na memória de trabalho para atingir uma meta estabelecida.
2 **Memória de trabalho**: Capacidade de reter e manipular informações na mente.

3 **Flexibilidade cognitiva**: Capacidade de alterar estratégias em resposta ao *feedback*.

A atenção (definida como o processo de seleção da recepção de informações a partir de pistas internas ou externas) está implicada nesses três aspectos da função executiva. Grande parte da literatura mencionada neste capítulo concentra-se na inibição da resposta – ou, mais especificamente, na capacidade de suprimir uma resposta prepotente –, que é considerada um subtipo de inibição.

Nas funções de controle inibitório e atenção dividida para estímulos de teor afetivo, observa-se que a manutenção da atenção e a inibição de respostas inapropriadas estão prejudicadas na mania, enquanto na depressão o problema está na atenção dividida. Erros e omissões ocorrem predominantemente na fase de mania.[27]

Na capacidade de tomada de decisões, FE fundamental na compreensão das alterações comportamentais de portadores de TB, pacientes com mania ou depressão são mais lentos para reagir e exibem dificuldade para utilizar estratégias eficazes. Entretanto, apenas aqueles com mania tomam decisões irracionais, sendo que tal prejuízo é correlacionado com a gravidade da doença.[27]

COGNIÇÃO FRIA *VERSUS* COGNIÇÃO QUENTE NO TRANSTORNO BIPOLAR

Uma literatura específica documenta dificuldades notórias na emotividade, na regulação emocional e na impulsividade que influencia a emoção no TB, demonstrando que essas variáveis relevantes para a emoção também são centrais para os desfechos da doença.[9]

Embora os domínios cognitivo e emocional sejam normalmente estudados de forma independente, a investigação básica e as descobertas emergentes no TB sugerem a existência de ligações importantes entre os déficits cognitivos e as perturbações emocionais observadas na doença. A compreensão dessas relações tem relevância para fomentar pesquisas mais integrativas, para esclarecer aspectos importantes relacionados à funcionalidade e à vulnerabilidade no TB e para o desenvolvimento de novas intervenções terapêuticas.

Já está bastante consagrada a terminologia distintiva entre cognição "quente" – carregada de emoção – e "fria" – independente de emoção (**Figura 10.1**). As deficiências cognitivas frias estão presentes de forma confiável em todas as fases do TB. Como pode-se depreender de forma intuitiva, as cognições quentes e frias não são independentes: respostas exageradas (ou seja, com viés emocional) a *feedbacks* negativos nos pacientes com depressão podem prejudicar o seu desempenho em tarefas cognitivas frias.[28]

Apesar da evolução às vezes nefasta e dos desfechos negativos geralmente associados ao TB, também há evidências de conquistas e de criatividade notáveis entre aqueles com formas mais leves do transtorno e seus familiares.[29]

COGNIÇÃO SOCIAL NO TRANSTORNO BIPOLAR

A disfunção da teoria da mente (ToM) é proeminente em uma série de transtornos

Cognição "quente"	Cognição "fria"
• Ruminações, reações catastróficas • Anedonia antecipatória • Viés emocional da atenção • Resposta excessiva ao *feedback* negativo • Percepções e memórias aumentadas para questões negativas	• Atenção • Função executiva • Algumas formas de memória • Velocidade de processamento

▶ **FIGURA 10.1**
EXEMPLOS DE COGNIÇÕES "QUENTES" E "FRIAS".
Fonte: Elaborada pelos autores.

psiquiátricos, em particular no autismo e na esquizofrenia, e pode desempenhar um papel significativo no mau funcionamento do paciente.[30] Existem evidências emergentes que sugerem que as habilidades da ToM também são prejudicadas no TB; entretanto, a relação entre os déficits de ToM e o estado de humor não é evidente.

Nos últimos 15 anos, a CS tornou-se um tema relevante de pesquisa no TB, sobretudo porque um terço dos pacientes parecem apresentar dificuldades na CS.[31] Esse interesse é alimentado, ainda, por evidências de que a CS pode ser um moderador dos resultados funcionais e da qualidade de vida no TB e, portanto, uma porta interessante para a reabilitação do funcionamento interpessoal prejudicado. Embora tenham sido feitos avanços na compreensão do papel das dificuldades da CS no TB, vários desafios conceptuais e metodológicos impedem o progresso global na investigação da CS.[32]

Alguns estudos sobre TB sugerem desempenho deficiente dos pacientes em tarefas de ToM, tanto durante episódios maníacos ou depressivos quanto em remissão. Em uma metanálise de estudos da ToM no TB foram incluídos 34 estudos comparando 1.214 pacientes com TB e 1.097 controles saudáveis.[33] Os grupos de TB incluíram pacientes em remissão (18 amostras, 545 pacientes), subsindrômicos (12 amostras, 510 pacientes) e agudos maníacos e/ou deprimidos (10 amostras, 159 pacientes). O desempenho da ToM foi significativamente prejudicado no grupo clínico em comparação aos controles. Esse comprometimento foi evidente em diferentes tipos de tarefas de ToM (incluindo afetivas/cognitivas e verbais/visuais) e em pacientes estritamente eutímicos com TB. Não houve diferenças significativas entre amostras remetidas e subsindrômicas. No entanto, o déficit de ToM foi significativamente mais grave durante episódios agudos. O comprometimento da ToM foi expressivamente associado a sintomas neurocognitivos e, particularmente, a sintomas maníacos. Os autores concluíram que a disfunção significativa (mas de tamanho modesto) da ToM é evidente no TB em remissão e subsindrômico, e que episódios agudos estão associados a déficits de ToM mais robustos. Além disso, a exacerbação dos déficits de ToM pode contribuir para os problemas interpessoais mais significativos observados em pacientes com sintomas maníacos agudos ou subsindrômicos.[33]

Em um estudo grego, realizado com metodologia questionável, os grupos com esquizofrenia e TB não diferiram dos grupos de controle em relação à ToM. Os autores sugeriram a hipótese de que a ToM não represente um marcador de traço de esquizofrenia ou de TB.[19]

A maioria dos estudos com a ToM no TB foram transversais e não controlaram potenciais fatores de confusão, como sintomas residuais ou déficits coexistentes em outras funções cognitivas. Um estudo prospectivo avaliou o efeito da remissão em pacientes com TB, na ToM, controlando outros déficits cognitivos. A ToM foi avaliada em 29 pacientes com TB-I durante um episódio da doença e em remissão bem como em 29 controles saudáveis. Os dois grupos foram pareados por sexo, idade e nível de escolaridade. Três testes com diferentes níveis de complexidade foram utilizados para avaliar a ToM: a tarefa de falsa crença de primeira ordem, a tarefa de Hinting e o teste de reconhecimento de Faux Pas. Concomitantemente, uma bateria abrangente de testes neuropsicológicos foi administrada a todos os participantes, avaliando inteligência geral, memória de trabalho, atenção, velocidade de processamento, aprendizagem verbal, memória e FEs. A Escala de Avaliação de Hamilton para Depressão, a Escala de Avaliação de Mania de Young, a Escala Breve de Avaliação Psiquiátrica e a Avaliação do Funcionamento Global também foram administradas aos pacientes. Os pacientes apresentaram desempenho significativamente inferior em todos os testes de ToM durante as fases agudas em comparação ao grupo controle (valores de p de 0,001 a 0,014). Contudo, essas deficiências não persistiram além do episódio agudo de humor, exceto o mau desempenho dos pacientes no Faux Pas ($p = 0,001$). Além disso, os pacientes tiveram pior desempenho em comparação ao grupo controle no aprendizado verbal e na memória ($p < 0,001$), bem como na memória de trabalho visuoespacial ($p < 0,001$), durante as fases aguda e eutímica da doença. Os pacientes também tiveram pior desempenho que controles saudáveis em memória imediata ($p = 0,026$) e FEs ($p = 0,001$); porém, apenas durante episódios de doença. As diferenças no Faux Pas não permaneceram estatisticamente significativas quando os efeitos da memória verbal e da memória de trabalho visuoespacial foram controlados. As diferenças em outros testes de ToM, durante os episódios, não permaneceram estatisticamente significativas quando outras funções cognitivas que encontravam-se prejudicadas nos pacientes durante os episódios foram controladas. Os resultados desse estudo apoiam a hipótese de que a disfunção da ToM no TB está associada a sintomas de humor, podendo refletir déficits cognitivos subjacentes em vez de representar um marcador de traço específico do transtorno.[20]

A predição social é uma característica fundamental da CS, função pela qual o papel modulador do cerebelo é reconhecido. Alterações cerebelares são relatadas em patologias cerebelares, distúrbios do neurodesenvolvimento e condições psiquiátricas que apresentem déficits de CS. Um estudo exploratório teve como objetivo comparar os perfis de CS de indivíduos com transtornos neurodegenerativos cerebelares (DC), transtorno do espectro autista

(TEA), TB-II ou saudáveis (HS) por meio de uma bateria de testes sociais que exigissem diferentes graus de processamento de previsão.[34] Os padrões de alterações da substância cinzenta cerebelar foram comparados entre os grupos por meio de morfometria baseada em voxel. Comparados ao grupo controle, os grupos clínicos apresentaram déficits comuns de CS em tarefas que envolviam nível de predição moderado a alto. Os resultados comportamentais dos grupos clínicos foram consistentes com a presença de redução sobreposta da substância cinzenta no Crus II cerebelar direito, uma área notavelmente envolvida no processamento complexo e na predição social. Embora exploratórios e preliminares, esses resultados aprofundam o papel cerebelar na predição social e destacam o valor transdiagnóstico do cerebelo no funcionamento social e na predição em patologias de diferentes etiologias, prevendo novas possibilidades para intervenções partilhadas.[34]

BASES NEUROBIOLÓGICAS DAS ALTERAÇÕES COGNITIVAS NO TRANSTORNO BIPOLAR

Pouco se sabe sobre a assinatura cognitiva do TB no cérebro. Essa questão é relevante porque o comprometimento cognitivo pode produzir um impacto adicional na funcionalidade já comprometida de indivíduos com a doença, sobretudo nos idosos.[35] Além disso, a identificação de perfis cognitivos específicos no TB talvez possa ajudar a diferenciar subgrupos e a abrir caminho para a identificação de possíveis endofenótipos. Nesse sentido, alguns autores sugerem, por exemplo, que a velocidade psicomotora reduzida poderia servir como um endofenótipo potencial para o TB.[36]

Um mapeamento abrangente dos domínios cognitivos prejudicados no TB pode adicionar alguns *insights* sobre a fisiopatologia do transtorno e os vários mecanismos pelos quais os sintomas cognitivos podem estar relacionados às alterações comportamentais. No adulto jovem, por exemplo, sabe-se que os déficits cognitivos no TB estão diretamente relacionados às perdas diárias apresentadas por esses pacientes na adaptação social ou mesmo no comportamento suicida.[37]

O padrão geral de déficits executivos específicos apresentado no TB pode sugerir uma hipoativação das regiões subcorticais da área pré-frontal cerebral. De fato, alguns autores[38] encontraram, entre idosos com TB, hipometabolismo pré-frontal dorsolateral (usando tomografia por emissão de pósitrons) associado a desempenho prejudicado em tarefas executivas. A capacidade de inibir um comportamento automático e executar um que seja controlado está associada ao circuito ventro-fronto-estriatal;[39] portanto, podemos sugerir que essa rede é um tanto prejudicada na fase depressiva do TB. Penfold e colaboradores[40] também encontraram (usando ressonância magnética) hipoativação pré-frontal inferior em adultos com depressão bipolar, não medicados para a condição, durante o teste de inibição de resposta.

Os déficits cognitivos encontrados em indivíduos com TB pediátrico sugerem envolvimento significativo dos sistemas do lobo frontal, que apoiam a memória de trabalho, e dos sistemas do lobo temporal mesial, que apoiam a memória verbal, independentemente da comorbidade de transtorno do déficit de atenção com hiperatividade (TDAH).[40]

Evidências neurobiológicas consideráveis apoiam a premissa de que o controle pré-frontal dos estados afetivos é prejudicado em indivíduos com TB.[13] Em um estudo que considerou dados de neuroimagem e genética, os revisores concluíram, consistentemente, que o TB está ligado à ativação neural elevada em regiões envolvidas na resposta a estímulos salientes (estímulos de ordem social inesperados) – como a amígdala e o estriado ventral – em comparação com outras regiões, bem como à ativação deficiente de regiões envolvidas na regulação emocional – como áreas corticais pré-frontais.[13] Os revisores também identificaram que não só há uma hiperativação de áreas cerebrais envolvidas no processamento de estímulos salientes, mas também há uma falha no processo de inibição (controle do tipo *top-down*). Não apenas as principais regiões neurais relevantes para a emoção estão prejudicadas no TB, mas também a atividade nessas regiões é relevante para a regulação emocional eficaz. Por exemplo, foi demonstrado que a ativação frontoparietal se correlaciona negativamente com os níveis de ativação da amígdala durante a reavaliação no TB-I. Os achados de imagem se enquadram em um perfil de emotividade elevada e regulação emocional diminuída no TB.

Embora tenha sido proposto que a biologia do TB dá origem a dificuldades generalizadas na regulação da emoção,[41] surpreendentemente poucas pesquisas comportamentais no TB consideraram como os déficits cognitivos específicos se relacionam com a emoção e com as estratégias de regulação emocional. Uma abordagem que tem sido utilizada é considerar se os déficits na FE observados entre aqueles com TB são aumentados no contexto de estímulos emocionais em comparação com estímulos não emocionais. Uma segunda abordagem tem sido considerar mais diretamente as facetas da cognição que se relacionam com a regulação emocional eficaz no TB.[9]

Déficits na percepção de deficiências na CS foram associados a anormalidades estruturais ou funcionais no polo frontal, córtex orbitofrontal, polo temporal, giro temporal médio, giro temporal inferior, giro fusiforme, amígdala, hipocampo, giro para-hipocampal e ínsula.[42] Várias regiões identificadas se sobrepõem a correlatos neurais estabelecidos da CS (**Figura 10.2**).

AVALIAÇÃO DOS DOMÍNIOS COGNITIVOS MAIS COMPROMETIDOS NO TRANSTORNO BIPOLAR

Os testes mais utilizados e mais úteis para a avaliação das funções cognitivas no TB são os testes sensíveis para avaliação de FEs,[43] sobretudo os subtestes de baterias de teste padrão validadas para uso em português em pacientes brasileiros (**Quadro 10.1**).

Testes como o Trail Making Test/Forma B (TMT-B), a fase 3 do Stroop, o Span de Dígitos Ordem Inversa e o Wisconsin Card Sorting Test (WCST) representam uma seleção útil de tarefas sensíveis à disfunção executiva específica apresentada no TB. Alguns testes, como o TMT-B, medem múltiplas facetas da função executiva, que provavelmente requerem memória de trabalho e flexibilidade cognitiva.

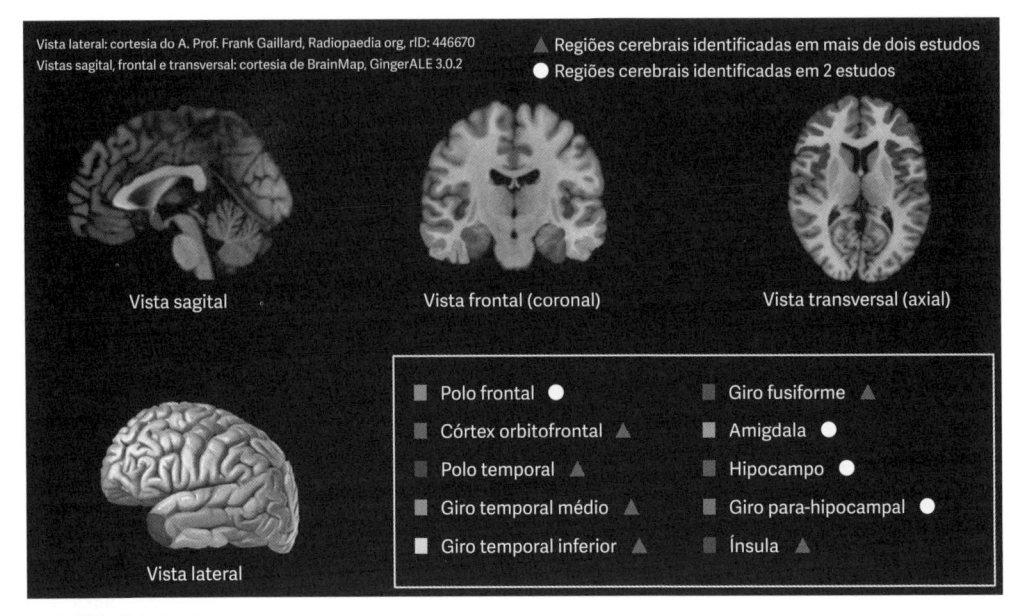

▶ **FIGURA 10.2**
REPRESENTAÇÃO ESQUEMÁTICA DAS REGIÕES CEREBRAIS ONDE A ATROFIA OU O HIPOMETA-
BOLISMO ESTÃO ASSOCIADOS À CONSCIÊNCIA PREJUDICADA DA COGNIÇÃO E DA FUNÇÃO
SOCIAL
Fonte: Hengstschläger e colaboradores.[42]

Além da função executiva, vários outros aspectos da cognição, como a fluência verbal e a memória, foram amplamente estudados no TB. A memória verbal e a não verbal estão relacionadas à capacidade de registrar, armazenar e recuperar informações verbais ou visuais. A fluência verbal é medida por meio do número de respostas verbais que uma pessoa pode gerar para um determinado alvo, como uma categoria semântica específica (p. ex., animais) ou uma categoria fonética (p. ex., palavras que começam com a letra F).

Embora as tarefas cognitivas tenham sido concebidas para avaliar essas funções específicas, é importante notar que a maioria das medidas são altamente correlacionadas e podem avaliar múltiplas funções até certo ponto sobrepostas (p. ex., o TMT-B é frequentemente descrito como uma tarefa de função executiva, embora provavelmente envolva memória de trabalho e flexibilidade cognitiva). Não é de surpreender, portanto, que alguns autores rotulem a função de certos testes de forma diferente – e isso é particularmente evidente em metanálises sobre cognição.[9]

Os testes que avaliam os domínios executivos por meio da observação direta do desempenho do paciente parecem mais adequados do que medidas cognitivas de triagem global, frequentemente usadas em amostras de pacientes idosos com comprometimento cognitivo (p. ex., o Miniexame do Estado Mental [MEEM]), que provavelmente não são aplicáveis no contexto do TB devido à baixa sensibilidade[44] e por serem mais indicados para a população

QUADRO 10.1
TESTES MAIS UTILIZADOS PARA AVALIAÇÃO DAS FUNÇÕES COGNITIVAS NO TRANSTORNO BIPOLAR

Trail Making Test/Forma A (TMT-A)
Atenção, velocidade de processamento da informação

Trail Making Test/Forma B (TMT-B)
Flexibilidade mental, velocidade de processamento de informações

Teste de Stroop
Controle inibitório

Subteste Dígitos Ordens Direta e Inversa (WAIS-R)
Memória de trabalho

Wisconsin Card Sorting Test (WCST)
Flexibilidade mental

Teste de Fluência Verbal (categoria Animais)
Fluência verbal e velocidade de processamento da informação

Teste de Fluência Verbal ou Letras (FAS)
Fluência verbal, velocidade de processamento da informação e busca ativa de informações específicas na memória

idosa. De forma alternativa, portanto, sugerimos a seguir um conjunto de testes de fácil aplicação pelo médico, que podem ser usados em contexto ambulatorial ou à beira do leito, e com sensibilidade o suficiente para captar as alterações cognitivas mais frequentemente observadas no TB (**Figura 10.3**).[25]

COGNIÇÃO NO TRANSTORNO BIPOLAR – POPULAÇÕES ESPECIAIS

IDOSOS

Estudos com amostras muito seletivas e múltiplas faixas etárias sugerem que a maior idade está associada, no TB, a maiores déficits neurocognitivos.[45] Alguns autores afirmam que pacientes idosos com TB têm deficiências cognitivas significativas e que o TB de início tardio está mais associado a comprometimento cognitivo grave do que o TB de início precoce,[26,46] mas todos esses estudos foram feitos em pacientes com TB eutímico. Há um desconhecimento principalmente em relação à neuropsicologia da depressão bipolar na idade avançada.[35]

Em um estudo conduzido pelos autores do capítulo com o objetivo de avaliar as FEs na fase depressiva de 49 pacientes idosos brasileiros com TB de início precoce, 28 pacientes (57,1%) pontuaram abaixo de dois desvios-padrão (comprometimento moderado) em pelo menos uma medida de teste de FE, enquanto 49 (100%) pontuaram abaixo de um desvio-padrão em pelo menos uma medida de teste de FE. Em outras palavras, nenhum dos pacien-

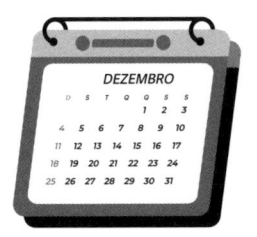

Meses ao contrário
- Controle mental
- Memória de trabalho
- Atenção seletiva

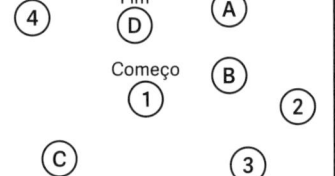

Teste de trilhas B
- Memória de trabalho
- Atenção seletiva
- Impulsividade
- Engajamento

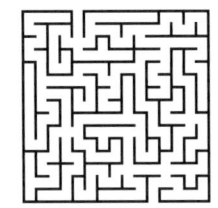

Labirinto
- Planejamento
- Fôlego atencional
- Impulsividade
- Engajamento

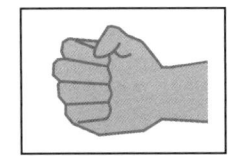

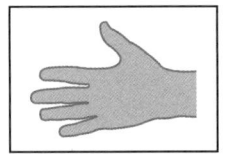

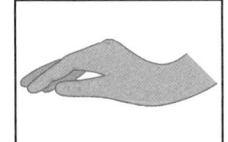

Três posições de Luria
- Impulsividade
- Atenção
- Controle inibitório
- Flexibilidade
- Programação executiva

▶ **FIGURA 10.3**
SUGESTÃO DE TESTES COGNITIVOS DE SIMPLES APLICAÇÃO À BEIRA DO LEITO, COM RESPECTIVOS DOMÍNIOS CONTEMPLADOS.
Fonte: Elaborada pelo autor.

tes teve um desempenho normal em todos os testes de FE. Quarenta pacientes (81,6% da amostra total) apresentaram um perfil disexecutivo mais extenso e grave, envolvendo diversas FEs. Destes, 13 pacientes (26,5%) apresentaram pseudodemência. Nove pacientes (18,3%) apresentaram disfunção executiva leve (p. ex., afetando apenas um domínio executivo, como memória de trabalho ou flexibilidade mental).

A **Tabela 10.1** mostra a análise descritiva (média, desvio-padrão) da avaliação neuropsicológica nesse estudo.[25]

TABELA 10.1
ANÁLISE DESCRITIVA DA AVALIAÇÃO NEUROPSICOLÓGICA EM IDOSOS BIPOLARES BRASILEIROS NA FASE DEPRESSIVA

TESTES	MÍNIMO	MÁXIMO	MÉDIA	DESVIO-PADRÃO
Stroop 1	–6,05	6,24	1,17	2,30
Stroop 2	–0,02	7,52	2,02	2,01
Stroop 3	–5,19	1,55	–1,05	1,42
Número de erros no Stroop 1	0	1,00	0,04	0,20
Número de erros no Stroop 2	0	6,00	0,23	0,98
Número de erros no Stroop 3	0	15,00	1,79	3,17
TMT-A	–8,08	8,05	1,30	3,38
TMT-A errors	0	4,00	0,19	0,77
TMT-B	–10,44	1,06	–2,02	2,40
TMT-B errors	0	26,00	8,84	8,44
Span de Dígitos Ordem Direta	–1,85	1,34	–0,55	0,48
Span de Dígitos Ordem Inversa	–2,54	0,10	–1,17	0,55
Teste de Fluência Verbal – categoria Animais	–2,39	1,66	–0,86	0,81
VFT – FAS	–2,31	1,89	–0,69	1,00
WCST	15	49,00	24,42	9,27

Fonte: Caixeta e colaboradores.[25]

Esses dados corroboram a noção de que a disfunção executiva é muito comum em idosos com TB, visto que toda a amostra apresentou desempenho abaixo da média em pelo menos um teste de FE.[25] Além disso, relatamos novos dados a respeito da disfunção executiva em pacientes idosos com TB em fase depressiva, uma vez que a maioria dos estudos tem foco em idosos eutímicos ou maníacos.[46-48] Não está elucidado se as depressões bipolar e unipolar têm perfis cognitivos semelhantes ou diferentes na velhice, mas esses dados, quando comparados ao perfil cognitivo para depressão unipolar em idosos como descrito na literatura,[49,50] mostram semelhança na disfunção executiva entre as duas formas de depressão.

Uma das funções mais prejudicadas em idosos com TB é a flexibilidade mental, avaliada pelo TMT-B e pelo WCST. Esses dois testes também recrutam memória de trabalho, atenção seletiva e engajamento mental, sendo sensíveis ao comportamento impulsivo.[43] Como essas funções estão relacionadas às áreas pré-frontais dorsolaterais do cérebro, é possível supor que, na fase depressiva de idosos com TB, os circuitos neurais que envolvem essa topografia possam ser de alguma forma afetados.

Além disso, conforme mostram os resultados da Tabela 10.1, o controle inibitório é prejudicado em idosos com TB, conforme demonstrado pelo baixo desempenho no Teste de Stroop 3; a velocidade de processamento da informação é prejudicada, como sugerido pelo mau desempenho do TMT-B; e a memória de trabalho também é prejudicada de maneira importante, conforme demonstrado pelo subteste Span de Dígitos Versão Inversa do WAIS-R.

Ainda como exposto na Tabela 10.1 a análise que envolveu um grupo clínico de idosos brasileiros com o TB revelou que não houve diferença significativa no teste de fluência verbal, sugerindo que os circuitos neurais envolvidos nessa função cognitiva não são, geralmente, afetados pelo estado depressivo em idosos bipolares. Em adultos, esse achado pode ser diferente, como se verá adiante.

A disfunção executiva em idosos na fase depressiva do TB pode estar associada à falta de energia mental suficiente para executar os processos cognitivos que requerem mais esforço para serem realizados. Por exemplo, os pacientes em nossa amostra tiveram mais dificuldade no TMT-B do que no TMT-A, assim como no Teste de Stroop 3 em comparação às outras fases; isso sugere que, conforme a carga de dificuldade cognitiva é aumentada, a reserva cognitiva desses pacientes é sobrepujada e, como consequência, eles não podem acompanhar as crescentes demandas dos testes executivos. De acordo com essa hipótese, o comprometimento cognitivo seria reversível, retornando ao funcionamento normal assim que o paciente mudasse seu estado depressivo para a fase eutímica (humor normal).

Mesmo em uma amostra relativamente homogênea como a nossa – na qual foram reunidos especificamente pacientes idosos com TB na fase depressiva –, o perfil cognitivo não é uniforme. Apesar de toda amostra apresentar algum grau de disfunção executiva, foi encontrada uma grande amplitude de desempenho executivo entre os sujeitos, conforme indicado pela alta variabilidade entre os escores mínimo e máximo, com a disfunção executiva variando de leve (p. ex., afetando apenas um domínio executivo, como atenção seletiva ou memória de trabalho) até um perfil mais extenso e grave (envolvendo muitas FEs, como flexibilidade mental, engajamento mental, autocontrole, automonitoramento, vários domínios de atenção e memória de trabalho). Portanto, pacientes idosos com TB em sua fase depressiva podem, de fato, atingir um nível de disfunção cognitiva compatível com o de uma síndrome demencial (pseudodemência depressiva).

Com base em nossos dados, podemos dividir o desempenho dos pacientes na avaliação neuropsicológica em duas categorias principais:

1 Compromentimento de subdomínios isolados daqueles que que compõem as FE;
2 Comprometimento de múltiplos domínios da FE (podendo apresentar-se, nesta categoria, acompanhada ou não de uma síndrome tipo pseudodemência).

Em suma, a disfunção executiva é muito comum em idosos com TB, embora não pareça grave na maioria dos casos. O TB parece contribuir com uma sobrecarga adicional para o processo de envelhecimento do cérebro.[25]

ADULTOS

Embora os achados a respeito de dificuldades cognitivas em pacientes adultos com TB sejam mais consistentes quando as amostras destes são testadas durante os episódios de humor do que quando se encontram na eutimia, os déficits cognitivos se localizam sobretudo nos domínios das FEs. Bipolares adultos na fase eutímica apresentam dificuldades de desempenho nas memórias verbal e visuoespacial (esta última mais relacionada à falta de estratégias frontais), bem como em outros componentes do funcionamento executivo, embora exista certa inconsistência em alguns dos resultados provenientes de variáveis como duração da doença, psicotrópicos usados, número de institucionalizações ou de recaídas e recidivas ao longo da vida.[27]

Xu e colaboradores[51] afirmam que pacientes adultos bipolares e unipolares apresentam um padrão semelhante de comprometimento cognitivo durante o episódio depressivo agudo. A fluência verbal é prejudicada de maneira importante na maioria dos casos de TB em adultos, sobretudo em pacientes bipolares depressivos.[51] A velocidade de processamento também representa uma das funções cognitivas mais prejudicadas em muitos estudos que tratam do TB em adultos.[45,51]

O controle inibitório é um membro central das FEs e geralmente se refere à capacidade de inibir ativamente ou atrasar uma resposta dominante para atingir um objetivo. Ele é frequentemente prejudicado no TB do adulto, e seu enfraquecimento pode contribuir para alguns aspectos do comprometimento social e funcional observado no TB, assim como explicar, em parte, como o TB depressivo responde às demandas e aos conflitos do dia a dia.

O armazenamento de informações pela memória de trabalho verbal (medido no Span de Dígitos Ordem Direta) e o processamento de conteúdo verbal na memória de trabalho (medido no Span de Dígitos Ordem Inversa) são FEs altamente sensíveis aos estados do humor depressivo.

CRIANÇAS E ADOLESCENTES

Pavuluri e colaboradores[11] conduziram uma avaliação sistemática do funcionamento neuropsicológico em indivíduos com TB pediátrico para esclarecer os tipos de déficits cognitivos associados às fases agudamente doente e eutímica do transtorno, bem como os efeitos da medicação sobre esses déficits. Pacientes bipolares pediátricos não medicados (n = 28), medicados (n = 28) e indivíduos saudáveis (n = 28) (idade média de todos os participantes = 11,74 anos) completaram testes cognitivos. Os grupos foram pareados quanto a idade, sexo, raça, *status* socioeconômico dos pais, inteligência geral e capacidade de leitura de uma única palavra. Uma bateria neurocognitiva computadorizada e testes neuropsicológicos padronizados foram administrados para avaliar atenção, função executiva, memória de trabalho, memória verbal, memória visual, percepção visuoespacial e habilidades motoras. Os indivíduos com TB pediátrico, independentemente da medicação e do estado da doença, apresentaram prejuízos em comparação com os indivíduos saudáveis nos domínios de atenção, funcionamento executivo, memória de trabalho e aprendizagem verbal. Além disso, indivíduos bipolares com TDAH comórbido tiveram pior desempenho em tarefas que avaliavam atenção e FE do que pacientes apenas com TB.[11]

Numa metanálise de TB pediátrico, os tamanhos de efeitos indicaram maiores déficits entre o grupo de TB em comparação com o grupo controle. Os tamanhos de efeitos variaram, com tamanhos de efeito maiores para aprendizagem verbal e memória, seguidos por velocidade de processamento, memória de trabalho, FE e atenção. Diferenças menores – mas significativas – entre aqueles com TB em comparação ao grupo controle foram observadas em aspectos como fluência verbal, memória visual, habilidades visuoespaciais e capacidade cognitiva geral, com efeitos particularmente pequenos para habilidades motoras, avaliadas em apenas um estudo.[52]

Tal como acontece com os adultos, o tratamento e as melhorias concomitantes aos sintomas podem melhorar o desempenho cognitivo entre aqueles com TB pediátrico.[53]

COGNIÇÃO EM RELAÇÃO A OUTROS TRANSTORNOS PSIQUIÁTRICOS

Várias condições psiquiátricas podem exibir alterações cognitivas superponíveis ao que é observado no TB, sobretudo porque não se tratam de alterações exclusivas dessa condição. Transtornos como esquizofrenia, depressão unipolar, transtornos de ansiedade, dependência química, transtornos do desenvolvimento entre outros também podem mostrar padrões e perfis cognitivos semelhantes ao do TB, variando mais na quantidade e na intensidade das alterações do que na qualidade ou na natureza das mesmas (**Figura 10.4**).[54]

Em um estudo grego[19] que comparou a cognição no TB e na esquizofrenia, constatou-se que tanto os pacientes com TB quanto os com esquizofrenia estavam significativamente prejudicados na capacidade intelectual geral, na memória verbal, na aprendizagem e nas FEs em comparação com os controles saudáveis. Os pacientes com esquizofrenia tiveram desempenho significativamente pior do que os pacientes com TB em tarefas de memória verbal, enquanto o grupo com TB não teve pontuação significativamente menor que o grupo com esquizofrenia em nenhuma tarefa. Os pacientes com esquizofrenia tiveram desempenho inferior ao do grupo controle nos testes de atenção, velocidade de processamento e memória imediata, enquanto os pacientes com TB exibiram o pior desempenho na capacidade visuoespacial e na memória de trabalho. Dessa forma, os resultados indicaram que a esquizofrenia estável e o TB eutímico apre-

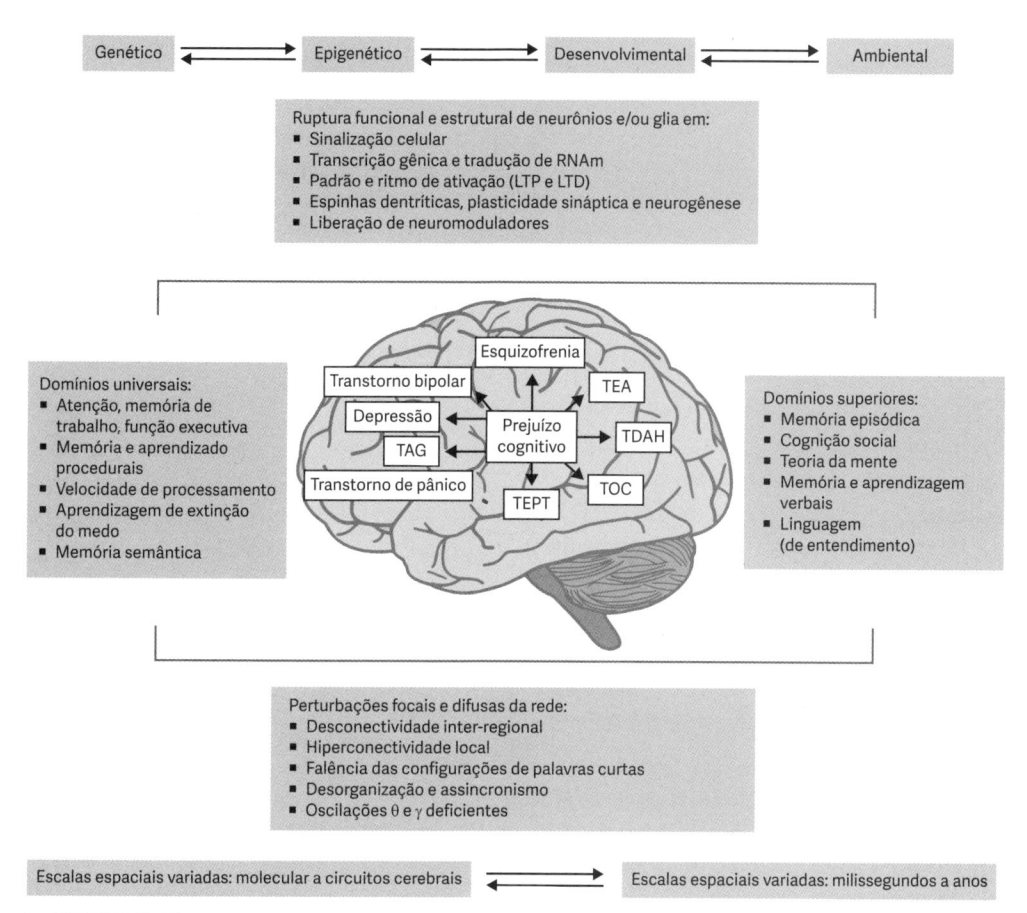

FIGURA 10.4
CARACTERÍSTICAS GERAIS E TIPOS DE DISTÚRBIOS COGNITIVOS NOS TRANSTORNOS PSIQUIÁTRICOS MAIS COMUNS.

LTD, depressão de longa duração (do inglês *long-term depression*); LTP, potencialização a longo prazo (do inglês *long-term potentiation*); RNAm, RNA mensageiro; TAG, transtorno de ansiedade generalizada; TDAH, transtorno do déficit de atenção com hiperatividade; TEA, transtorno do espectro autista; TEPT, transtorno de estresse pós-traumático; TOC, transtorno obsessivo-compulsivo.
Fonte: Caixeta.[54]

sentam perfis semelhantes de comprometimento cognitivo – ainda que muito menos intensos no TB –, em consonância com outros estudos que sugerem que as diferenças estão relacionadas à extensão e ao grau dos comprometimentos, ao invés de serem qualitativas.

CONSIDERAÇÕES FINAIS

As alterações cognitivas em pacientes com TB são um aspecto significativo dessa condição psiquiátrica. Sob um aspecto geral, a literatura atual é concordante em sugerir que os indivíduos com TB frequentemente apresentam déficits cognitivos em várias áreas, incluindo atenção, memória, subdomínios das FE (podendo ser isolados ou mais abrangentes) e na velocidade de processamento das informações. No entanto, a natureza de traço ou estado associado ao TB permanece sob debate científico e carece de mais dados, principalmente provenientes de estudos longitudinais que possam auxiliar na consideração dessas alterações cognitivas como marcadores clínicos permanentes, mesmo nas fases de eutimia.

De antemão, os déficits cognitivos que podem estar presentes em pacientes com o TB devem ser objeto de manejo clínico, visto que estão diretamente relacionados com o nível de recuperação funcional e também por influenciar diretamente na percepção do paciente em relação à sua qualidade de vida. Espera-se que dados de estudos futuros sejam úteis para pavimentar a consolidação das alterações cognitivas no TB como componente central da fisiopatologia e consequente marcador na heterogeneidade de apresentação fenotípica. Enquanto isso, o manejo clínico do TB já deve incluir a abordagem de suporte e reabilitação desses desfechos junto do que se considera alvo terapêutico nuclear, ou seja, o que se relaciona com a valência do humor.

REFERÊNCIAS

1. World Health Organization. World report on disability: summary [Internet]. Geneva: WHO; 2011 [capturado em 09 set. 2022]. Disponível em: https://www.refworld.org/docid/50854a322.html.
2. Ilgen MA, Bohnert AS, Ignacio RV, McCarthy JF, Valenstein MM, Kim HM, et al. Psychiatric diagnoses and risk of suicide in veterans. Arch Gen Psychiatry. 2010;67(11):1152-8.
3. Nordentoft M, Mortensen PB, Pedersen CB. Absolute risk of suicide after first hospital contact in mental disorder. Arch Gen Psychiatry. 2011;68(10):1058-64.
4. Alves G, Sudo FK, Caixeta L. Transtornos do humor e ansiedade em neuropsiquiatria geriátrica. Belo Horizonte: Ampla; 2021.
5. Strakowski SM, Delbello MP, Adler CM. The functional neuroanatomy of bipolar disorder: a review of neuroimaging findings. Mol Psychiatry. 2005;10(1):105-16.
6. Copeland LA, Miller AL, Welsh DE, McCarthy JF, Zeber JE, Kilbourne AM. Clinical and demographic factors associated with homelessness and incarceration among VA patients with bipolar disorder. Am J Public Health. 2009;99(5):871-7.
7. Peters AT, Peckham AD, Stange JP, Sylvia LG, Hansen NS, Salcedo S, et al. Correlates of real world executive dysfunction in bipolar I disorder. J Psychiatr Res. 2014;53:87-93.
8. Tsitsipa E, Fountoulakis KN. The neurocognitive functioning in bipolar disorder: a systematic review of data. Ann Gen Psychiatry. 2015;14:42.
9. Lima IMM, Peckham AD, Johnson SL. Cognitive deficits in bipolar disorders: implications for emotion. Clin Psychol Rev. 2018;59:126-36.
10. Ratheesh A, Lin A, Nelson B, Wood SJ, Brewer W, Betts J, et al. Neurocognitive functioning in the prodrome of mania: an exploratory study. J Affect Disord. 2013;147(1-3):441-5.
11. Pavuluri MN, Schenkel LS, Aryal S, Harral EM, Hill SK, Herbener ES, et al. Neurocognitive function in unmedicated manic and medicated euthymic pediatric bipolar patients. Am J Psychiatry. 2006;163(2):286-93.
12. Chang KD, Steiner H, Ketter TA. Psychiatric phenomenology of child and adolescent bipolar offspring. J Am Acad Child Adolesc Psychiatry. 2000;39(4):453-60.
13. Strakowski S. The bipolar brain: integrating neuroimaging and genetics. New York: Oxford University Press; 2012.
14. Kurtz MM, Gerraty RT. A meta-analytic investigation of neurocognitive deficits in bipolar illness: profile and effects of clinical state. Neuropsychology. 2009;23(5):551-62.

15. Arts B, Jabben N, Krabbendam L, van Os J. Meta-analyses of cognitive functioning in euthymic bipolar patients and their first-degree relatives. Psychol Med. 2008;38(6):771-85.
16. Bourne C, Aydemir Ö, Balanzá-Martínez V, Bora E, Brissos S, Cavanagh JT, et al. Neuropsychological testing of cognitive impairment in euthymic bipolar disorder: an individual patient data meta-analysis. Acta Psychiatr Scand. 2013;128(3):149-62.
17. Martino DJ, Strejilevich SA, Marengo E, Ibañez A, Scápola M, Igoa A. Toward the identification of neurocognitive subtypes in euthymic patients with bipolar disorder. J Affect Disord. 2014;167:118-24.
18. Gildengers AG, Chisholm D, Butters MA, Anderson SJ, Begley A, Holm M, et al. Two-year course of cognitive function and instrumental activities of daily living in older adults with bipolar disorder: evidence for neuroprogression? Psychol Med. 2012;43(4):801-11.
19. Konstantakopoulos G, Ioannidi N, Patrikelis P, Soumani A, Oulis P, Sakkas D, et al. [Neurocognitive function in clinically stable patients with schizophrenia or bipolar disorder and normal controls]. Psychiatriki. 2011;22(3):195-206.
20. Ioannidi N, Konstantakopoulos G, Sakkas D, Oulis P. The relationship of theory of mind with symptoms and cognitive impairment in bipolar disorder: a prospective study. Psychiatriki. 2015;26(1):17-27.
21. Bora E, Yücel M, Pantelis C, Berk M. Meta-analytic review of neurocognition in bipolar II disorder. Acta Psychiatr Scand. 2011;123(3):165-74.
22. Balanzá-Martínez V, Selva G, Martínez-Arán A, Prickaerts J, Salazar J, González-Pinto A, et al. Neurocognition in bipolar disorders: a closer look at comorbidities and medications. Eur J Pharmacol. 2010;626(1):87-96.
23. Bora E. Neurocognitive features in clinical subgroups of bipolar disorder: A meta-analysis. J Affect Disord. 2018;229:125-134.
24. Fleischmann E, Dalkner N, Fellendorf FT, Bengesser SA, Lenger M, Birner A, et al. The big five as predictors of cognitive function in individuals with bipolar disorder. Brain Sci. 2023;13(5):773.
25. Caixeta L, Soares VL, Vieira RT, Soares CD, Caixeta V, Ferreira SB, et al. Executive function is selectively impaired in old age bipolar depression. Front Psychol. 2017;8:194.
26. Schouws SN, Comijs HC, Stek ML, Dekker J, Oostervink F, Naarding P, et al. Cognitive impairment in early and late bipolar disorder. Am J Geriatr Psychiatry. 2009;17(6):508-15.
27. Rocca CC, Lafer B. Alterações neuropsicológicas no transtorno bipolar. Braz J Psychiatry. 2006;28(3):226-37.
28. Roiser JP, Sahakian BJ. Hot and cold cognition in depression. CNS Spectr. 2013;18(3):139-49.
29. Murray G, Johnson SL. The clinical significance of creativity in bipolar disorder. Clin Psychol Rev. 2010;30(6):721-32.
30. Caixeta L, Caixeta M, Figueiredo T. Teoria da mente. Campinas: Átomo; 2023.
31. Varo C, Solé B, Jiménez E, Bonnín CM, Torrent C, Valls E, et al. Identifying social cognition subgroups in euthymic patients with bipolar disorder: a cluster analytical approach. Psychol Med. 2022;52(1):159-68.
32. Rotenberg LS, Khafif TC, Miskowiak KW, Lafer B. Social cognition and bipolar disorder: pending questions and unexplored topics. Braz J Psychiatry. 2022;44(6):655-63.
33. Bora E, Bartholomeusz C, Pantelis C. Meta-analysis of Theory of Mind (ToM) impairment in bipolar disorder. Psychol Med. 2016;46(2):253-64.
34. Olivito G, Siciliano L, Clausi S, Lupo M, Baiocco R, Gragnani A, et al. The cerebellum gets social: evidence from an exploratory study of cerebellar, neurodevelopmental, and psychiatric disorders. Biomedicines. 2023;11(2):309.
35. Rise IV, Haro JM, Gjervan B. Clinical features, comorbidity, and cognitive impairment in elderly bipolar patients. Neuropsychiatr Dis Treat. 2016;12:1203-13.
36. Volkert J, Haubner J, Kazmaier J, Glaser F, Kopf J, Kittel-Schneider S, et al. Cognitive deficits in first-degree relatives of bipolar patients: the use of homogeneous subgroups in the search of cognitive endophenotypes. J Neural Transm. 2016;123(8):1001-11.
37. Malloy-Diniz LF, Neves FS, Abrantes SS, Fuentes D, Corrêa H. Suicide behavior and neuropsychological assessment of type I bipolar patients. J Affect Disord. 2009;112:1-3.
38. Brooks JO, 3rd, Bearden CE, Hoblyn JC, Woodard SA, Ketter TA. (2010). Prefrontal and paralimbic metabolic dysregulation related to sustained attention in euthymic older adults with bipolar disorder. Bipolar Disord. 2010;12(8):866-74.
39. Durston S, Thomas KM, Yang Y, Ulug AM, Zimmerman RD, Casey BJ. A neural basis for the

development of inhibitory control. Develop Sci. 2002;5(4):F9-16.
40. Penfold C, Vizueta N, Townsend JD, Bookheimer SY, Altshuler LL. Frontal lobe hypoactivation in medication-free adults with bipolar II depression during response inhibition. Psychiatry Res. 2015;23(3):202-9.
41. Ghaznavi S, Deckersbach T (2012). Rumination in bipolar disorder: evidence for an unquiet mind. Biol Mood Anxiety Disord. 2012;2:2.
42. Hengstschläger A, Sommerlad A, Huntley J. What are the neural correlates of impaired awareness of social cognition and function in dementia? A systematic review. Brain Sci. 2022;12(9):1136.
43. Faria CA, Alves HVD, Charchat-Fichman H. The most frequently used tests for assessing executive functions in aging. Dement Neuropsychol. 2015;9(2):149-55.
44. Burdick KE, Ketter TA, Goldberg JF, Calabrese JR. Assessing cognitive function in bipolar disorder: challenges and recommendations for clinical trial design. J Clin Psychiatry. 2015;76(3):e342-50.
45. Kessler U, Schoeyen HK, Andreassen OA, Eide GE, Hammar Å, Malt UF, et al. Neurocognitive profiles in treatment-resistant bipolar I and bipolar II disorder depression. BMC Psychiatry. 2013;13:105.
46. Schouws SN, Zoeteman JB, Comijs HC, Stek ML, Beekman AT. Cognitive functioning in elderly patients with early onset bipolar disorder. Int J Geriatr Psychiatry. 2007;22(9):856-61.
47. Young RC, Murphy CF, Heo M, Schulberg HC, Alexopoulos GS. Cognitive impairment in bipolar disorder in old age: literature review and findings in manic patients. J Affect Disord. 2006;92(1):125-31.
48. Samamé C, Martino DJ, Strejilevich SA. A quantitative review of neurocognition in euthymic late-life bipolar disorder. Bipolar Disord. 2013;15(6):633-44.
49. Dybedal GS, Tanum L, Sundet K, Gaarden TL, Bjølseth TM. Neuropsychological functioning in late-life depression. Front Psychol. 2013;4:381-10.
50. Pantzar A, Laukka EJ, Atti AR, Fastbom J, Fratiglioni L, Bäckman L. Cognitive deficits in unipolar old-age depression: a population-based study. Psychol Med. 2014;44(5):937-47.
51. Xu G, Lin K, Rao D, Dang Y, Ouyang H, Guo Y, et al. Neuropsychological performance in bipolar I, bipolar II and unipolar depression patients: a longitudinal, naturalistic study. J Affect Disord. 2012;136(3):328-39.
52. Nieto RG, Castellanos FX. A meta-analysis of neuropsychological functioning in patients with early onset schizophrenia and pediatric bipolar disorder. J Clin Child Adolesc Psychol. 2011;40(2):266-80.
53. Lera-Miguel S, Andres-Perpina S, Fatjo-Vilas M, Fananas L, Lazaro L. Two-year follow-up of treated adolescents with early-onset bipolar disorder: changes in neurocognition. J Affect Disord. 2015;172:48-54.
54. Caixeta L. Psiquiatria geriátrica. Porto Alegre: Artmed; 2016.

LEITURAS RECOMENDADAS

Heaton KR, Chelune GJ, Talley JL, Kay GG, Curtiss G. Wisconsin card sorting test manual. Odessa: Psychological Assessment Resources; 1993.

Knopman DS, DeKosky ST, Cummings JL, Chui H, Corey-Bloom J, Relkin N, et al. Practice parameter: diagnosis of dementia (an evidence-based review). Report of the Quality Standards Subcommittee of the American Academy of Neurology. Neurology. 2001;56(9):1143-53.

Ng B, Camacho A, Lara DR, Brunstein MG, Pinto OC, Akiskal HS. A case series on the hypothesized connection between dementia and bipolar spectrum disorders: bipolar type VI? J Affect Disord. 2008;107(3):307-15.

Sajatovic M, Strejilevich SA, Gildengers AG, Dols A, Al Jurdi RK, Forester BP, et al. A report on older-age bipolar disorder from the International Society for Bipolar Disorders Task Force. Bipolar Disord. 2015;17(7):689-704.

Zimmermann N, Cardoso CO, Trentini CM, Grassi-Oliveira R, Fonseca RP. Brazilian preliminary norms and investigation of age and education effects on the Modified Wisconsin Card Sorting Test, Stroop Color and Word Test and Digit Span Test in Adults. Dement Neuropsychol. 2015;9(2):120-7.

PARTE 3
TERAPÊUTICA

TRATAMENTO DO TRANSTORNO BIPOLAR NO ADULTO

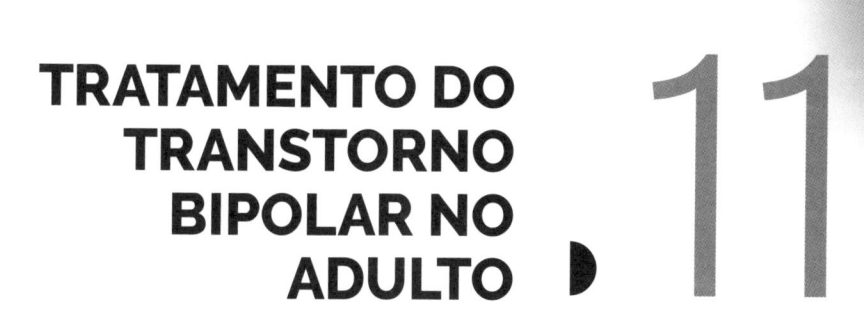

11

LUIZ DIECKMANN
MICHEL HADDAD

O tratamento do transtorno bipolar (TB) é complexo e tem por objetivo não apenas o alívio sintomático, mas também a recuperação pessoal e o fortalecimento da resiliência do paciente. A percepção positiva do paciente sobre o tratamento contribui significativamente para sua qualidade de vida, evidenciando a importância de uma abordagem de autogerenciamento. Este enfoque auxilia na criação de um planejamento colaborativo eficaz. Assim, a consideração cuidadosa do médico quanto aos diversos objetivos terapêuticos e a personalização do tratamento conforme as necessidades específicas de cada paciente em diferentes fases do TB são essenciais para o êxito do tratamento.

Algumas ferramentas não farmacológicas têm essencial importância na formulação estratégica do tratamento do TB. As intervenções no estilo de vida são um componente eficaz do tratamento de pacientes com transtornos mentais, em função da melhora da qualidade de vida. Essas intervenções podem agrupar tanto as mudanças positivas, como exercícios físicos e dieta, quanto a diminuição de hábitos negativos, como tabagismo ou abuso de substâncias. Além disso, intervenções psicológicas adjuvantes à farmacoterapia parecem ser uma prática bastante eficaz e fortemente recomendada para o manejo do TB.

O tratamento farmacológico inclui uma diversidade de medicamentos divididos principalmente em estabilizadores do humor (EHs), antidepressivos e antipsicóticos (nem todos citados neste capítulo estão disponíveis no mercado brasileiro). O uso desses fármacos varia de acordo com as fases inerentes ao TB, como mania ou depressão, estado misto ou manutenção. De maneira geral, o objetivo final do tratamento farmacológico do TB é a estabilização do paciente, levando-o à eutimia. Para tanto, fármacos EHs têm um papel central no tratamento de todas as fases do TB. Muitas vezes, quando a estabilização não é atingida, outros fármacos podem ser adicionados em combinação, sendo escolhidos com base no quadro clínico apresentado, no padrão dos últimos episódios de mania ou de depressão, no histórico de tratamento, no perfil de efeitos adversos, entre outros.

Recentes desenvolvimentos para o manejo do TB dão esperança para um futuro tratamento com maior efetividade e tolerância. Nesse ínterim, com as ferramentas já disponíveis hoje, o acompanhamento e a individualização do tratamento, é possível, na maioria dos casos, retomar o funcionamento e a recuperação pessoal dos pacientes com TB, lhes proporcionando resiliência e qualidade de vida.

OBJETIVO DO TRATAMENTO

O foco observado na prática orientada para a recuperação da normalidade em pacientes com transtornos psiquiátricos é cada vez maior, estando alinhado à definição holística de saúde proposta pela Organização Mundial da Saúde (OMS), que a entende não apenas como ausência de doença. Portanto, diversas diretrizes internacionais para o tratamento de transtornos psiquiátricos recomendam que, no tratamento dos transtornos do humor, os objetivos deveriam ir além do alívio dos sintomas para a inclusão de resiliência e a melhoria do bem-estar geral.[1]

Nesse sentido, a recuperação pessoal – que se diferencia da recuperação sintomática ou funcional – refere-se ao processo de adaptação à doença mental grave e encoraja os médicos a terem um envolvimento mais ativo com os pacientes. Ainda, há de se destacar o desenvolvimento da resiliência pelos pacientes como uma capacidade de se adaptar e se recuperar do estresse; não simplesmente como uma ausência de vulnerabilidade. Há evidências de que a resiliência desempenha um papel atenuante em todos os estágios do manejo dos transtornos do humor; portanto, seu desenvolvimento deve ser observado como parte importante do tratamento psiquiátrico (**Figura 11.1**).[1]

Com o avanço da tecnologia, a estrutura de autogerenciamento de doenças crônicas pelos pacientes tem se tornado uma realidade. Assim, a qualidade de vida parece ser um resultado do tratamento valorizado pelo paciente que, por consequência, pode fornecer uma bússola construtiva para o planejamento colaborativo do tratamento. Por essa razão, a ênfase no empoderamento e na esperança tem sido cada vez mais discutida na literatura científica e parece ser particularmente importante para o sucesso terapêutico, apesar de esses aspectos serem, muitas vezes, caricaturados como uma negligência aos riscos e às perturbações decorrentes do transtorno.[2]

A atenção adequada do clínico ao espectro de objetivos do tratamento e a ponderação de diferentes tipos de alvos de tratamento para pacientes distintos em momentos variados do TB podem ser cruciais para a individualização do tratamento, ponto bastante discutido e almejado, atualmente, na prática clínica. Um exemplo dessa prática é considerar a fase de manutenção no gerenciamento do TB como uma janela de oportunidade para a mu-

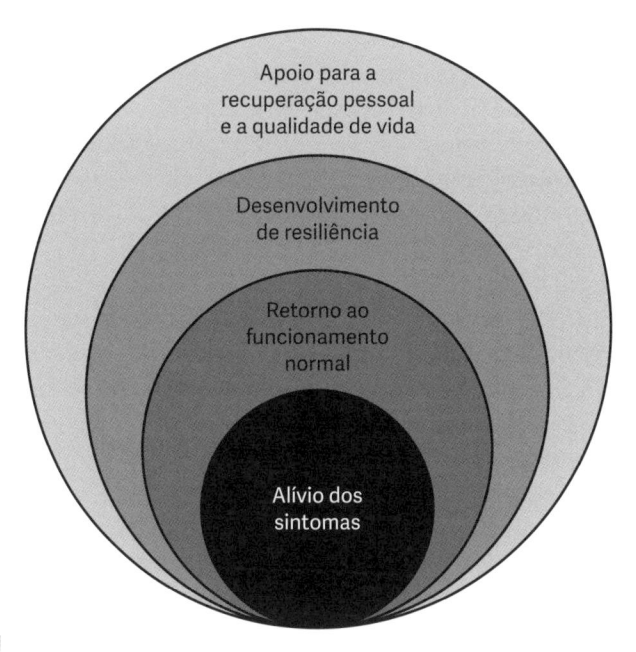

FIGURA 11.1
ALVOS DE TRATAMENTO NO GERENCIAMENTO DO TRANSTORNO BIPOLAR.
O alívio dos sintomas é o foco inicial do tratamento para TB. No entanto, é importante considerar medidas adicionais visando ao retorno do paciente ao seu funcionamento normal. Como um objetivo final e mais amplo do tratamento, a atenção deve ser voltada para o paciente e sua adaptação à doença mental, em um processo definido como recuperação pessoal.
Fonte: Adaptada de Malhi e colaboradores.[1]

dança do foco, até então nos sintomas agudos, para o desenvolvimento de resiliência e a adoção de medidas para a melhoria da qualidade de vida.

Um relacionamento terapêutico com o paciente que se baseie em respeito e compromisso e inclua confidencialidade, postura livre de julgamento, foco unidirecional de atenção e cuidado, presença de objetivos compartilhados, empatia, esperança e honestidade, pode ser não apenas necessário, mas também suficiente para resultados positivos. Além disso, estratégias para auxiliar na avaliação diagnóstica periódica, considerações para a formulação de casos individualizados, monitoramento dos resultados do tratamento e suporte à compreensão do paciente sobre o tratamento podem levar ao sucesso terapêutico não somente nos âmbitos sintomático e funcional, mas também no da recuperação pessoal.

ESTRATÉGIAS NÃO FARMACOLÓGICAS PARA O TRATAMENTO DO TRANSTORNO BIPOLAR

ESTILO DE VIDA

Apesar da importância dos episódios agudos do TB, o período entre os episódios compõe a maior parte do tempo da vida dos pacientes. É de fundamental importância que o período no qual os pacientes estejam relativamente bem seja utilizado para a profilaxia de novos episódios, implementando-se estratégias adequadas que auxiliem os tratamentos psicológicos e farmacoterapêuticos. As intervenções no estilo de vida são um componente eficaz para a melhora da qualidade de vida no tratamento de pacientes com transtornos mentais, auxiliando, inclusive, na redução da diferença de expectativa de vida entre pacientes com doença mental grave e a população em geral. Essas intervenções podem agrupar tanto as mudanças positivas, como exercícios físicos e dieta, quanto a diminuição de hábitos negativos, como tabagismo ou abuso de substâncias.

NUTRIÇÃO E DIETA

O papel da dieta na saúde física é bem reconhecido, e a prevenção e tratamento de diversas condições por meio de mudanças na dieta são comumente encorajadas. No entanto, o papel da dieta na saúde mental ainda recebe pouca atenção. Recentemente houve um aumento no interesse em sua relação com os transtornos mentais, principalmente com a depressão – diversos estudos apontam que uma melhor qualidade da dieta está associada a probabilidade ou risco reduzidos de depressão.[3]

Apesar de poucos estudos terem investigado o papel da dieta no TB, alguns dados sugerem que pessoas com TB têm um padrão alimentar não saudável, o que pode gerar implicações significativas em seu prognóstico e tratamento.[4] Além disso, em pacientes com TB, há uma maior comorbidade com diversas doenças crônicas (p. ex., diabetes tipo 2, síndrome metabólica, doença cardiovascular e obesidade) diretamente influenciadas, também, pelo estilo de vida, sendo a qualidade da dieta de particular importância.[4]

As alterações comportamentais – incluindo os transtornos do humor – podem ser parcialmente devidas a deficiências ou excessos de nutrientes conhecidos por alterar a bioquímica cerebral. Isso inclui distúrbios na atividade monoaminérgica, processos imunológicos/inflamatórios, estresse oxidativo, atividade mitocondrial e neuroprogressão; situações nas quais as vias biológicas podem ser influenciadas pela composição e pela qualidade da dieta.[5] Portanto, considerando que adultos com transtornos do humor possam estar em risco de inadequação de nutrientes e, por vezes, de excessos ocasionais, são sugeridas avaliação e intervenção nutricional aprimorada para pessoas com TB. Além disso, é importante atentar para como os fatores sociodemográficos e específicos da condição podem afetar a ingestão de nutrientes nessa população, para que seja realizado um aconselhamento adequado sobre o uso de terapias nutricionais em combinação com tratamentos convencionais. Ainda, pesquisas futuras sobre os métodos mais apropriados de intervenção nutricional, bem como a respeito da eficácia e da segurança a longo prazo do uso de diferentes suplementos nutricionais em populações com TB, são necessárias.

EXERCÍCIO FÍSICO

A atividade física é frequentemente indicada para a prevenção e o tratamento de diversos transtornos mentais. O alto índice de comorbidades como obesidade, diabetes, hipertensão e doenças cardiovasculares (condições muitas vezes exacerbadas pela ação psicotrópica) com transtornos mentais corroboram essa recomendação.[6] Especificamente no TB, tem sido descrito pelos pacientes um perfil de estilo de vida sedentário, definido como ausência ou prática irregular de atividade física. Em estudos com questionários autorreferidos, a porcentagem de sedentarismo em pacientes com TB varia de 40% a 64,9%. Por outro lado, um estudo qualitativo demonstrou que quase 50% dos pacientes que praticam atividades físicas usaram os exercícios para regular os sintomas do TB.[7]

Apesar de a maioria dos estudos demonstrarem, de forma robusta, o efeito benéfico do exercício físico na depressão e na ansiedade, alguns dados mostram resultados similares no TB, no sentido de que o exercício físico, especialmente o de caráter aeróbico, desempenha um papel importante na regulação dos sintomas.[6] Além disso, algumas associações são propostas entre pacientes bipolares e exercícios, nas quais observa-se uma relação inversa entre nível de atividade física e índice de massa corporal, sintomas e comorbidades.[6,8]

O mecanismo de ação pelo qual o exercício físico promove efeitos benéficos no TB não está completamente elucidado; no entanto, a manutenção do exercício físico regular parece convergir para um aumento na produção de neurotrofinas. Estas seriam uma das chaves para inibir a neuroprogressão do TB, considerando que o aumento de neurotrofinas, como o fator neurotrófico derivado do cérebro (do inglês *brain-derived neurotrophic factor*), pode promover o aumento da neurogênese com consequente melhora do funcionamento cognitivo, permitindo aos pacientes maior capacidade cognitiva ou flexibilidade para se adaptar a eventos estressantes. Além disso, o exercício impacta na redução do estresse por meio da modulação do eixo hipotálamo-hipófise-suprarrenal (HHS), reduzindo a carga alostática e impactando na plasticidade sináptica. Outros mecanismos fisiológicos também podem estar envolvidos, uma vez que o exercício físico produz a liberação de opioides endógenos e modula a liberação e a recaptação de neurotransmissores monoamínicos envolvidos na fisiopatologia do TB,[8] como a dopamina (DA), a serotonina (5-HT) e a noradrenalina (norepinefrina).

Curiosamente, alguns estudos associaram a atividade física a episódios maníacos. Apesar de a menor frequência de exercício ter sido associada a sintomas depressivos e de o exercício frequente ter sido associado à mania, esses achados possivelmente podem ser explicados pelo fato de que indivíduos maníacos tendem a se exercitar mais. Alguns autores sugerem que a atividade física tem efeitos diferentes em pacientes bipolares, dependendo da gravidade do estado do humor do praticante; dessa maneira, o exercício regular poderia aliviar os sintomas de hipomania e prevenir mudanças intensas do humor, enquanto exercícios vigorosos poderiam piorar a mania ou a hipomania.[7] Outro ponto importante a ser considerado é a conhecida relação entre pacientes com TB e a sua tendência a impulsividade, comportamentos de risco, vícios comportamentais e associados ao uso de álcool e de substâncias. Nesse sentido, tem sido discutida a possibilidade de pacientes com TB terem um risco aumentado para a dependência em atividade física. Assim, destaca-se a importância de uma avaliação e uma monitorização adequadas para a possibilidade de vícios comportamentais, visando a diminuição do sofrimento psicológico em pacientes com TB.

TRATAMENTOS CRONOBIOLÓGICOS

Distúrbios do sono e disfunção do ritmo circadiano têm sido amplamente demonstrados em pacientes com TB; portanto, é crescente o interesse em intervenções circadianas e/ou em alterações no sono em pacientes com transtornos do humor.[9] Algumas intervenções no ciclo cronobiológico conhecidas são a terapia com luz brilhante (TLB), a privação de sono (PS), a terapia escura (TE), os agonistas melatonérgicos (AM) e as intervenções psicológicas comportamentais, que visam tratar a instabilidade do ritmo social.

O sistema circadiano é reconhecidamente envolvido nos controles molecular e celular de uma ampla gama de processos hipotetizados como subjacentes ao TB, como neuroplasticidade e neuroinflamação. Além disso, as estruturas da substância cinzenta e branca no TB demonstraram ser influenciadas por fatores que afetam a função cronobiológica, e as anormalidades do ritmo circadiano foram sugeridas como causadoras de distúrbios do humor em vez de serem um efeito de tal distúrbio, embora o distúrbio o humor possa atuar como um exacerbador das anormalidades do ritmo circadiano.[10]

Apesar de poucos ensaios terem comparado cronoterapias com tratamentos de primeira linha existentes, é prudente considerar que os perfis de efeitos adversos dessas intervenções são relativamente imensuráveis, o que encoraja o seu uso clínico em determinadas circunstâncias, como nos casos em que outras modalidades de tratamento tenham falhado ou sejam inadequadas.

Alguns estudos demonstraram a eficácia da internação com uso de TE para a mania aguda, uma vez que o uso de óculos bloqueadores de luz azul, também conhecidos como óculos âmbar, levou a reduções substanciais nos sintomas maníacos. Essa pode ser considerada uma opção adjuvante potencialmente eficaz e não intrusiva para a mania em ambiente hospitalar, conforme reconheceu a International Society for Bipolar Disorders (ISBD), apesar das limitações da literatura.[11,12] Por outro lado, para a depressão bipolar, a TLB, a PS e a terapia interpessoal e do ritmo social (IPSRT) foram reconhecidas como possibilidades eficazes pela ISBD.[12] A TLB, que pode ser administrada pela manhã ou ao meio-dia, foi considerada eficaz e segura; no entanto, a recomendação é de que essa terapia seja combinada com medicação estabilizadora do humor para depressões bipolares agudas.

Apesar de a PS ser conhecida pela rápida resolução dos sintomas depressivos, essa terapia geralmente não é recomendada isoladamente, devido à possibilidade de rápida recaída. Portanto, alguns dados sugerem o tratamento adjuvante de terapia de PS com outros tratamentos cronobiológicos, como o a terapia adjuvante de luz brilhante (BLT, do inglês *bright light therapy*). Mesmo com efeitos adversos leves, a terapia de PS envolve um regime de tratamento complexo, cujos parâmetros podem não estar muito evidentes na literatura; portanto, a sua recomendação deve ser cautelosa.

No geral, tem sido fortemente recomendada a correção da vulnerabilidade circadiana para a prevenção de recaídas no TB, de maneira que a função circadiana seja fortalecida, aumentando a regularidade dos comportamentos diários e regularizando o tempo de exposição à luz. Como supracitado, o sono e o humor têm uma relação bidirecional e, portanto, os problemas com o sono devem receber uma atenção inicial. Inclusive, quando necessário, deve-se elevar os problemas do sono como alvos de atenção clínica por si mesmos.[13] De igual forma, a atenção preventiva aos disruptores do ritmo circadiano (p. ex., viagens com alteração de fuso horário, horários de trabalho incomuns) pode minimizar os impactos circadianos no TB. Diversas diretrizes para o tratamento do TB incentivam uma rotina diária para os pacientes no intuito de beneficiar o humor e o sono. Dentre as possibilidades de recursos para incentivar uma rotina diária estão o incentivo à definição de horários para acordar e dormir, a busca por exposição à luz brilhante pela manhã e a realização de higiene do sono, entre outras.[1]

TRATAMENTOS PSICOLÓGICOS

A intervenção psicológica adjuvante à farmacoterapia parece ser uma prática bastante eficaz para o manejo do TB. As evidências mais robustas apontam para o importante papel do tratamento psicológico principalmente nas fases depressiva e de manutenção do TB, com benefícios para o tempo de remissão, o tempo de recorrência e os resultados funcionais.[14] Apesar de ser possível a aplicação de diversas abordagens psicológicas para o tratamento dos pacientes com TB, as intervenções com maior número de evidências se relacionam principalmente à psicoeducação, a terapia cognitivo-comportamental (TCC), à terapia focada na família e à IPSRT.

A psicoeducação visa melhorar os resultados, garantindo que o paciente entenda a natureza e os tratamentos para os transtornos do humor, incentivando a autogestão e diminuindo o estigma. Os principais elementos da psicoeducação no TB envolvem o reconhecimento de sinais de alerta precoces, o conhecimento e a aceitação do TB, o monitoramento do humor e do sono, entre outros. Essa abordagem pode ser realizada de maneira individualizada ou em grupo. Quando realizada em grupos, parece ser uma das psicoterapias mais eficazes para manutenção do TB, com a vantagem de ser mais econômica e menos exigente para os terapeutas, podendo ser aplicada como ferramenta em redes de atenção à saúde mental.

Alguns dados de metanálise apontam resultados promissores com a abordagem da TCC em pacientes com TB. Resultados variáveis na melhora do nível de depressão e de gravidade da mania, progresso da funcionalidade, redução de recaídas e recorrências e diminuição dos níveis de ansiedade e de gravidade da insônia foram observados com TCC adjuvante ao tratamento farmacológico.[15] Além disso, a TCC é realizada de maneira individualizada, levando em consideração as características únicas do paciente. Por outro lado, abordagens que também se mostram eficazes podem depender de pessoas relacionadas aos pacientes – como é o caso da terapia focada na família –, o que, na prática, limita seu uso. Porém, dependendo da estrutura familiar que o paciente apresente, é uma opção que pode ser considerada, visando aos benefícios na carga de doença para a família e na estruturação de uma rede de apoio.

Outras possibilidades de abordagens psicoterapêuticas para o manejo do TB podem ser encontradas na literatura científica, como o apoio por pares, intervenções baseadas em *mindfulness* e as comportamentais focadas em remediação cognitiva. No entanto, apesar de parecerem promissoras, mais estudos comparativos são necessários para o estabelecimento de protocolos de uso mais acurados e direcionados aos diversos momentos que compõem a progressão do TB.

INTERVENÇÕES DIGITAIS

Com o advento da pandemia de covid-19, intervenções digitais na área da saúde tiveram grande destaque. O reconhecimento público e a aparente aceitação de tratamentos *on-line* baseados em evidências melhoraram drasticamente o acesso a tratamentos psicológicos e psiquiátricos que podem ser fundamentais no gerenciamento dos transtornos do humor. Assim, é oportuno reconhecer o aumento do uso dos tratamentos por telefone ou videoconferências e a grande probabilidade de que essa tendência continue e se amplie.

Além do crescimento recente da telemedicina, o desenvolvimento de diversos *softwares* e aplicativos que visam ao monitoramento frequente do humor por autodeclaração do usuário também podem ser úteis no tratamento de pacientes com TB, objetivando o autoconhecimento e auxiliando na psicoeducação. Esses sistemas também podem fornecer dados para a observação de padrões ou de informações que possam ser utilizadas para tomadas de decisões pelos profissionais. Além disso, as próprias intervenções cronobiológicas supracitadas, em particular, seriam beneficiadas com a disseminação digital, uma vez que poderiam auxiliar os usuários, principalmente os mais engajados com tecnologia.

Segundo as diretrizes de prática clínica do Royal Australian & New Zealand College of Psychiatrists (RANZCP), de 2020, um próximo passo importante na saúde mental digital será o desenvolvimento de portais de avaliação *on-line* sofisticados (utilizando inteligência artificial para simplificar a experiência do usuário e refinar os fenótipos comportamentais), que apoiarão a busca por tratamento entre aqueles que provavelmente não procurariam uma consulta presencial.[1]

TRATAMENTO FARMACOLÓGICO

O tratamento farmacológico do TB inclui uma diversidade de medicamentos; estes são divididos em classes reconhecidas clinicamente de acordo com o mecanismo de ação ou com propriedades farmacológicas específicas. A ideia de o TB ser tratado com fármacos estabilizadores do humor (EHs) é bastante consensual e aplicada na prática clínica. No entanto, o conceito de estabilização do humor, quando se refere à mania, à depressão ou aos estados mistos, não considera outras características e domínios do transtorno (p. ex., cognição, agressividade, impulsividade) que, muitas vezes, necessitam de ações ou tratamentos adjuntos. Dessa forma, além dos fármacos EHs, algumas classes de fármacos que compartilham sua utilização com outros transtornos podem ser utilizadas para o gerenciamento do TB, como (porém não limitado a) antidepressivos, anticonvulsivantes e antipsicóticos (**Quadro 11.1**).

ESTABILIZADORES DO HUMOR

Os fármacos EHs são qualificados por seus efeitos em ambas as extremidades do espectro do humor, ou seja, na depressão e na mania. Idealmente esses fármacos são capazes de manter a eutimia, evitando futuras instabilidades do humor. O lítio é o EH mais conhecido, utilizado como carbonato de lítio há sete décadas na psiquiatria; ao longo desses anos, tornou-se a medicação mais eficaz no tratamento do TB.[16] Seu uso como monoterapia ou terapia adjuvante é preferível devido, principalmente, às suas propriedades antissuicidas e neuroprotetoras adicionais. Apesar de sua eficácia, ainda há alguma resistência em relação ao seu uso, devido à sua estreita janela terapêutica e à sua tolerabilidade.[17] O monitoramento dos níveis séricos de lítio é essen-

QUADRO 11.1
CLASSES DE FÁRMACOS UTILIZADOS NO MANEJO DO TRANSTORNO BIPOLAR

CLASSE	EXEMPLOS
Estabilizadores do humor (EHs)	Lítio
Antiepiléticos	Valproato, lamotrigina, carbamazepina
Antidepressivos – Inibidores seletivos da recaptação da serotonina (ISRSs)	Escitalopram, citalopram, fluoxetina, paroxetina, sertralina
Antidepressivos – Inibidores da recaptação de serotonina-noradrenalina (IRSN)	Venlafaxina, duloxetina, desvenlafaxina, levomilnaciprano, milnaciprano
Antidepressivos tricíclicos (ADTs)	Amitriptilina, clomipramina, doxepina, imipramina, nortriptilina
Antidepressivos inibidores da monoaminoxidase (IMAOs)	Moclobemida, fenelzina, tranilcipromina
Antipsicóticos de primeira geração (APPGs)	Haloperidol, trifluoperazina, flufenazina
Antipsicóticos de segunda geração (APSGs)	Brexipiprazol, lurasidona, quetiapina, olanzapina, risperidona, aripiprazol
Benzodiazepínicos	Alprazolam, bromazepam, clonazepam, Diazepam

cial para o acompanhamento e a prevenção de níveis subterapêuticos ou efeitos tóxicos. Considerando a faixa terapêutica estreita do lítio, é improvável que níveis abaixo de 0,4 mmol/L sejam eficazes na maioria dos pacientes, e níveis acima de 1,0 mmol/L estão associados ao aumento da toxicidade (fraqueza muscular, tremor grosseiro, desorientação, convulsões e perda de consciência).[18] Para uma resposta terapêutica eficaz em adultos com TB, houve um consenso de que o nível sérico de lítio deveria estar entre 0,60 e 0,80 mmol por litro, com as opções de reduzi-lo para 0,40 a 0,60 mmol/L em caso de boa resposta e baixa tolerância, ou de aumentá-lo para 0,80 a 1,00 mmol/L em caso de resposta insuficiente e boa tolerância.[17]

O valproato é um fármaco anticonvulsivante com propriedades estabilizadoras do humor. Em contraste com o lítio, não havia tantas evidências do valproato no manejo da depressão maior, o que vêm mudando com as últimas revisões sistemáticas e metanálises; no entanto, esse fármaco mostra-se muito eficaz tanto para tratamento da mania quanto para manutenção e profilaxia, com possível redução dos sintomas depressivos a longo prazo. Por outro lado, a lamotrigina, um outro fármaco anticonvulsivante com propriedades estabilizadoras do humor, tem indicação de escolha para a depressão bipolar aguda, principalmente quando associada ao lítio ou à quetiapina.[1]

ANTIDEPRESSIVOS

Os fármacos antidepressivos ainda são muito prescritos para o tratamento dos sintomas depressivos no TB; no entanto, seu uso é controverso por vários motivos. Primeiramente, existe um debate em relação à eficácia desses medicamentos no tratamento da depressão bipolar. Além disso, há uma preocupação de que os antidepressivos possam induzir a mudança para a mania ou acelerar o ciclo da doença, resultando em diminuição do tempo até a próxima recaída e aumento do tempo gasto nessa fase. Essa indução iatrogênica da mudança do estado depressivo bipolar para a mania ou para estados mistos é conhecida como mudança afetiva emergente do tratamento (MAET). No entanto, ainda há incerteza considerável sobre se os antidepressivos causam, de fato, essa mudança ou aceleração do ciclo, uma vez que o TB naturalmente tende a ser altamente mutável.[18] Entendendo que sim, é possível a indução iatrogênica de mania ou de episódio misto, é importante destacar que tal resposta varia de paciente para paciente e que nem todos os indivíduos com TB experimentarão essa mudança. Além disso, existem diferentes classes de antidepressivos, e o risco de indução da mania poderia variar entre eles.

A escolha do tratamento com antidepressivos no TB é determinada por uma combinação entre eficácia, efeitos adversos e ações terapêuticas específicas de cada fármaco. Ainda que esses fármacos sejam utilizados no TB, eles não são recomendados como monoterapia para a depressão bipolar e não são medicamentos de primeira escolha. Quando administrados, geralmente são associados a EHs ou a antipsicóticos de segunda geração (APSGs).

ANTIPSICÓTICOS

Os antipsicóticos têm sido usados há muito tempo no TB para a prevenção ou redução da gravidade de novos episódios do humor. O uso de antipsicóticos de primeira geração (APPGs), conhecidos também como antipsicóticos típicos, estão mais restritos a casos de mania aguda ou psicose e podem ser úteis no gerenciamento de casos graves de mania por induzirem sintomas sedativos. No entanto, para evitar sintomas extrapiramidais comuns com o uso desses fármacos, em muitos casos, a sedação pode ser induzida com benzodiazepínicos.

Os APSGs, também conhecidos como antipsicóticos atípicos – como quetiapina, lurasidona e cariprazina –, são úteis clinicamente como monoterapia ou como adjuvantes no tratamento da depressão e da mania bipolar aguda. Ainda assim, em comparação com os EH, os APSGs são considerados agentes de segunda escolha devido a sua baixa tolerabilidade a longo prazo.

MANEJO DO TRANSTORNO BIPOLAR EM ADULTOS

MANIA

Uma vez estabelecido o diagnóstico de mania, é fundamental estabelecer a segurança do paciente e uma adequação ambiental, visto que a mania, quando grave e aguda, é considerada uma emergência psiquiátrica. A avaliação do risco de mutilação ou suicídio é essencial como uma medida de segurança, assim como a avaliação dos riscos que podem envolver a reputação, os relacionamentos e as finanças do indivíduo. Após essa avaliação, é recomendada a monitorização clínica rigorosa e contínua.

No caso da mania, é altamente recomendado realizar uma revisão do tratamento prescrito e uma investigação para quaisquer substâncias ativadoras ou ilícitas com as quais o indivíduo possa ter tido contato. O uso indevido dessas substâncias deve ser interrompido, mas com manejo adequado da retirada. Ainda, é necessária a interrupção de qualquer medicamento que possa contribuir para a elevação do humor, como fármacos antidepressivos ou estimulantes. Em casos leves de mania, deve-se garantir que a dose mais alta e bem tolerada do tratamento atual seja oferecida. Em alguns casos, um aumento de dose do tratamento estabilizador atual pode ser suficiente para cessar o quadro maníaco.

Intervenções cronobiológicas também podem ser necessárias e relevantes, uma vez que pacientes em mania muitas vezes dormem menos do que o habitual, podendo inicialmente necessitar de sedação. Além disso, considerando a mania como um processo crítico para o indivíduo e os seus familiares, a psicoeducação, com demonstração de empatia na intenção de mitigar o esgotamento do cuidador e lhe incutir esperança, pode ser um objetivo a ser alcançado pelos profissionais da equipe de saúde. Assim, uma vez que as ações de base são realizadas, o manejo clínico geralmente passa para a farmacoterapia rapidamente, quando diversas escolhas podem ser feitas.

Em relação à farmacoterapia para a mania, é necessário direcionar o tratamento para três elementos principais: mania, agitação e psicose. No manejo da mania, outros elementos como psicose e agitação podem estar presentes. Uma vez identificados, tratamentos específicos para esses sintomas podem ser necessários. No geral, os APSGs e/ou EHs são os fármacos de escolha, em monoterapia ou em combinação. Geralmente os APSGs são administrados com preferência, por abordarem sintomas adicionais frequentemente presentes na mania grave (p. ex., agitação e psicose) e por suas propriedades sedativas que podem ajudar no controle da agitação. Além disso, os APSGs são escolhidos preferencialmente devido ao rápido efeito antimaníaco em relação ao observado com os fármacos EHs (p. ex., lítio e valproato). Ainda assim, o uso dos ASGs pode ser combinado ao uso de um EH. Em casos muito graves, a administração de antagonistas dopaminérgicos, como o haloperidol, também pode ser considerada como um manejo a curto prazo para redução sintomática. Diazepam, lorazepam, clonazepam e outros benzodiazepínicos podem ser úteis para induzir sedação no tratamento de estados maníacos de agitação aguda. Muitas vezes pode ser vantajoso utilizar benzodiazepínicos como adjuntos aos antipsicóticos para sedação aguda, no intuito de manter a dose antipsicótica baixa para evitar efeitos extrapiramidais.

Como opções alternativas à farmacoterapia, combinações de agentes opcionais também podem ser usadas, como lítio em combinação com valproato ou diversas possibilidades de combinações entre EHs e APSGs. Além disso, em casos de agitação grave (p. ex., se as preparações orais forem ineficazes, se o paciente recusar os medicamentos, se a terapia oral não puder ser administrada com segurança ou confiabilidade) as formulações injetáveis devem ser consideradas.

Após a estabilização da mania, é recomendada a manutenção da estabilidade do humor para prevenir recorrências – portanto, os EHs podem ser mais eficazes e mais bem tolerados a longo prazo. Assim, quando não houver sintomas psicóticos com agitação intensa e a mania for de leve a moderada, os agentes EHs poderão ser prescritos desde o início como monoterapia, o que pode facilitar na estabilização do paciente a longo prazo.

A eletroconvulsoterapia (ECT) é um tratamento eficaz e recomendado para a mania no contexto do TB, particularmente quando outros tratamentos, como o farmacológico, não foram eficazes ou não são viáveis devido a contraindicações ou efeitos adversos. Apesar de sua eficácia, a ECT é muitas vezes considerada uma opção secundária devido à preocupação com possíveis efeitos adversos, incluindo questões cognitivas, além do estigma ainda vigente. No entanto, técnicas modernas de ECT, como a aplicação unilateral de pulso curto ou ultracurto e a ECT bifrontal, foram desenvolvidas para minimizar esses efeitos adversos. Estudos indicam que essas abordagens são praticamente tão eficazes quanto a técnica tradicional de ECT bitemporal, mas com um perfil de segurança melhorado em termos de impacto cognitivo. Portanto, recomenda-se considerar essas modalidades de ECT como opções preferenciais no tratamento da mania dentro do TB, sempre que a ECT for indicada.

Quando os sintomas de mania tiverem remitido, sugere-se a aplicação de estratégias comportamentais e educacionais para promover a adesão contínua à medicação, reduzir os sintomas residuais, ajudar a identificar sinais precoces de recaída ou de sazonalidade e apoiar a recuperação funcional.

DEPRESSÃO BIPOLAR

As ações que podem ser adotadas para o manejo da depressão bipolar incluem recomendações multifacetadas para mudanças de estilo de vida, como a adoção de uma dieta saudável e a instituição de rotinas de exercício físico e de sono, no intuito de facilitar a recuperação funcional do paciente. Por outro lado, sugerir a moderação do consumo indevido de substâncias e de álcool e a redução dos hábitos de vida pouco saudáveis também pode ser essencial em crises agudas de depressão bipolar. Nesse sentido, o fornecimento de psicoeducação (individual e/ou familiar) pode ser importante para a adesão a essas medidas, principalmente se o paciente tiver sido diagnosticado recentemente e/ou não tiver histórico de tratamentos anteriores. A implementação da psicoterapia é fortemente recomendada em casos de depressão bipolar, podendo auxiliar no levantamento de informações que irão individualizar o manejo tanto em relação a riscos associados (p. ex., suicídio ou automutilação) quanto, a longo prazo, na adoção de medidas para a prevenção de recaídas.

A formulação para o tratamento farmacológico da depressão bipolar pode ser similar à da depressão maior, no sentido de que é necessária uma avaliação do perfil detalhado das características clínicas da síndrome depressiva, bem como uma caracterização dos fatores associados à doença (p. ex., curso da doença, duração dos episódios, características psicológicas e sociais do episódio). Nesse sentido, assim como na depressão maior, o tratamento é adaptado de acordo com as características individuais. Porém, no manejo da depressão bipolar, o desafio é maior devido ao risco de indução de sintomas maníacos ou de estado misto – principalmente com a prescrição de antidepressivos em monoterapia, efeito conhecido como MAET.

Ainda que o risco para a MAET seja relativamente pequeno em muitos casos, a recomendação-chave para a sua prevenção no tratamento da depressão bipolar envolve a prescrição de agentes antimaníacos, como EHs ou APSGs, concomitantemente à medicação antidepressiva. Além disso, em caso de MAET, a medicação antidepressiva deve ser interrompida imediatamente.

Para a resolução aguda dos sintomas de depressão bipolar, os APSGs e EHs têm eficácia semelhante, ainda que os APSGs possam ter efeitos mais rápidos, com alguns estudos demonstrando eficácia levemente superior da quetiapina em relação à lurasidona e, desta, em relação à cariprazina. No entanto, é importante considerar que o objetivo final do tratamento da depressão bipolar, uma vez que o episódio agudo seja resolvido, é a manutenção e a profilaxia. Nesse sentido, há que se avaliar a eficácia e a tolerabilidade, dando-se preferência aos APSG que tenham menor risco de síndrome metabólica (como a lurasidona, disponível no Brasil, e a cariprazina, ainda não disponível no nosso mercado) ou aos EHs, com a literatura atual demonstrando eficácia tanto para o lítio, o divalproato e a lamotrigina, sempre considerando o perfil do paciente.

O tratamento em monoterapia é preferível sempre que possível, mas uma vez que a monoterapia não se mostre eficaz, alternativamente é possível considerar o tratamento combinado em díades (EH + EH // APSG + EH // APSG + APSG) ou tríades, adicionando-se um antidepressivo às díades. Evidentemente, essas combinações precisam ser construídas gradualmente, enquanto se monitoram as interações e os efeitos adversos. Além disso, antes de iniciar uma combinação é recomendado garantir que a medicação anteriormente prescrita esteja otimizada, verificando a adesão e, se possível, medindo os níveis sanguíneos do paciente. De maneira alternativa, a ECT é uma opção a ser considerada quando a farmacoterapia não for eficaz ou em casos de sintomas psicóticos.

Para a avaliação sobre a possibilidade de incluir antidepressivos no tratamento da depressão bipolar, a observação da gravidade e do tempo para o início dos episódios anteriores de mania pode ser um fator importante a ser considerado. Se os episódios tiverem sido de curta duração e leves e/ou com início gradual, os riscos de mudança são menos importantes na decisão do tratamento. Nessa circunstância, o uso de antidepressivos pode ser considerado, preferencialmente em combinação com um estabilizador do humor. Da mesma forma, os antidepressivos devem ser usados com muito mais cautela se houver histórico de mania grave e/ou de início súbito ou, ainda, se as consequências potenciais dos sintomas maníacos induzidos forem particularmente graves, considerando a profissão ou o estilo de vida do paciente.

ESTADOS MISTOS

O manejo de estados mistos é um ponto desafiador na psiquiatria devido, principalmente, à natureza complexa dos estados mistos do humor, mas também à falta de evidências científicas decisivas para seu gerenciamento. O tratamento orientado exige a identificação do início desses estados, classificando-os como induzidos ou idiopáticos. Uma vez que o estado misto tenha sido induzido por tratamentos ou substâncias, a retirada do indutor é necessária; no entanto, uma vez que o estado misto induzido tenha sido excluído como causa, o tratamento deve ser direcionado, incluindo a análise de uma série de fatores, como gravidade do transtorno, características predominantes e, se possível, resposta a tratamentos anteriores.

Considerando o risco aumentado de suicídio em estados mistos, a psicoeducação e as intervenções psicológicas estruturadas são ações essenciais de manejo. Nesse sentido, é importante gerenciar as expectativas do paciente e de seus cuidadores em relação ao difícil gerenciamento desse estado, que muitas vezes engloba comportamentos imprevisíveis e erráticos, mudanças rápidas e inexplicáveis na emoção e na disposição e aumento da irritabilidade. De maneira ideal, a inclusão de familiares e cuidadores no processo de psicoeducação é considerada importante para o gerenciamento de estados mistos.

Em relação à farmacoterapia, não há nenhum fármaco específico para o tratamento de estados mistos. Assim, o manejo é baseado nas ferramentas para estados de mania e depressão bipolar, com o objetivo de tratar os sintomas agudos e alcançar a estabilização do humor. No entanto, esse tratamento pode levar ao surgimento de sintomas contrapolares – ou seja, os sintomas mistos são exacerbados e ultrapassados. Assim, com o objetivo de tratar os sintomas agudos e evitar a exacerbação ou a criação de novos sintomas, a espinha dorsal da farmacoterapia para estados mistos é a estabilização do humor. Fármacos como lítio, valproato e quetiapina são possíveis agentes de escolha para o tratamento de estados mistos por combinarem propriedades antimaníacas e antidepressivas. A escolha entre eles é baseada principalmente na história pregressa do indivíduo e na sua adequação a cada um desses medicamentos.

Para estados bipolares mistos, ou seja, quando não há preponderância de sintomas de nenhum dos polos, um agente EH pode ser suficiente; no entanto, combinações (p. ex., lítio + quetiapina ou lítio + valproato) são possíveis para determinados casos. Alguns fármacos que podem ser usados no gerenciamento de mania ou depressão bipolar também podem ser alternativas possíveis (p. ex., cariprazina, ziprasidona, aripiprazol, asenapina ou lurasidona). Seguramente, como para outras fases do TB, a monoterapia é desejável; no entanto, considerando a complexidade dos estados mistos, as combinações podem ser necessárias.

Quando há preponderância de um ou de outro polo, o estado misto é denominado pelo polo mais proeminente, adicionando-se um especificador: "com características mistas". Nesses casos é possível que o estado misto se apresente como depressivo ou maníaco, dependendo da preponderância dos sintomas apresentados. O tratamento desses eventos pode ser similar ao utilizado nas fases agudas e de manutenção do TB, de acordo com o polo apresentado. É importante lembrar que, em casos de estado misto maníaco, a interrupção de tratamentos que possam exacerbar esse estado, como antidepressivos, deve ser imediata.

Em ordem de preferência, o tratamento dos estados mistos puros deve ser focado na estabilização do humor e na prevenção de sintomas contrapolares. Portanto, os agentes de primeira escolha para monoterapia são os EHs, como lítio, valproato e quetiapina. Como agentes de substituição, a cariprazina ou ziprasidona, ou a combinação de ambas, pode ser uma alternativa. Quando houver sintomas predominantes de mania, o aripiprazol ou a asenapina podem ser adicionados aos EHs, e para sintomas predominantes de depressão, a lurasidona pode ser utilizada como adjuvante. Outros agentes e estratégias de combinação também podem ser utilizados, como a carbamazepina ou olanzapina, que, mesmo com efeitos adversos significativos, pode ser uma alternativa em casos em que os agentes de primeira escolha não tenham tido os efeitos esperados. Além disso, assim como em outras fases do TB, a ECT também pode ser considerada em casos de estados mistos.

MANUTENÇÃO

A fase de manutenção do TB é focada na estabilização e na recuperação funcional do paciente. Nessa fase, o objetivo do tratamento é manter a eutimia e a estabilidade do humor, bem como prevenir a ocorrência de episódios agudos. O incentivo de ações como psicoeducação, terapia psicológica, organização de apoio social e mudanças no estilo de vida torna-se essencial para a profilaxia de episódios agudos. Nesta fase, a recuperação funcional pode ser trabalhada em parceria com o paciente e com seus familiares, e intervenções para o aumento da resiliência podem ser aplicadas com sucesso. A saúde médica geral do indivíduo também é importante e, assim, no período de manutenção, pode ser estimulado o envolvimento regular com o clínico. Esse cuidado também pode encorajar o funcionamento normal do indivíduo e o seu autocuidado, levando a um comprometimento com o processo terapêutico que é muito importante na manutenção do TB. Por outro lado, dependendo do perfil do paciente, pode haver maior probabilidade de recaídas nessa fase, devido à sensação de bem-estar e à retomada de hábitos que podem precipitar episódios agudos. É essencial orientar o paciente para a colaboração na profilaxia, para a ocorrência de desestabilização no TB assim como para a adesão ao tratamento. Na manutenção do TB, o esforço para instituir uma relação terapêutica de confiança com o paciente é essencial para que se possa estabelecer metas realistas e alcançá-las por meio de acompanhamento regular, processo de avaliação e ajustamento contínuo.

A farmacoterapia de manutenção do TB envolve uma transição da perspectiva aguda do tratamento sintomático do transtorno para uma visão a longo prazo, consistindo na inclusão ou manutenção de medicamentos EHs. No entanto, é importante observar o histórico de episódios agudos de mania, de depressão ou mistos que o paciente apresentou para identificar precipitadores, histórico de tratamento, adesão ao tratamento e tolerabilidade de fármacos já utilizados. Essa compilação de informações é fundamental para formular uma estratégia de prevenção ideal, atentando para as individualidades de cada paciente. Ainda assim, é importante considerar se há uma predominância de polaridade nas fases agudas do transtorno ou nos episódios mais recentes (p. ex., indivíduos com episódios predominantemente maníacos podem direcionar o tratamento de manutenção para uma medicação ponderada, no sentido de prevenir a mania). Ainda nesta jornada para a definição de um tratamento de manutenção ideal, é necessário planejar a escolha com uma compreensão dos padrões do transtorno e das respostas de cada paciente, assim como de suas preferências, de acordo com a sensibilidade individual para os efeitos adversos de cada fármaco.

O lítio é um fármaco clássico para a terapia de manutenção do TB, sendo geralmente a escolha preferida e a que deve ser considerada inicialmente. O extenso uso do lítio como EH se justifica, principalmente, pela sua eficácia na profilaxia contra depressão e mania e pela sua possibilidade de monitoração. Além do lítio, fármacos como valproato, quetiapina e asenapina também podem ser considerados opções de manutenção no TB. Apesar de os EHs serem preferidos na manutenção, em casos onde houver preponderância de mania, o aripiprazol ou mesmo a combinação de lítio com aripiprazol podem ser considerados. Por outro lado, a lamotrigina ou as combinações de lítio + quetiapina ou quetiapina + valproato podem ser adequadas para casos em que houver predominância de quadros depressivos.

Agentes alternativos aos EHs de primeira linha podem ser adicionados quando a monoterapia ou uma combinação dos agentes em doses ideais for inadequada ou não tolerada. Como alternativas farmacológicas, a carbamazepina e a olanzapina ou as combinações (de lítio + valproato ou lítio, de valproato ou lamotrigina + olanzapina) podem ser opções quando houver o mesmo peso na prevenção da mania ou da depressão. No entanto, o tratamento com a olanzapina é considerado de segunda linha devido a questões de segurança, como síndrome metabólica. A monoterapia injetável de risperidona de ação prolongada quinzenal ou como terapia adjuvante parece ter eficácia na prevenção de um episódio maníaco, mas não na prevenção de episódios depressivos nos ensaios avaliados. A venlafaxina ou a fluoxetina, por outro lado, podem ser agentes alternativos para uso em pacientes com TB tipo 2. Além disso, a paliperidona, a risperidona e a lurasidona também são opções terapêuticas com eficácia comprovada para o tratamento de manutenção do TB.

Ainda, agentes considerados de terceira linha, como clozapina e gabapentina, podem ser considerados em casos específicos. Como alternativa para a monoterapia com lamotrigina, a combinação de aripiprazol em tratamento adjuvante com lamotrigina mostrou tendência de superioridade para a prevenção de mania. Além disso, para pacientes com depressão bipolar, a combinação de olanzapina e fluoxetina parece ser eficaz. Há evidências que demonstram a eficácia de divalproato, carbamazepina, escitalopram e outros antidepressivos no tratamento de manutenção do TB tipo 2; no entanto, o uso desses fármacos pode ser considerado como opção de terceira linha para o tratamento de manutenção do TB tipo 1. De qualquer forma, é importante levar em consideração que o tratamento de manutenção está sujeito à revisão constante, com base na avaliação contínua da resposta e da tolerabilidade do paciente ao tratamento.

CONSIDERAÇÕES FINAIS

O TB é crônico e recorrente para a maioria das pessoas. Com frequência, muitos pacientes experimentam episódios de mania ou de depressão que podem se agrupar em estados mistos, seguidos por uma fase estável de eutimia até o próximo grupo de episódios agudos se manifestar. Dessa forma, uma estratégia de tratamento bem planejada e adequada às individualidades do paciente é essencial para o aumento de sua qualidade de vida, resiliência e recuperação funcional. Diversos guias de orientação internacionais para o manejo do TB trazem, em suas versões mais recentes, as indicações de intervenções psicológicas e mudanças no estilo de vida como ações prioritárias a serem incluídas no processo terapêutico. De fato, a literatura científica tem sido robusta em orientações nesse sentido, mostrando resultados promissores com a combinação de tratamentos farmacológicos e mudanças no estilo de vida e/ou psicoterapia. Dessa forma, é importante que o clínico realize uma análise cuidadosa das condições sociais e familiares que circundam o paciente, visando à inclusão de medidas não farmacológicas adjuntas.

De maneira generalizada, o lítio continua sendo um tratamento de primeira linha em todas as fases do TB. Os estudos e a prática clínica ainda consagram o lítio como o estabilizador do humor por excelência, mesmo após a descoberta e aprovação de outros fármacos EHs. No entanto, muitas vezes a monoterapia com os EHs não é suficiente para a estabilização do paciente. Apesar de a monoterapia ser sempre preferencial, devido ao menor risco de interações medicamentosas e de efeitos adversos, bem como pela maior facilidade de adesão ao tratamento, a terapia de combinação pode ser inevitável para muitos pacientes – em casos que necessitam do fortalecimento da psicoeducação para a adesão adequada ao tratamento.

Os problemas de adesão também perpassam situações nas quais o paciente não está apto para a administração dos medicamentos por via oral (p. ex., em uma fase maníaca com sintomas de agressividade e rejeição ao tratamento). Nesses casos, é necessário considerar as formulações injetáveis para o tratamento. Além disso, para a profilaxia, estão disponíveis no mercado as formulações de ação prolongada conhecidas como *depot*. Diversos antagonistas/agonistas parciais do receptor de dopamina são exemplos dessas formulações e estão disponíveis, incluindo decanoato de flufenazina, decanoato de haloperidol, pamoato de olanzapina, microesferas de risperidona, palmitato de paliperidona e mono-hidrato de aripiprazol.

Por fim, o tratamento do TB é bastante desafiador e exige uma abordagem multifacetada para o sucesso terapêutico. Em alguns casos, quando o êxito terapêutico não atinge as expectativas, viver bem apesar dos sintomas residuais pode ser uma meta razoável, e o foco da psicoterapia pode ser adaptado para um trabalho baseado em valores e resiliência. Fármacos clássicos como o lítio ainda são a base da farmacoterapia atual, podendo ser muito eficazes e, quando administrados e monitorados corretamente, fornecem uma estabilização ideal, gerando qualidade de vida e recuperação funcional para grande parte dos pacientes.

REFERÊNCIAS

1. Malhi GS, Bell E, Bassett D, Boyce P, Bryant R, Hazell P, et al. The 2020 Royal Australian and New Zealand College of Psychiatrists clinical practice guidelines for mood disorders. Aust N Z J Psychiatry. 2021;55(1):7-117.
2. Yatham LN, Kennedy SH, Parikh SV, Schaffer A, Bond DJ, Frey BN, et al. Canadian Network for Mood and Anxiety Treatments (CANMAT) and International Society for Bipolar Disorders (ISBD) 2018 guidelines for the management of patients with bipolar disorder. Bipolar Disord. 2018;20(2):97-170.
3. Molendijk M, Molero P, Ortuño Sánchez-Pedreño F, Van der Does W, Angel Martínez-González M. Diet quality and depression risk: A systematic review and dose-response meta-analysis of prospective studies. J Affect Disord. 2018;226:346-54.
4. Lopresti AL, Jacka FN. Diet and Bipolar Disorder: A Review of Its Relationship and Potential Therapeutic Mechanisms of Action. J Altern Complement Med. 2015;21(12):733-9.
5. Davison KM, Kaplan BJ. Vitamin and mineral intakes in adults with mood disorders: comparisons to nutrition standards and associations with sociodemographic and clinical variables. J Am Coll Nutr. 2011;30(6):547-58.
6. Morriss R, Mohammed FA. Metabolism, lifestyle and bipolar affective disorder. J Psychopharmacol. 2005;19(6 Suppl):94-101.
7. Melo MC, Daher EF, Albuquerque SG, Bruin VM. Exercise in bipolar patients: a systematic review. J Affect Disord. 2016;198:32-8.
8. Thomson D, Turner A, Lauder S, Gigler ME, Berk L, Singh AB, et al. A brief review of exercise, bipolar disorder, and mechanistic pathways. Front Psychol. 2015;6:147.
9. Ahmad A, Anderson KN, Watson S. Sleep and circadian rhythm disorder in bipolar affective disorder. Curr Top Behav Neurosci. 2021;48:133-47.
10. Dallaspezia S, Benedetti F. Chronobiology of bipolar disorder: therapeutic implication. Curr Psychiatry Rep. 2015;17(8):606.
11. Hester L, Dang D, Barker CJ, Heath M, Mesiya S, Tienabeso T, et al. Evening wear of blue-blocking glasses for sleep and mood disorders: a systematic review. Chronobiol Int. 2021;38(10):1375-83.
12. Gottlieb JF, Benedetti F, Geoffroy PA, Henriksen TEG, Lam RW, Murray G, et al. The chronotherapeutic treatment of bipolar disorders: a systematic review and practice recommendations from the ISBD task force on chronotherapy and chronobiology. Bipolar Disord. 2019;21(8):741-73.

13. Morton E, Murray G. An update on sleep in bipolar disorders: presentation, comorbidities, temporal relationships and treatment. Curr Opin Psychol. 2020;34:1-6.
14. Chen M, Fitzgerald HM, Madera JJ, Tohen M. Functional outcome assessment in bipolar disorder: A systematic literature review. Bipolar Disord. 2019;21(3):194-214.
15. Valdivieso-Jiménez G. Efficacy of cognitive behavioural therapy for bipolar disorder: a systematic review. Rev Colomb Psiquiatr (Engl Ed). 2021:S0034-7450(21)00102-5.
16. López-Muñoz F, Shen WW, D'Ocon P, Romero A, Álamo C. A history of the pharmacological treatment of bipolar disorder. Int J Mol Sci. 2018;19(7):2143.
17. Nolen WA, Licht RW, Young AH, Malhi GS, Tohen M, Vieta E, et al. What is the optimal serum level for lithium in the maintenance treatment of bipolar disorder? A systematic review and recommendations from the ISBD/IGSLI Task Force on treatment with lithium. Bipolar Disord. 2019;21(5):394-409.
18. National Collaborating Centre for Mental Health (UK). Bipolar disorder: the NICE guideline on the Assessment and management of bipolar disorder in adults, children and young people in primary and secondary care. London: The British Psychological Society/The Royal College of Psychiatrists; 2014.

LEITURA RECOMENDADA

American Psychological Association. Manual diagnóstico e estatístico de transtornos mentais: DSM-5-TR. 5.ed. rev. Porto Alegre: Artmed; 2023.

TRATAMENTO DO TRANSTORNO BIPOLAR NO IDOSO

12

GILBERTO SOUSA ALVES
ANÍBAL DINIZ
FELIPE KENJI SUDO
MAYARA BOTTENTUIT NOGUEIRA

O transtorno bipolar (TB) é uma condição potencialmente grave, associada a oscilações patológicas do humor – com euforia e desinibição, sintomas depressivos e alteração da energia – e geralmente acompanhada por grave disfunção cognitiva e prejuízo funcional. No início dos anos 2000, um quarto dos indivíduos que viviam com TB já eram idosos.[1] A abordagem terapêutica do transtorno em suas diferentes fases e apresentações clínicas tem sido objeto de grande discussão. Particularidades relacionadas ao envelhecimento podem conferir um desafio adicional ao tratamento. Neste capítulo, serão discutidos aspectos terapêuticos do TB em indivíduos idosos, tomando-se como referência consensos internacionais e evidências mais recentes.

PECULIARIDADES E ABORDAGEM TERAPÊUTICA DO TRANSTORNO BIPOLAR NO IDOSO

Um conjunto de características clínicas e epidemiológicas tornam a abordagem do TB em idosos um transtorno distinto. Primeiramente, a ocorrência do primeiro episódio de mania é menos comum após os 50 anos de idade do que na adolescência ou na vida adulta.[2] Evidências sugerem que cerca de 8% dos pacientes com TB apresentarão manifestações tardias da doença.[2] Outras peculiaridades incluem relato de histórico familiar menos frequente, número de hospitalizações psiquiátricas menos comum, maior recorrência de achado de doença cerebrovascular e risco aumentado para a conversão em demência.[3-6] Além disso, as taxas de mortalidade, incluindo por suicídio, parecem reduzidas entre pacientes idosos com TB[7] quando comparados à população geral.[8] Evidências também mostraram um maior uso de serviços ambulatoriais de psiquiatria geral e psicogeriatria entre os pacientes com TB quando comparados aos indivíduos com depressão unipolar.[9] As comorbidades psiquiátricas, em especial os transtornos do humor e por uso de substâncias, que são comuns no TB em geral, são menos frequentes em idosos em comparação com adultos, enquanto comorbidades clínicas, como hipertensão, diabetes e dislipidemias, estão presentes em maior frequência no TB em idosos.

As comorbidades clínicas podem estar relacionadas, ainda, a um segundo pico de episódios maníacos na terceira idade. Este seria, portanto, um subtipo de mania relacionado a eventos vasculares, como o acidente vascular cerebral, ou a fatores de risco, como hipertensão, diabetes melito, dislipidemia e doença arterial coronariana. Observou-se que essas comorbidades e fatores de risco foram mais prevalentes entre indivíduos idosos hospitalizados por mania. Aproximadamente um em cada cinco pacientes idosos com TB experimenta ciclagem rápida, definida por quatro ou mais episódios depressivos ou maniformes em um ano. Por conta da elevada carga de comorbidades associadas, a expectativa de vida dos pacientes idosos com TB é 9 a 20 vezes menor do que a da população em geral.[6] Uma recomendação mais recente do *Global Aging & Geriatric Experiments in Bipolar Disorder Database* (GAGE-BD) preconiza o uso da versão validada para o português da *Cumulative Illness Rating Scale – Geriatric* (CIRS-G), a Escala Cumulativa de Doença, para a avaliação preditiva da mortalidade e do risco de hospitalização.[10]

A abordagem terapêutica inicial deve levar em consideração os múltiplos aspectos que diferenciam o quadro clínico do TB em idosos dos achados em adultos mais jovens, em especial as mudanças farmacocinéticas e farmacodinâmicas características do envelhecimento. É importante ressaltar que a experiência clínica comprova o número maior de efeitos adversos entre idosos com TB (incluindo discinesia tardia, tontura e sedação). A biodisponibilidade de uma medicação psicotrópica pode ser alterada por fatores como absorção gastrintestinal, redução da massa muscular associada a uma maior porcentagem de gordura no corpo humano, redução do metabolismo de primeira passagem hepático e biotransformação hepática, bem como diminuição da albumina sérica.

Tomadas em conjuntos, as alterações farmacocinéticas relacionadas com a idade justificam as recomendações bem reconhecidas de *"start low, go slow"* ("comece com com pouco, vá devagar") e *"primum non nocere"* (princípio da não maleficência) na grande maioria dos casos. A ocorrência de sintomas depressivos no TB é geralmente mais comum do que qualquer característica hipomaníaca ou maníaca, o que pode dificultar o diagnóstico. Além disso, o primeiro episódio do TB na velhice costuma ter menor intensidade sintomática e polaridade depressiva predominante.[11]

Indivíduos idosos com TB, principalmente os que utilizam olanzapina e clozapina, estão entre os grupos de maior risco para o desenvolvimento de síndrome metabólica.[12] O risco de distúrbios cognitivos induzidos pela medicação também deve ser considerado, especialmente quando são aplicadas polifarmácia e doses mais elevadas.[13] Curiosamente, evidências crescentes apoiam os efeitos da ingestão crônica de lítio no atraso da progressão neurodegenerativa em pacientes com hipertensão arterial e alto risco de desenvolver a doença de Alzheimer.[14] Por sua vez, o risco de quedas pode aumentar em pacientes internados que utilizem lítio, anticonvulsivantes, antipsicóticos e antidepressivos,[15] enquanto o risco de fratura óssea em indivíduos mais idosos que utilizem anticonvulsivantes pode ser aumentado em duas vezes.[16]

A **Tabela 12.1** apresenta o que deve ser investigado e o que deve ser descartado na abordagem inicial do paciente idoso com TB.

TB.[17] Quando comparados aos indivíduos mais jovens com TB, os pacientes idosos tendem a apresentar menor conhecimento sobre os transtornos do humor em geral e maior estigmatização sobre a aderência terapêutica.[18,19] Portanto, as recomendações gerais de tratamento para TB no idoso ressaltam a importância de se estabelecer precocemente uma sólida aliança terapêutica entre o profissional e o paciente. Monitorar a satisfação do paciente durante o tratamento e avaliar o seu contexto psicossocial, a sua rede de apoio e os estilos de enfrentamento pode contribuir para a adesão ao tratamento e permitir a detecção de fatores ambientais que contribuam para a doença.[20] Estratégias psicossociais (detalhadas nas seções a seguir) são eficazes e devem ser consideradas juntamente ao tratamento farmacológico.

▶ ESTABELECENDO A CONFORMIDADE COM O TRATAMENTO

Apesar de os dados sugerirem que o manejo adequado do TB no idoso está associado à melhoria na qualidade de vida e no funcionamento físico e social dos pacientes, a baixa adesão ao tratamento tem sido reconhecida como um grande desafio para os clínicos que atendem essa faixa etária. A aderência abaixo do esperado pode variar de 20% a 69% na população idosa, estando frequentemente associada à falta de percepção da necessidade de medicamentos, ao desejo de evitar os efeitos colaterais das medicações e à comorbidade com abuso de substâncias e déficits cognitivos – observados em indivíduos mais velhos com

▶ TRATAMENTO

RECOMENDAÇÕES INTERNACIONAIS PARA O TRATAMENTO DO TRANSTORNO BIPOLAR EM IDOSOS

A necessidade de promover um uso racional da medicação e da intervenção não farmacológica justificou o desenvolvimento de diretrizes para o tratamento do TB em adultos. Como resultado, as publicações da Canadian Network for Mood and Anxiety Treatments (CANMAT), em conjunto com a força-tarefa da International Society for Bipolar Disorder (ISBD),[21,22] da World Federation of Societies of Biological Psychiatry (WFSBP),[23] e do Mood Disorders

TABELA 12.1
ABORDAGEM INICIAL E GERENCIAMENTO DE TRATAMENTO DO TB EM IDOSOS

O QUE INVESTIGAR	O QUE DESCARTAR
Ideação ou tentativa suicida	▪ Fatores ambientais ▪ Transtorno de personalidade comórbido
Episódios maníacos ou depressivos durante a vida	▪ Transtornos de ansiedade ou de somatização
História familiar de transtornos do humor	▪ Depressão unipolar
Impulsividade e comportamento agressivo	▪ Disfunção tireoidiana ▪ Demência frontotemporal ▪ Uso de medicação
Marcadores de traço de personalidade	▪ Transtorno de personalidade *borderline* ou esquizoide ▪ Abuso de álcool ou de outras drogas
Uso atual ou recente de corticosteroides e outras medicações	▪ Lúpus ▪ Sintomas de abstinência de corticoide ▪ Supressão da medula suprarrenal ▪ Doença de Graves ▪ Uso de drogas anabolizantes, anfetamina, amantadina, erva-de-são-joão, suplementos para tireoide
Sintomas não usuais: síncope, alteração do equilíbrio ou de marcha, perda do controle urinário e perda de peso	▪ Tumores dos lobos frontais ▪ Isquemia vascular ▪ Doença de Parkinson ▪ Metástases ▪ Hemorragia subaracnoidea ▪ Meningiomas ▪ Encefalite por Influenza ▪ Encefalite de St. Louis tipo A ▪ Febre Q

Clinical Practice Guidelines (MDcpg), do Royal Australian & New Zealand College of Psychiatrists, entre outros, têm alcançado popularidade crescente.

As recomendações a seguir para o tratamento de pacientes idosos com TB foram baseadas em diretrizes clínicas[5-7,21,24,25] resultantes de estudos populacionais mistos, pequenas séries de casos[30] e relatórios sobre eficácia e tolerabilidade de agentes nessa população. Dentre os 335 ensaios clínicos avaliando o tratamento farmacológico no TB que foram registrados no American Clinical Trial Registry, apenas sete recrutaram especificamente pacientes mais velhos.[26]

Destacam-se nessas recomendações as diferenças na farmacocinética associada ao envelhecimento, as comorbidades psiquiátricas e médicas gerais e o uso concomitante de múltiplos medicamentos. Esses são alguns dos fatores que podem influenciar a resposta ao tratamento e a tolerabilidade e, portanto, devem ser considerados pelos médicos ao assistirem esses pacientes.

Na ausência de evidências contraditórias, as diretrizes atuais concluíram que o tratamento de primeira linha para o TB na velhice deve ser semelhante ao indicado para o TB na idade ativa, com atenção específica à vulnerabilidade dos pacientes idosos a efeitos colaterais, comorbidades somáticas e riscos específicos (p. ex., uso de antipsicóticos em doenças cerebrovasculares).[6]

Nos últimos anos, o nível de evidência para o TB aponta para uma recomendação cautelosa de uso do lítio, assim como do valproato e de outros estabilizadores do humor em pacientes mais velhos. Assim, para garantir a segurança e a eficácia, um grande esforço tem sido empreendido, por algumas revisões, em resumir as evidências sobre o manejo e o tratamento do TB em idosos.[3,6]

Manejo de emergência da mania aguda

Quando a terapia oral é possível, antipsicóticos atípicos (incluindo risperidona, olanzapina, aripiprazol, asenapina e quetiapina) devem ser considerados no tratamento precoce da agitação aguda, de acordo com o consenso MDcpg.[25] Benzodiazepínicos (clonazepam, midazolam e lorazepam) não devem ser usados em monoterapia, mas podem ser adjuvantes úteis para sedar pacientes agitados. Em doentes que recusam medicamentos orais, deve-se considerar olanzapina, ziprasidona e aripiprazol intramusculares (formulações não disponíveis no Brasil) ou uma combinação de haloperidol e benzodiazepínico (p. ex., midazolam).[25] O valproato sódico por via intravenosa ou o divalproato oral de liberação prolongada (ER) demonstraram melhorar a mania aguda em estudos recentes. Os antidepressivos, por outro lado, devem ser diminuídos e descontinuados.[27,28]

Manejo da mania aguda

Indivíduos maníacos não tratados ou que usem outros medicamentos devem iniciar com agentes de primeira linha (**Figura 12.1**). Os agentes de primeira linha para o tratamento da mania aguda incluem risperidona, quetiapina (e quetiapina XR), aripiprazol, asenapina e paliperidona ER, lítio, valproato (ou divalproato e divalproato ER).[28] O ácido valproico pode ser preferido ao lítio na mania secundária, particularmente quando associada ao acidente vascular cerebral e à demência, bem como em sujeitos com insuficiência renal e distúrbios cardíacos, enquanto o lítio pode ser mais seguro em indivíduos com doenças hepáticas ou que usem varfarina.[29,30] A carbamazepina deve ser utilizada com precaução, devido às interações medicamentosas e ao risco de síndrome de Stevens-Johnson.[31] A genotipagem do *HLA-B-1502* foi aconselhada para reduzir o risco de reações de hipersensibilidade quando se utiliza a carbamazepina.[31] A oxcarbazepina produz menos interações medicamentosas, mas o risco de hiponatremia e os re-

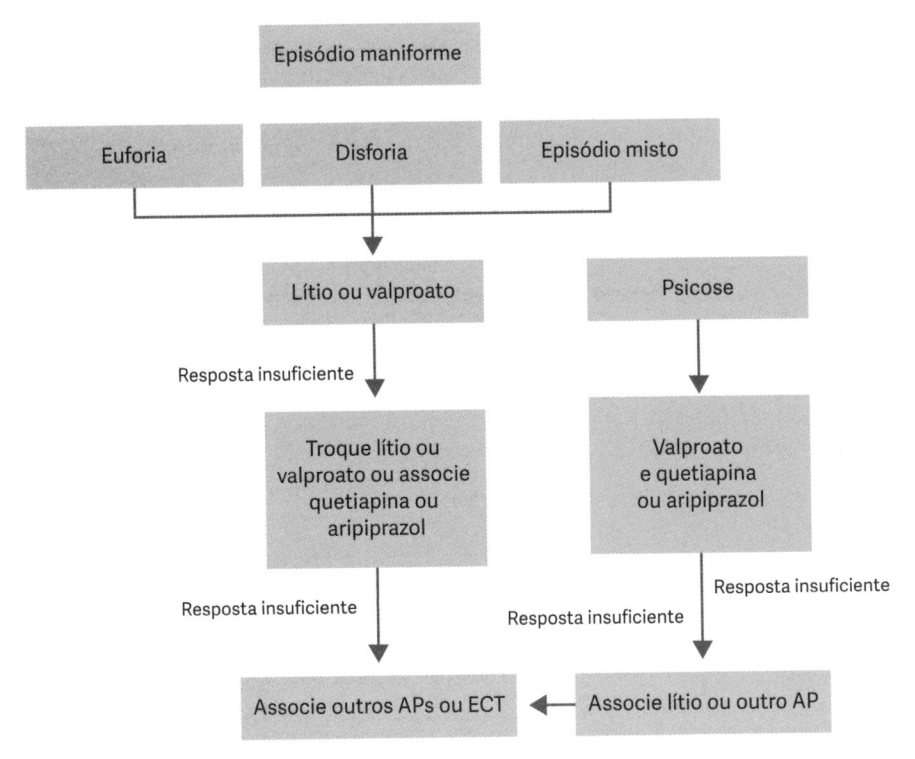

> **FIGURA 12.1**
> ALGORITMO PARA TRATAMENTO DE EPISÓDIO MANÍACO EM PACIENTES IDOSOS COM TB.
> AP, antipsicótico atípico; ECT, eletroconvulsoterapia.
> **Fonte:** Adaptada de Yatham e colaboradores;[28] Grunze e colaboradores.[33]

sultados inconclusivos dos estudos que avaliaram seu efeito na mania reduziram-na a uma opção de terceira linha.[28] Conforme mencionado, a olanzapina e a clozapina devem ser evitadas em pacientes com risco de síndrome metabólica.[31] A risperidona é categorizada como um agente de primeira linha em uma diretriz,[30] mas seus efeitos extrapiramidais podem piorar a função motora em indivíduos mais idosos, e existem apenas dados limitados em relação à sua eficácia em estados mistos. A ziprasidona pode ser eficaz, mas o potencial de toxicidade cardíaca deve ser uma preocupação quando administrada em idosos.[30] Além disso, a tolerabilidade do lítio é menor nos idosos e a neurotoxicidade ocorre em concentrações consideradas seguras para a população adulta em geral. A depuração do lítio diminui com a idade devido à filtração glomerular menos eficiente. Além disso, os fármacos comumente usados por pessoas mais velhas – como diuréticos tiazídicos, inibidores da enzima conversora de angiotensina (ECA) e anti-inflamatórios não esteroides – podem aumentar as concentrações séricas do lítio.[32]

Embora menos de 10% dos pacientes em mania aguda recebam monoterapia, os pesquisadores recomendaram que os clínicos evitem a terapia combinada em indivíduos mais velhos com TB, de modo que as interações medicamentosas e os efeitos colaterais possam ser minimizados.[30,31] Somente quando a resposta à monoterapia for insatisfatória, deve-se adicionar um agente de primeira linha alternativo. A combinação de lítio com valproato pode ser 1,5 vez melhor do que a monoterapia com qualquer medicamento.[25,31] Outra terapia adjuvante de primeira linha inclui combinações dos seguintes agentes com lítio ou divalproato: risperidona, quetiapina, olanzapina, aripiprazol ou asenapina. Estudos sugeriram que cerca de 20% mais pacientes poderiam responder à terapia combinada do que ao estabilizador do humor em monoterapia.[28] Os pacientes intolerantes à terapia combinada com agentes de primeira linha devem, então, receber um agente de segunda linha. A terapia de segunda linha inclui agentes de monoterapia (carbamazepina, carbamazepina ER, haloperidol e eletroconvulsoterapia [ECT]) ou de terapia combinada (lítio + divalproato). Embora a ECT possa ser uma opção eficaz para o tratamento da mania aguda, os estudos não têm sido rigorosos com relação a essa prática; portanto, mais dados são necessários para incluí-la na primeira linha de intervenção. O haloperidol demonstrou ser mais eficaz na mania aguda do que lítio, divalproato, quetiapina, aripiprazol, ziprasidona, carbamazepina, asenapina e lamotrigina. No entanto, vários autores aconselham que o uso de haloperidol deve ser limitado a curtos períodos, uma vez que pode aumentar o risco de um episódio depressivo.[23,31]

Os agentes que apresentaram resultados negativos nos ensaios e, portanto, não são recomendados para o tratamento da mania aguda em idosos, são gabapentina, topiramato, lamotrigina, verapamil e tiagabina. Já as combinações que não mostram benefícios em estados maníacos são as de risperidona + carbamazepina e olanzapina + carbamazepina.[23,31] Esta última terapia combinada pode aumentar o risco de dislipidemia e ganho de peso; portanto, não deve ser usada em pacientes idosos com TB e sobrepeso.[31]

Os antidepressivos devem ser descontinuados, e os fatores que podem perpetuar os sintomas maníacos – como medicação prescrita, uso/abuso de drogas ilícitas ou doença endócrina – devem ser descartados. Os pacientes devem ser aconselhados a evitar estimulantes como cafeína e álcool e a diminuir gradualmente o uso de nicotina.[28] Hipnóticos e sedativos devem ser descontinuados assim que os sintomas melhorarem.[27]

De acordo com o estudo Striving Towards Empowerment and Medication Adherence (STEP-AD), o subgrupo TB mais idoso que alcançou a remissão sintomática recebeu dose média diária de 689 (± 265) mg de lítio, valor próximo da dose mínima recomendada para adultos jovens com esse transtorno. O valproato também foi utilizado em doses mais baixas em idosos com TB do que em indivíduos mais jovens, mas tais doses médias diárias ficaram dentro da faixa recomendada para adultos jovens.[34]

Manejo da depressão bipolar aguda

Os pacientes virgens de tratamento devem começar com um agente de primeira linha (**Figura 12.2**); de acordo com a diretriz da

CANMAT, agentes de primeira linha em monoterapia são lamotrigina, lítio, quetiapina e quetiapina XR.[28] No entanto, o consenso de Taiwan incluiu apenas a quetiapina como agente de primeira linha para a depressão bipolar aguda.[31] A British Association for Psychopharmacology (BAP) recomendou quetiapina e lamotrigina como opções de primeira linha.[27] Como abordagem inicial, o protocolo MDcpg recomenda o uso em monoterapia de estabilizadores do humor (principalmente lítio, lamotrigina ou valproato); nos casos de eficácia reduzida ou má tolerabilidade, a combinação de estabilizadores do humor com antipsicóticos de segunda geração (lurasidona ou quetiapina) pode ser utilizada.[25]

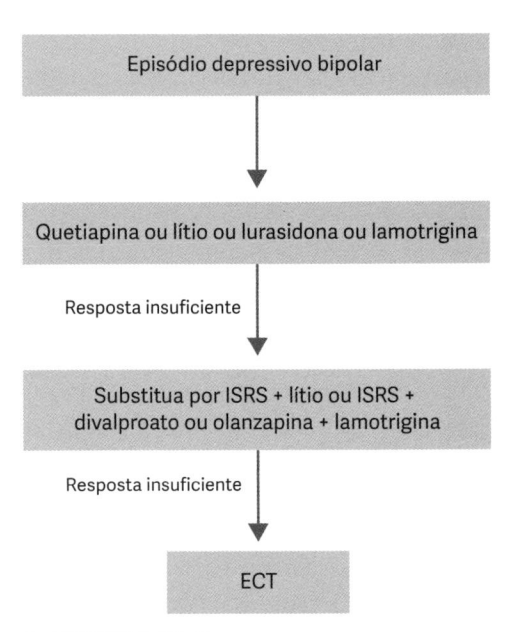

A resposta anterior a um medicamento parece ser um preditor confiável para o sucesso do tratamento a longo prazo.[33] As estratégias combinadas de primeira linha incluem: lítio ou divalproato + inibidores seletivos da recaptação de serotonina (ISRS), olanzapina + ISRS, lítio + divalproato, lítio ou divalproato + bupropiona.[28] A WFSBP contraindicou o lítio em monoterapia para a depressão bipolar devido a dados inconclusivos; por outro lado, a combinação de lítio e lamotrigina foi considerada a primeira escolha quando a monoterapia falhou.[33] A quetiapina e a quetiapina XR foram aceitas como agentes de primeira opção em todas as diretrizes.

A controvérsia nesse campo é abundante. Por exemplo, Selle e colaboradores relataram que não havia um estudo bem conduzido mostrando a eficácia do lítio na depressão bipolar aguda.[35] Um estudo prospectivo multicêntrico com a lamotrigina mostrou melhora significativa na depressão (57,4% de remissão e 64,8% de resposta) e melhora do *status* funcional em idosos deprimidos bipolares.[36] No entanto, a necessidade de administrá-la lentamente para evitar efeitos colaterais dermatológicos pode dificultar a sua utilização em fases bipolares agudas. A quetiapina provou ser superior ao placebo em cinco ensaios clínicos, embora o tamanho de efeito tenha sido moderado. A combinação olanzapina + fluoxetina obteve maior tamanho de efeito para o manejo da depressão bipolar em uma metanálise recente, embora questões metodológicas e a alta taxa de abandono (38,5%) possam ter influenciado os resultados.[35]

O uso de antidepressivos na depressão bipolar aguda tem sido objeto de debate

▶ **FIGURA 12.2**
ALGORITMO PARA EPISÓDIO DEPRESSIVO EM PACIENTES IDOSOS COM TB.
ISRS, inibidores seletivos da recaptação de serotonina; ECT, eletroconvulsoterapia.
Fonte: Adaptada de Yatham e colaboradores;[28] Malhi e colaboradores;[25] Dols e Beekman.[40]

há muito tempo. Os antidepressivos em monoterapia foram considerados contraindicados em pacientes com TB devido à fraca evidência de sua eficácia.[25] O estudo EMBOLDEN II, um grande ensaio duplo-cego, placebo-controlado, que avaliou a monoterapia com antidepressivo na depressão bipolar, não demonstrou superioridade de 20 mg de paroxetina sobre o placebo, conforme a Escala de Avaliação da Depressão de Montgomery-Åsberg (MADRS), após oito semanas.[37] Em geral, a associação de olanzapina e fluoxetina foi indicada para o TB, embora não haja uma especificação de tal uso para o TB geriátrico.[38] Por outro lado, uma metanálise recente de ensaios randomizados, duplos-cegos e controlados concluiu que os antidepressivos não eram superiores ao placebo no tratamento da depressão bipolar.[39] A evidência da pesquisa de Bai e colaboradores sobre o risco de virada maníaca com antidepressivos é inconsistente.[31]

Manejo do estado de mania mista

As recomendações para o episódio misto foram pouco abordadas na literatura, particularmente devido à definição imprecisa desse evento.[41] Pacientes classificados como exibindo estados mistos podem apresentar episódios depressivos mais graves e estados maníacos não complicados em comparação com aqueles que apresentam somente mania. Agentes de primeira linha no tratamento da mania mista não estão bem definidos.[38] O uso da olanzapina, em monoterapia ou associado ao valproato e ao aripiprazol, demonstra evidências de superioridade no controle dos sintomas mistos de mania.[22]

Terapia de manutenção

O período de continuidade do TB no idoso é definido como os primeiros seis meses após o episódio agudo, enquanto o período de manutenção refere-se aos 6 a 12 meses após a remissão dos sintomas agudos.[31] Atualmente, não há consenso internacional para a indicação do tratamento de manutenção. Embora as diretrizes norte-americanas sugiram que o tratamento da fase de manutenção deva ser adotado após cada episódio, as recomendações europeias indicam essa necessidade somente após o segundo episódio e com um intervalo de < 3 anos entre os dois episódios. As diretrizes da WFSBP recomendam terapia de manutenção apenas para: (1) pacientes com primeiro episódio, sintomas graves e história familiar psiquiátrica; (2) pacientes com um segundo episódio, com história familiar psiquiátrica ou sintomas graves; e (3) pacientes com um terceiro episódio.[31]

O protocolo MDcpg indica como primeira linha na terapia de manutenção para pacientes com polaridade maníaca predominante o uso de aripiprazol em monoterapia, ou as associações de lítio + apiprazol, lítio + quetiapina, valproato + quetiapina.[25] De acordo com a BAP, o grupo do consenso de Taiwan e o grupo CANMAT, são consideradas opções de monoterapia de primeira linha para o tratamento de manutenção do TB: lítio, valproato, olanzapina e quetiapina (tanto para depressão como para mania), bem como lamotrigina (para prevenir a depressão) e risperidona injetável de ação prolongada. As diretrizes da WFSBP não incluíram o valproato como escolha de primeira linha e consideraram o lítio como a opção mais efetiva para a prevenção de recaída a longo prazo, especialmente para os indicadores "qualquer episódio" ou mania.[42] O CANMAT também incluiu a ziprasidona para prevenir episódios maníacos, enquanto as recomendações britânicas e as da WFSBP incluíram o aripiprazol para prevenir a mania.[22,27,42] O aripiprazol também pode ter algum efeito na prevenção da ciclagem rápida.[42] Quetiapina, risperidona injetável de ação prolongada (LAI) (mania), aripiprazol (mania) e ziprasidona (mania) também são recomendados como terapia adjuvante com lítio ou divalproato. O tratamento adjuvante com topiramato, oxcarbazepina e gabapentina produziu resultados inconsistentes.[23,31] Para o tratamento de manutenção da depressão bipolar, os agentes de primeira linha incluem quetiapina, lítio e lamotrigina.[22] O papel dos antidepressivos na terapia de manutenção do TB é controverso. Apesar da ocorrência de sintomas depressivos residuais em cerca de 50% dos indivíduos,[43] o número insuficiente de evidências quanto aos benefícios desses fármacos tem limitado o seu uso na terapêutica de manutenção do TB.[42]

Controvérsias acerca do uso do lítio

Controvérsias acerca da segurança e do custo-benefício do uso do lítio, particularmente na terapia de manutenção, têm movimentado o debate acadêmico. Evidências favoráveis ao uso do lítio, como uma coorte observacional de envelhecimento (UK Biobank, n = 501.461 indivíduos), apontaram que os usuários de lítio tiveram uma probabilidade 4,6 vezes menor de morrer em comparação com os usuários de outros medicamentos antipsicóticos; nesse sentido, o lítio pode ser visto como um "suplemento geroprotetor".[44] Em pacientes com comprometimento cognitivo leve amnéstico, doses equivalentes à litemia de 0,25–0,5 mmol/L se associaram a efeitos cognitivos de neuroproteção, inclusive com redução da concentração de tau fosforilada no líquido cerebrospinal.[45,46] Além disso, a força-tarefa da ISBD publicou um estudo Delphi com recomendações específicas sobre o uso de lítio com base na opinião de 25 especialistas em TB no idoso. Os autores afirmaram que o lítio é a escolha preferida para monoterapia de manutenção, pois é um medicamento eficaz, se usado corretamente, e bem tolerado também na população idosa. No entanto, é necessário cuidado especial para prevenir nefropatia e intoxicação do sistema nervoso central. A redução da dose de lítio é frequentemente necessária, com níveis séricos recomendados de 0,4–0,8 mmol/L para a faixa etária entre 60 e 79 anos e 0,4–0,7 mmol/L para a faixa etária acima de 80 anos.[6]

Manejo das reações adversas da terapia

Como princípio geral, questões farmacológicas relativas à biodisponibilidade e à interação entre diferentes classes de medicamentos devem ser priorizadas no tratamento do TB em idosos. Assim, eventos adversos comuns e raros devem ser monitorados cuidadosamente nas primeiras semanas do tratamento.

No que diz respeito à escolha do estabilizador do humor ideal, a elevada frequência de efeitos colaterais desmotivou muitos clínicos a continuarem prescrevendo o lítio para TB em idosos. Estima-se que para cada nova prescrição de lítio, há pelo menos três outras de valproato.[47] Complicadores da terapia de manutenção com lítio podem incluir aumento de peso e ocorrência de hipotireoidismo medicamentoso.[40] O monitoramento das interações medicamentosas é um ponto de grande preocupação, uma vez que um número considerável de medicamentos – incluindo os ECA, furosemida, diuréticos tiazídicos e anti-inflamatórios não esteroides – pode diminuir a excreção urinária do lítio e aumentar o seu risco de neurotoxicidade. Mais frequentemente, as complicações relacionadas com o lítio compreendem disfunção renal, reações dérmicas, absorção reduzida de magnésio e cálcio, níveis plasmáticos elevados de cálcio e magnésio e ganho de peso.

Uma abordagem geral de alguns problemas comuns relatados ao longo do tratamento do TB em idosos é brevemente resumida na **Tabela 12.2**.

TABELA 12.2
MANEJO DE CONDIÇÕES FÍSICAS FREQUENTEMENTE PRESENTES NO TRATAMENTO DO TRANSTORNO BIPOLAR EM IDOSOS

CARACTERÍSTICA	ABORDAGEM
Biotransformação reduzida	▪ Preferir usar lorazepam em vez de diazepam ▪ Evitar usar indutores do citocromo P450 (carbamazepina) **Obs.:** Metabolismo deficiente de *CYP1A2* pode ser um problema em 12% dos idosos
Biodisponibilidade reduzida	▪ Monitorar níveis de estabilizador do humor a cada uma a duas semanas durante os primeiros dois meses; manter níveis séricos baixos nos idosos: lítio em 0,4 a 0,8 mEq/L, valproato em 65 a 90 µg/mL ▪ Avaliar depuração renal, ureia e creatinina séricas a cada um a três meses após a linha de base
Fragilidade	▪ Evitar sedação grave ▪ Monitorar risco de quedas ▪ Realizar aconselhamento familiar ▪ Considerar admissão hospitalar ▪ Reduzir antipsicótico ou estabilizador do humor para a menor dosagem efetiva possível ▪ Recomendar fisioterapia
Síndrome metabólica	▪ Preferir uso a curto prazo de olanzapina no caso de diabetes (mudar para outro antipsicótico quando for possível)
Interações farmacológicas	▪ CBZ + bloqueador de canais de Ca^{++} = risco de intoxicação por CBZ; monitorar níveis de CBZ ▪ Lítio + anti-inflamatórios não esteroides ou metildopa ou diurético de alça ou inibidor de COX-2 = risco de intoxicação por lítio; evitar combinação ou monitorar cuidadosamente lítio sérico

TABELA 12.2
MANEJO DE CONDIÇÕES FÍSICAS FREQUENTEMENTE PRESENTES
NO TRATAMENTO DO TRANSTORNO BIPOLAR EM IDOSOS

CARACTERÍSTICA	ABORDAGEM
	- Valproato + meropenem/imipenem = diminuição dos níveis de valproato; evitar essas combinações - Valproato + sulfonilureias (glimepirida) = diminuição dos níveis de valproato; risco de hipoglicemia - Varfarina + antidepressivos = risco de sangramento; evitar ou diminuir a dose de varfarina
Sinais de toxicidade	- Avaliar cognição prejudicada, tremor grosseiro, letargia, fraqueza, hiper-reflexia, ataxia, disartria, bradicardia, hipotensão, oligúria, febre - Monitorar cautelosamente sinais vitais, diurese, nível neurológico - Reduzir drasticamente ou suspender o estabilizador do humor - Considerar internação em caso de nível de consciência rebaixado ou piora dos sintomas - Administrar medicamento e monitorar
Função renal diminuída	- Ajustar diariamente a dose de lítio para níveis menores - Monitorar filtração glomerular no caso de lesão renal preexistente

Eletroconvulsoterapia e neuromodulação

Quando aplicada de acordo com os padrões atuais, a ECT é considerada um procedimento efetivo e seguro no TB em idosos.[48] Pacientes idosos deprimidos são tratados com ECT mais frequentemente do que indivíduos mais jovens devido à baixa tolerância à farmacoterapia, à necessidade de resposta rápida[49] em indivíduos frágeis (que recusam alimentação) e à maior frequência tanto de resistência ao tratamento como de sintomas psicóticos. Um estudo que avaliou a eficácia da ECT aguda e de manutenção em idosos relatou uma diminuição nas taxas de hospitalização e nos dias de admissão desse público.[50]

Existem dados limitados sobre o uso da ECT em pacientes maníacos idosos, mas a boa prática clínica recomenda a sua utilização nos casos graves e refratários. Quadros de mania delirante (do inglês *delirious mania*), caracterizados por desorientação, psicose, ativação maniforme e catatonia, têm taxa de resposta com ECT estimada em 80%.[51]

O tratamento de continuidade na depressão grave com ECT pode ocorrer em casos excepcionais, quando há má tolerabilidade ou resposta insuficiente a estabilizadores do humor e medicações de segunda e terceira linhas. O acompanhamento evolutivo do *status* cognitivo pode requerer avaliação na linha de base ao longo da terapêutica, já que efeitos adversos cognitivos, principalmente com a administração bitemporal da ECT, costumam ser comuns.[48] Por outro lado, o achado de lesões de substância branca subcortical, comumente relacionadas a sintomas cognitivos, não é, por si só, uma razão para descontinuação ou contraindicação da ECT.[48]

A estimulação magnética transcraniana repetitiva (EMTr) é uma técnica não invasiva, com tamanho de efeito semelhante ao da medicação. É bem tolerada em idosos e pode ser utilizada conjuntamente à terapia farmacológica.[52] Os principais alvos terapêuticos são os sintomas afetivos, a fadiga e as alterações cognitivas. Um estudo demonstrou taxas de até 66% de melhora com o tratamento utilizando protocolo acelerado (total de 30 sessões em quatro semanas) de EMTr em uma amostra com depressão bipolar/unipolar.[52] Estudos adicionais são necessários para replicar os achados.

Intervenções psicoterapêuticas e psicossociais

Embora a farmacoterapia seja considerada o tratamento de primeira linha, a maioria das diretrizes recomenda psicoterapia e reabilitação psicossocial em regime contínuo. Contudo, um número relativamente pequeno de estudos controlados apoia intervenções biológicas ou psicossociais específicas para cuidados agudos ou a longo prazo em pacientes idosos com TB. Além disso, a falta de amostras maiores, os grupos etários homogêneos, os múltiplos medicamentos em uso e as comorbidades médicas podem ser confundidores potenciais na maioria desses estudos. A psicoterapia para indivíduos com TB tem como objetivo diminuir os sintomas – tanto os evidentes quanto os leves/subclínicos – e melhorar a qualidade de vida. Identificar e lidar com sintomas prodrômicos por meio da terapia cognitivo-comportamental (TCC) mostrou melhorar a adesão ao tratamento e a manutenção da estabilidade do ritmo social. Entre as medidas psicossociais, ensinar os indivíduos sobre a relação entre o estresse, o contexto ambiental e a ruptura dos ciclos de sono/vigília, de um lado, e o início dos sintomas, do outro, pode prevenir os fatores desencadeantes associados à vulnerabilidade dos episódios de humor, influenciando positivamente o curso da doença a longo prazo. Quando direcionadas aos familiares, as medidas psicoeducativas promovem a redução da sobrecarga relacionada aos cuidados com o paciente e o aconselhamento quanto à proteção do seu patrimônio (p. ex., a curatela e a tomada de decisão apoiada).

Entre as intervenções psicoterápicas com maior nível de evidência recomendadas pelo CANMAT, a TCC, a terapia focada na família e a terapia interpessoal são as modalidades de preferência, devido à presença de um componente psicoeducacional mais bem caracterizado.[28]

Quanto às medidas psicoeducacionais, evidências sugerem que o treinamento de habilidades de adesão à medicação (a intervenção MAST-BD) entre indivíduos idosos com TB melhora a capacidade de administração das medicações e promove a adesão, bem como a redução de sintomas depressivos, com desfecho favorável na qualidade de vida relacionada à saúde, com tamanhos de efeito médios (Cohen's d, 0,30–0,57).[3]

Em resumo, estudos adicionais sobre psicoterapia e outras intervenções não farmacológicas são necessários para aperfeiçoar a compreensão do papel dessas intervenções no curso do TB na velhice.

CONSIDERAÇÕES FINAIS

Conforme mencionado, na ausência de evidências contraditórias, as diretrizes atuais concluíram que o tratamento de primeira linha para o TB em idosos deve ser semelhante ao indicado para o TB na idade ativa, com atenção específica à vulnerabilidade dos pacientes idosos a efeitos colaterais, comorbidades somáticas e riscos específicos (p. ex., uso de antipsicóticos em doenças cerebrovasculares).

Estudos futuros, contudo, devem contemplar controvérsias referentes à segurança, à tolerabilidade e à eficácia dos fármacos na população em envelhecimento. Diretrizes terapêuticas reúnem a evidência atual e podem fornecer uma intervenção mais racional em sintomas agudos ou de longa duração. Pacientes idosos com TB devem ser cautelosamente acompanhados em relação a aderência ao tratamento, esquema de titulação das doses, interação medicamentosa e ocorrência de efeitos adversos. Uma sólida aliança terapêutica entre o profissional e o paciente deve ser estabelecida nas fases iniciais e de avaliação do contexto psicossocial e da rede de apoio familiar, promovendo orientações educacionais ao longo do processo a fim de aumentar a adesão ao tratamento do TB em idosos.

REFERÊNCIAS

1. Sajatovic M, Madhusoodanan S, Coconcea N. Managing bipolar disorder in the elderly: defining the role of the newer agents. Drugs Aging. 2005;22(1):39-54.
2. Shobassy A. Elderly Bipolar Disorder. Curr Psychiatry Rep. 2021;23(2):5.
3. Arnold I, Dehning J, Grunze A, Hausmann A. Old age bipolar disorder-epidemiology, aetiology and treatment. Medicina (Kaunas). 2021;57(6):587.
4. Sajatovic M, Strejilevich SA, Gildengers AG, Dols A, Al Jurdi RK, Forester BP, et al. A report on older-age bipolar disorder from the International Society for Bipolar Disorders Task Force. Bipolar Disord. 2015;17(7):689-704.
5. McKenzie AK, Chawla R, Patel B, Shashank RB. Late-onset bipolar disorder: considerations for diagnosis and treatment. Cureus. 2023;15(5):e39278.
6. Beunders AJM, Orhan M, Dols A. Older age bipolar disorder. Curr Opin Psychiatry. 2023;36(5):397-404.
7. Hein L, Dols A, Eyler LT. Bipolar disorders in older adults. In: Hantke N, Etkin A, O'Hara R, editors. Handbook of mental health and aging. New York: Elsevier; 2020. p. 135-47.
8. Dhingra U, Rabins PV. Mania in the elderly: a 5-7 year follow-up. J Am Geriatr Soc. 1991;39(6):581-3.
9. Bartels SJ, Forester B, Miles KM, Joyce T. Mental health service use by elderly patients with bipolar disorder and unipolar major depression. Am J Geriatr Psychiatry. 2000;8(2):160-6.
10. Lavin P, Rej S, Olagunju AT, Teixeira AL, Dols A, Alda M, et al. Essential data dimensions for prospective international data collection in older age bipolar disorder (OABD): recommendations from the GAGE-BD group. Bipolar Disord. 2023;25(7):554-63.
11. Nivoli AM, Murru A, Pacchiarotti I, Valenti M, Rosa AR, Hidalgo D, et al. Bipolar disorder in the elderly: a cohort study comparing older and younger patients. Acta Psychiatr Scand. 2014;130(5):364-73.
12. McIntyre RS, Danilewitz M, Liauw SS, Kemp DE, Nguyen HT, Kahn LS, et al. Bipolar disorder and metabolic syndrome: an international perspective. J Affect Disord. 2010;126(3):366-87.
13. Diniz BS, Nunes PV, Machado-Vieira R, Forlenza OV. Current pharmacological approaches and perspectives in the treatment of geriatric mood disorders. Curr Opin Psychiatry. 2011;24(6):473-7.
14. Kessing LV, Forman JL, Andersen PK. Does lithium protect against dementia? Bipolar Disord. 2010;12(1):87-94.
15. Lavsa SM, Fabian TJ, Saul MI, Corman SL, Coley KC. Influence of medications and diagnoses on fall

risk in psychiatric inpatients. Am J Health Syst Pharm. 2010;67(15):1274-80.
16. Mezuk B, Morden NE, Ganoczy D, Post EP, Kilbourne AM. Anticonvulsant use, bipolar disorder, and risk of fracture among older adults in the Veterans Health Administration. Am J Geriatr Psychiatry. 2010;18(3):245-55.
17. Depp CA, Cain AE, Palmer BW, Moore DJ, Eyler LT, Lebowitz BD, et al. Assessment of medication management ability in middle-aged and older adults with bipolar disorder. J Clin Psychopharmacol. 2008;28(2):225-9.
18. Kessing LV. Diagnostic subtypes of bipolar disorder in older versus younger adults. Bipolar Disord. 2006;8(1):56-64.
19. Schaub RT, Berghoefer A, Müller-Oerlinghausen B. What do patients in a lithium outpatient clinic know about lithium therapy? J Psychiatry Neurosci. 2001;26(4):319-24.
20. Malhi GS, Adams D, Lampe L, Paton M, O'Connor N, Newton LA, et al. Clinical practice recommendations for bipolar disorder. Acta Psychiatr Scand Suppl. 2009;(439):27-46.
21. Yatham LN, Chakrabarty T, Bond DJ, Schaffer A, Beaulieu S, Parikh SV, et al. Canadian Network for Mood and Anxiety Treatments (CANMAT) and International Society for Bipolar Disorders (ISBD) recommendations for the management of patients with bipolar disorder with mixed presentations. Bipolar Disord. 2021;23(8):767-88.
22. Grunze H, Vieta E, Goodwin GM, Bowden C, Licht RW, Azorin JM, et al. The World Federation of Societies of Biological Psychiatry (WFSBP) Guidelines for the Biological Treatment of Bipolar Disorders: Acute and long-term treatment of mixed states in bipolar disorder. World J Biol Psychiatry. 2018;19(1):2-58.
23. Yatham LN, Kennedy SH, Parikh SV, Schaffer A, Beaulieu S, Alda M, et al. Canadian Network for Mood and Anxiety Treatments (CANMAT) and International Society for Bipolar Disorders (ISBD) collaborative update of CANMAT guidelines for the management of patients with bipolar disorder: update 2013. Bipolar Disord. 2013;15(1):1-44.
24. Vieta E, Berk M, Schulze TG, Carvalho AF, Suppes T, Calabrese JR, et al. Bipolar disorders. Nat Rev Dis Primers. 2018;4:18008.
25. Malhi GS, Bell E, Boyce P, Bassett D, Berk M, Bryant R, et al. The 2020 Royal Australian and New Zealand College of psychiatrists clinical practice guidelines for mood disorders: Bipolar disorder summary. Bipolar Disord. 2020;22(8):805-21.
26. National Institutes of Health. Clinical trials on geriatric bipolar disorder [Internet]. Bethesda: NIH; 2018 [capturado em 28 dez. 2023]. Disponível em: https://clinicaltrials.gov/ct2/results?term=Geriatric+Bipolar+Disorder+AND+treatment&Search=Search.
27. Goodwin GM; Consensus Group of the British Association for Psychopharmacology. Evidence-based guidelines for treating bipolar disorder: revised second edition: recommendations from the British Association for Psychopharmacology. J Psychopharmacol. 2009;23(4):346-88.
28. Yatham LN, Kennedy SH, Parikh SV, Schaffer A, Bond DJ, Frey BN, et al. Canadian Network for Mood and Anxiety Treatments (CANMAT) and International Society for Bipolar Disorders (ISBD) 2018 guidelines for the management of patients with bipolar disorder. Bipolar Disord. 2018;20(2):97-170.
29. López-Álvarez J, Agüera-Ortiz LF, Marín-Mayor M. Abordaje terapéutico del trastorno bipolar en ancianos: tratamientos específicos y características especiales. Psicogeriatría. 2009;1(2):115-25.
30. Grunze H, Vieta E, Goodwin GM, Bowden C, Licht RW, Moller HJ, et al. The World Federation of Societies of Biological Psychiatry (WFSBP) guidelines for the biological treatment of bipolar disorders: update 2009 on the treatment of acute mania. World J Biol Psychiatry. 2009;10(2):85-116.
31. Bai YM, Chang CJ, Tsai SY, Chen YC, Hsiao MC, Li CT, et al. Taiwan consensus of pharmacological treatment for bipolar disorder. J Chin Med Assoc. 2013;76(10):547-56.
32. Sproule BA, Hardy BG, Shulman KI. Differential pharmacokinetics of lithium in elderly patients. Drugs Aging. 2000;16(3):165-77.
33. Grunze H, Vieta E, Goodwin GM, Bowden C, Licht RW, Möller HJ, et al. The World Federation of Societies of Biological Psychiatry (WFSBP) Guidelines for the Biological Treatment of Bipolar Disorders: Update 2010 on the treatment of acute bipolar depression. World J Biol Psychiatry. 2010;11(2):81-109.
34. Al Jurdi RK, Marangell LB, Petersen NJ, Martinez M, Gyulai L, Sajatovic M. Prescription patterns of psychotropic medications in elderly compared with younger participants who achieved a "recovered" status in the systematic treatment enhancement program for bipolar disorder. Am J Geriatr Psychiatry. 2008;16(11):922-33.

35. Selle V, Schalkwijk S, Vázquez GH, Baldessarini RJ. Treatments for acute bipolar depression: meta-analyses of placebo-controlled, monotherapy trials of anticonvulsants, lithium and antipsychotics. Pharmacopsychiatry. 2014;47(2):43-52.
36. Sajatovic M, Gildengers A, Al Jurdi RK, Gyulai L, Cassidy KA, Greenberg RL, et al. Multisite, open-label, prospective trial of lamotrigine for geriatric bipolar depression: a preliminary report. Bipolar Disord. 2011;13(3):294-302.
37. McElroy SL, Weisler RH, Chang W, Olausson B, Paulsson B, Brecher M, et al. A double-blind, placebo-controlled study of quetiapine and paroxetine as monotherapy in adults with bipolar depression (EMBOLDEN II). J Clin Psychiatry. 2010;71(2):163-74.
38. Pacchiarotti I, Bond DJ, Baldessarini RJ, Nolen WA, Grunze H, Licht RW, et al. The International Society for Bipolar Disorders (ISBD) task force report on antidepressant use in bipolar disorders. Am J Psychiatry. 2013;170(11):1249-62.
39. Zhang Y, Yang H, Yang S, Liang W, Dai P, Wang C, et al. Antidepressants for bipolar disorder: A meta-analysis of randomized, double-blind, controlled trials. Neural Regen Res. 2013;8(31):2962-74.
40. Dols A, Beekman A. Older age bipolar disorder. Psychiatr Clin North Am. 2018;41(1):95-110.
41. Bowden CL. Pharmacological treatments for bipolar disorder: present recommendations and future prospects. In: Manji HK, Zarate CA, Jr., editors. Behavioral neurobiology of bipolar disorder and its treatment. Berlin: Springer Science & Business Media; 2010. p. 263-83.
42. Grunze H, Vieta E, Goodwin GM, Bowden C, Licht RW, Möller HJ, et al. The World Federation of Societies of Biological Psychiatry (WFSBP) guidelines for the biological treatment of bipolar disorders: update 2012 on the long-term treatment of bipolar disorder. World J Biol Psychiatry. 2013;14(3):154-219.
43. Arvilommi P, Suominen K, Mantere O, Leppämäki S, Valtonen HM, Isometsä E. Maintenance treatment received by patients with bipolar I and II disorders – a naturalistic prospective study. J Affect Disord. 2010;121(1-2):116-26.
44. Araldi E, Jutzeler CR, Ristow M. Lithium treatment extends human lifespan: findings from the UK Biobank. Aging (Albany NY). 2023;15(2):421-40.
45. Forlenza OV, Diniz BS, Radanovic M, Santos FS, Talib LL, Gattaz WF. Disease-modifying properties of long-term lithium treatment for amnestic mild cognitive impairment: randomised controlled trial. Br J Psychiatry. 2011;198(5):351-6.
46. Damiano RF, Loureiro JC, Pais MV, Pereira RF, Corradi MM, Di Santi T, et al. Revisiting global cognitive and functional state 13 years after a clinical trial of lithium for mild cognitive impairment. Braz J Psychiatry. 2023;45(1):46-9.
47. Shulman KI. Lithium for older adults with bipolar disorder: should it still be considered a first-line agent? Drugs Aging. 2010;27(8):607-15.
48. Blanken MAJT, Oudega ML, Schouws SNTM, van Zanten JS, Gatchel JR, Regenold WT, et al. Is ECT a viable option to treat depression in older adults with bipolar disorder who are vulnerable to cognitive side effects? Bipolar Disord. 2021;23(2):218-20.
49. Geduldig ET, Kellner CH. Electroconvulsive therapy in the elderly: new findings in geriatric depression. Curr Psychiatry Rep. 2016;18(4):40.
50. Shelef A, Mazeh D, Berger U, Baruch Y, Barak Y. Acute electroconvulsive therapy followed by maintenance electroconvulsive therapy decreases hospital re-admission rates of older patients with severe mental illness. J ECT. 2015;31(2):125-8.
51. Elias A, Thomas N, Sackeim HA. Electroconvulsive Therapy in Mania: A Review of 80 Years of Clinical Experience. Am J Psychiatry. 2021;178(3):229-39.
52. Desbeaumes Jodoin V, Miron JP, Lespérance P. Safety and efficacy of accelerated repetitive transcranial magnetic stimulation protocol in elderly depressed unipolar and bipolar patients. Am J Geriatr Psychiatry. 2019;27(5):548-58.

TRATAMENTO DOS ESTADOS MISTOS

13

LEONARDO CAIXETA
CIRO MENDES VARGAS
SUZY MARA M. R. ALFAIA
MIGUEL ALVES DE SOUZA NETO

O tratamento de qualquer uma das fases do transtorno bipolar (TB) é cercado de complexidades e desafios dada a própria natureza heterogênea e multifacetada da doença, que engendra mecanismos fisiopatogênicos para além da economia cerebral, envolvendo vários sistemas orgânicos, desde o sistema nervoso até o imunológico.

A categoria diagnóstica específica de episódio afetivo misto implica maior sensibilidade diagnóstica; ajuda a identificar precocemente os sintomas do TB, garantindo o seu tratamento específico; e desempenha um papel na prevenção do suicídio nessa população.[1] A coocorrência de características mistas e comorbidades representa um desafio para os médicos, porque a influência negativa recíproca dessas condições leva a um pior curso do TB, com resistência ao tratamento, resultado desfavorável e maior risco de suicídio.[2]

O TB deve ser tratado como uma condição crônica vitalícia. Em seu tratamento, deve ser dada preferência a agentes com evidências de eficácia em todo o espectro da doença. No que se refere especificamente aos estados mistos, a falta de resposta aos tratamentos e a psicopatologia grave levantam questões importantes que requerem soluções urgentes. Existe, portanto, uma grave e sentida escassez de orientações clinicamente relevantes para o manejo de pacientes com estado misto no TB.[3] Isso é surpreendente, dada a longa história de reconhecimento dos estados mistos – desde o século XIX – e a alta frequência com que ocorrem na prática psiquiátrica – sendo considerados um dos problemas mais centrais e relevantes de toda a psiquiatria atual.[3,4]

Os estados afetivos mistos, definidos como a coexistência de sintomas depressivos e maníacos, são apresentações complexas da doença maníaco-depressiva que dificultam o seu diagnóstico, classificação e tratamento farmacológico. As evidências mostram que os pacientes com TB que apresentam episódios maníacos/hipomaníacos ou depressivos com características mistas tendem a ter uma forma mais grave do transtorno, juntamente com um pior curso da doença e taxas mais altas de condições comórbidas em relação aos pacientes com apresentações não mistas. No *Manual Diagnóstico e Estatístico de Transtornos Mentais – Texto Revisado* (DSM-5-TR),[5] a definição de "episódio misto" foi removida e os sintomas subliminares não sobrepostos do polo oposto foram capturados usando um especificador "com características mistas" aplicado a episódios maníacos, hipomaníacos e depressivos maiores. No entanto, a lista de sintomas proposta no especificador do DSM-5-TR tem sido amplamente criticada, pois inclui sintomas maníacos típicos (como humor elevado e grandiosidade) que são raros em pacientes com depressão mista, ao mesmo tempo que exclui sintomas (como irritabilidade, agitação e distração) que são frequentemente relatados por esses pacientes.[5] Com a nova classificação, os episódios depressivos mistos são três vezes mais comuns no TB tipo II em comparação com a depressão unipolar, o que contribui em parte para o aumento do risco de suicídio observado na depressão bipolar em comparação com a depressão unipolar.[1]

Estados afetivos mistos ocorrem em aproximadamente 40% dos pacientes com transtornos do humor e vêm acompanhados de uma taxa significativa de comorbidades, incluindo transtornos aditivos, suicídio, comorbidades clínicas, entre outras.[2] O manejo eficaz (na fase aguda) e de longo prazo dos estados mistos permanece desafiador, dado o fato de que apresentações mistas têm pior resposta ao tratamento quando comparadas aos episódios depressivos ou maníacos "puros" na fase aguda. Além disso, longitudinalmente, indivíduos em estados mistos manifestam episódios mais frequentes e graves, passam menos tempo em eutimia e apresentam pior resposta ao tratamento de manutenção.

A evolução dos critérios diagnósticos para estados mistos no TB gera um desafio único quando se deseja reunir uma base de evidências para o tratamento. A maioria dos estudos disponíveis utilizou os critérios de episódios mistos anteriores, do DSM-IV. Relativamente poucas investigações usaram diretamente o especificador de estados mistos mais inclusivo do DSM-5-TR; em vez disso, a aproximação *post hoc* ("critérios de proxy") ou outros esquemas de diagnósticos relacionados foram favorecidos.[6]

As considerações sobre qual guia de recomendação de tratamento seguir devem respeitar a polarização e a gravidade relativa dos sintomas mistos em um paciente individual. Por exemplo, para um paciente experimentando um episódio predominantemente maníaco com sintomas depressivos subsindrômicos, as recomendações do DSM-5-TR para mania com características mistas podem ser mais apropriadas. Em outros casos, como quando os sintomas maníacos e depressivos parecem ser igualmente proeminentes, as recomendações para episódios mistos do DSM-IV (que tem uma maior base de evidências) podem ser mais adequadas.

Embora vários medicamentos sejam conhecidos por serem eficazes no tratamento de sintomas do âmbito dos episódios maníacos ou depressivos "puros", muitos deles não foram estudados no contexto dos estados mistos. Não há evidências conclusivas de que a eficácia em episódios puros de qualquer polaridade se traduza na eficácia do tratamento de sintomas da mesma polaridade no contexto dos estados mistos. Portanto, muitas das recomendações de tratamento ainda são intuitivas e baseadas na opinião de especialistas (nível 4). Existem situações em que a experiência clínica não apoiou esse uso – portanto, os dados apresentados ainda são insuficientes e carecem de pesquisas adicionais para verificação da utilidade da indicação nos estados mistos.[6]

Deve-se ter muito cuidado na utilização de guias de tratamento (na sua maioria provenientes de consensos regionais ou de determinados centros do mundo ocidental) de forma "cega" e acrítica, pois nesse tipo de metodologia uma série de limitações embutidas é desconsiderada. Muitos fármacos não são listados tão somente porque não foram objeto de estudo de ensaios clínicos, por se tratarem de "fármacos órfãos".

O lítio, por exemplo, é um fármaco único, porém paradoxalmente pouco estudado por meio de ensaios clínicos dirigidos para estados mistos.[7] Em mais de 60 anos de observação, mostrou suas múltiplas e importantes propriedades clínicas no tratamento da mania aguda, com eficácia maximizada quando usado para prevenir episódios maníacos e depressivos.

Além disso, pode ser uma boa escolha de tratamento em pacientes com história familiar positiva para TB, padrão de intervalo mania-depressão, poucos episódios afetivos/hospitalizações anteriores e alto risco de suicídio, assim como em pacientes sem comorbidades.[8] O lítio também foi o fármaco mais extensivamente estudado em psiquiatria.[9] No entanto, geralmente é subprescrito e praticamente não é considerado no tratamento de pacientes afetados por estados afetivos mistos.[10] O lítio não é sugerido para o tratamento agudo de estados afetivos mistos e é considerado menos eficaz do que outros estabilizadores do humor no tratamento de longo prazo desses pacientes; a principal razão para isso é a "falta de evidências". No entanto, existem várias razões para considerar o lítio como um tratamento eficaz em pacientes com estados afetivos mistos.[11]

Alguns marcadores neurobiológicos do TB podem dar pistas sobre medicações que, em breve, se tornarão úteis no tratamento dos estados mistos. Pacientes com mania ou depressão apresentaram cortisol elevado e taxas mais altas de ausência de supressão no teste de supressão com dexametasona (TSD) após a ingestão oral de cortisol, sugerindo uma desregulação do eixo hipotálamo-hipófise-suprarrenal (HHS) e um possível desequilíbrio relacionado ao sistema imunológico (**Figura 13.1**). Achados de aumento dos níveis de citocinas e de outros marcadores pró-inflamatórios em pacientes eutímicos, depressivos e em estados maníacos apoiam essa hipótese. Além disso, tanto os estados maníacos como os depressivos têm sido relacionados com reguladores circadianos biológicos alterados, com padrões opostos de excreção de melatonina e cortisol.[12]

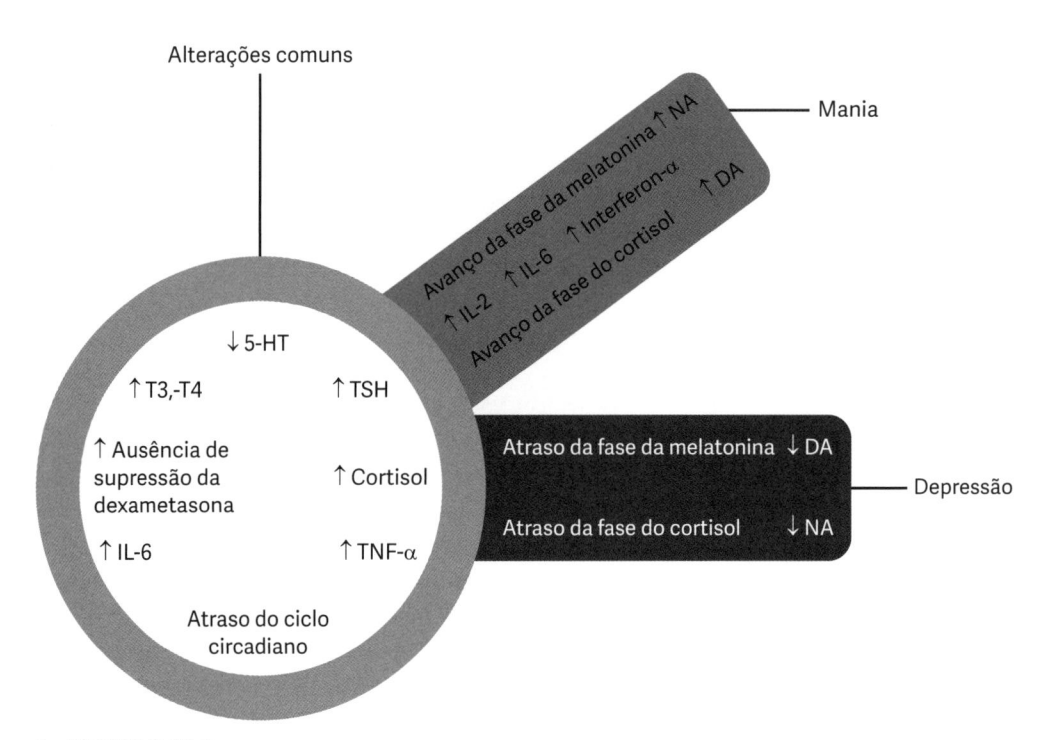

Alterações comuns

- ↓ 5-HT
- ↑ T3, -T4
- ↑ TSH
- ↑ Ausência de supressão da dexametasona
- ↑ Cortisol
- ↑ IL-6
- ↑ TNF-α
- Atraso do ciclo circadiano

Mania: Avanço da fase da melatonina ↑ NA; ↑ IL-2; ↑ IL-6; ↑ Interferon-α; ↑ DA; Avanço da fase do cortisol

Depressão: Atraso da fase da melatonina ↓ DA; Atraso da fase do cortisol ↓ NA

▶ **FIGURA 13.1**
ALTERAÇÕES BIOLÓGICAS ESPECÍFICAS E COMUNS NA DEPRESSÃO E NA MANIA.
5-HT, serotonina; DA, dopamina; IL, interleucina; NA, noradrenalina; TNF-α, fator de necrose tumoral alfa; TSH, hormônio estimulador da tireoide.
Fonte: Simonetti e colaboradores.[12]

PRINCÍPIOS GERAIS DO MANEJO NOS ESTADOS MISTOS

Desde Kraepelin,[13] a ciclagem do humor foi conectada e integrada aos processos de pensamento e volição. O tratamento farmacológico dos estados mistos é, portanto, o maior desafio para os psiquiatras, que precisam considerar as diversas apresentações clínicas desses pacientes. Essas apresentações foram categorizadas por Kraepelin,[13] que reconheceu:

- A mania depressiva ou ansiosa (presença de humor deprimido, mas com a volição e o pensamento acelerados);
- A depressão excitada (humor e vontade deprimidos, mas com o pensamento acelerado);
- A mania com pobreza de pensamento (humor e vontade elevados, mas pensamento diminuído);
- O estupor maníaco (humor elevado, mas diminuição da vontade e do pensamento);
- A depressão com fuga de ideias (humor e pensamento deprimidos, mas vontade elevada);

- A mania inibida (humor e pensamento elevados, mas com diminuição da vontade).

Dessa consideração emerge a necessidade de fornecer uma abordagem dimensional ao avaliar estados mistos, bem como um tratamento mais adequado. Apesar de serem desafiadores, os estados mistos foram agora reconduzidos à classificação original, o que abriu novas perspectivas terapêuticas.[14]

Para reunir os tipos de apresentações mistas mais comumente estudadas, o tratamento agudo do estado misto foi dividido em quatro seções:

1. **Episódios mistos equilibrados**: Episódios maníacos e depressivos sindrômicos simultâneos em iguais proporções.
2. **Episódios depressivos com características mistas**: Apresentações que consistem em sintomas predominantemente depressivos com algumas características maníacas.
3. **Depressão agitada**: Caracterizada por um estado afetivo em que o humor e a ideação estariam na polaridade negativa, e a atividade, na polaridade oposta.
4. **Episódios maníacos com características mistas**: Apresentações que consistem em sintomas predominantemente maníacos com algumas características depressivas.

MANEJO DOS ESTADOS MISTOS AGUDOS

A revisão de estudos apresentada nesta seção foi baseada, em grande parte, nas pesquisas de Yatham e colaboradores,[6] Rosenblat e McIntyre,[15,16] Takeshima,[17] Solé e colaboradores,[1] Pompili e colaboradores,[14] Suppes e Ostacher[18] e Stahl e colaboradores.[19] Também foram considerados uma série de artigos publicados no periódico CNS Spectrums, no ano de 2017, e no Psychiatric Clinics of North America, em 2020.

A **Tabela 13.1** resume os principais indicadores terapêuticos para o tratamento farmacológico dos episódios mistos.

No **Quadro 13.1** encontram-se os critérios para classificação de nível de evidência usados em alguns dos principais guias terapêuticos atuais, como no CANMAT.

MANEJO DE EPISÓDIOS MISTOS EQUILIBRADOS

Esta seção aborda o tratamento de apresentações mistas consistentes com episódios maníacos e depressivos simultâneos em iguais proporções. Devido ao longo histórico dessa categorização, há significativamente mais dados para embasar as recomendações do que em outras seções.

Primeira linha

Segundo o CANMAT, o aripiprazol e a asenapina (ambos classificados com nível 2 para mania e para depressão) são recomendados como tratamentos de primeira linha para episódios mistos agudos, com evidências de melhora dos sintomas maníacos e depressivos – estas obtidas a partir de análises de participantes com episódios mistos diagnosticados de acordo com os critérios do DSM-IV.[6] É importante lembrar que a asenapina ainda não se encontra disponível no Brasil. Assim, na opinião

TABELA 13.1
TRATAMENTOS FARMACOLÓGICOS DOS ESTADOS MISTOS

GUIDELINE	MANIA/HIPOMANIA COM CARACTERÍSTICAS MISTAS	DEPRESSÃO COM CARACTERÍSTICAS MISTAS
CANMAT/ISBD 2021	**Primeira linha** –	**Primeira linha** –
	Segunda linha ASN, CAR, DVPA, ARP	**Segunda linha** CAR, LU
	Terceira linha ZPD, OLZ, OLZ + Li/DVPA, QTP, CBZ ER, ECT	**Terceira linha** OLZ, OLZ + FLU, QTP, DVPA, LMT, ZPD, ECT
CINP-BD 2017	**Primeira linha** –	**Primeira linha** –
	Segunda linha ARP, ASN, PLP, RPD, OLZ, ZPD EH: DVPA, CBZ OLZ + FLU	**Segunda linha** ARP, ASN, OLZ e ZPD EH: DVPA, CBZ OLZ + FLU
RANZCP 2020	**Monoterapia** Li, DVPA, QTP	**Monoterapia** Li, DVPA, QTP
	Combinação EH+ARP EH+ASN	**Combinação** EH + LU
	Alternativas EH + OLZ ECT	**Alternativas** OLZ

ARP, aripiprazol; ASN, Asenapina; CANMAT, Canadian Network for Mood and Anxiety Treatment; CINP, International College of Neuropsychopharmacology; DVPA, divalproato; ECT, eletroconvulsoterapia; EH, estabilizador do humor; FLU, fluoxetina; ISBD, International Society for Bipolar Disorders; Li, lítio; LUR, lurasidona; OLZ, olanzapina; PLP, paliperidona; QTP, quetiapina; RANZCP, Royal Australian and New Zealand College of Psychiatrists; RPD, risperidona; ZPD, ziprasidona.
Fonte: Yatham e colaboradores;[6] Fountoulakis e colaboradores;[20] Malhi e colaboradores.[21]

QUADRO 13.1
CRITÉRIOS PARA CLASSIFICAÇÃO DE NÍVEL DE EVIDÊNCIA

Nível 1
Metanálise com intervalo de confiança estreito ou ensaio duplo-cego replicado (TB) ou ensaios clínicos randomizados (ECR) que incluem placebo ou comparação de controle ativo (n ≥ 30 participantes com apresentações/características mistas em cada braço de tratamento)
Nível 2
Metanálise com amplo intervalo de confiança ou um ECR de TB com placebo ou condição de comparação de controle ativo (n ≥ 30 participantes com apresentações/características mistas em cada braço de tratamento)
Nível 3
Pelo menos um ECR de TB com placebo ou condição de comparação de controle ativo (n = 10 – 29 participantes com apresentações/características mistas em cada braço de tratamento) ou dados administrativos do sistema de saúde
Nível 4
Ensaio não controlado, relatórios anedóticos ou opinião de especialistas
INS
Evidência insuficiente para fornecer classificação

Fonte: Yatham e colaboradores.[6]

dos autores, o divalproato é colocado como primeira linha no tratamento de estados mistos.

Segunda linha

Segundo o CANMAT,[6] a monoterapia com olanzapina (nível 2 para mania e nível 4 para depressão) ou seu uso em combinação (nível 1 para mania e nível 2 para depressão), a carbamazepina de liberação prolongada (nível 2 para mania e para depressão) e o divalproato (nível 3 para mania e nível 4 para depressão) são recomendados como tratamentos de segunda linha. Como nas indicações anteriores das diretrizes CANMAT/ISBD, questões de segurança/tolerabilidade para olanzapina e carbamazepina devem ser consideradas. Para os autores do capítulo, a carbamazepina é muito inferior ao divalproato na estabilização de episódios mistos, e provavelmente ela figura como superior nos guias disponíveis tão somente por ser mais estudada e contar com mais ensaios clínicos do que o divalproato.

A monoterapia com olanzapina (nível 2 para mania e nível 4 para depressão) demonstrou ter eficácia *versus* o placebo tanto para mania quanto para mania mista; no entanto, apenas o impacto nos sintomas maníacos foi relatado. A eficácia conhecida da olanzapina na depressão e a experiência clínica em episódios mistos sustentam uma classificação de nível 4 para depressão (com base na opinião de especialistas). Em um ECR de participantes com episódios mistos que não responderam ao divalproato, a olanzapina adjuvante apresentou benefícios significativos para os sintomas maníacos e depressivos. Em uma análise de subgrupo de um estudo com desenho similar, com amostra de participantes maníacos e mistos, aqueles com um episódio misto que tiveram resposta inadequada ao lítio ou ao divalproato experimentaram reduções significativamente maiores nos sintomas maníacos com olanzapina adjuvante *versus* placebo. No entanto, as melhorias na depressão foram limitadas ao subconjunto de participantes que apresentavam sintomas moderados ou graves no início do estudo (ou seja, HAMD ≥ 20).

O divalproato demonstrou melhorar os sintomas maníacos igualmente bem em participantes com episódios maníacos e mistos, embora os resultados não tenham sido relatados separadamente para episódios mistos. Ainda que nenhum efeito significativo do tratamento tenha sido encontrado nos sintomas depressivos, uma proporção maior de participantes do grupo divalproato *versus* placebo alcançou remissão sintomática e boa tolerabilidade (definida por escore ≤ 12 na Escala de Avaliação de Mania e escore ≤ 13 na Escala de Síndrome Depressiva) na avaliação final e por não ter descontinuado para um evento adverso. Isso, juntamente com a opinião de especialistas e a eficácia conhecida do divalproato na depressão, apoia o uso desse medicamento para sintomas depressivos nesse contexto.

A carbamazepina de liberação prolongada (nível 2 para mania e para depressão) demonstrou eficácia em ambas as polaridades nos ECRs de participantes com episódios maníacos e mistos diagnosticados de acordo com critérios do DSM-IV. Uma análise agrupada demonstrou a eficácia da carbamazepina de liberação prolongada na melhora dos sintomas maníacos e depressivos em participantes com episódios mistos.

Terceira linha

A ziprasidona, o divalproato + carbamazepina, a cariprazina,* o lítio + divalproato e a eletroconvulsoterapia (ECT) são recomendadas como estratégias de terceira linha. Questões de segurança/tolerabilidade em relação à ziprasidona e à carbamazepina foram consideradas nas recomendações. A ziprasidona reduziu significativamente os sintomas maníacos em uma amostra combinada de mania e mania mista, embora os resultados não tenham sido relatados separadamente para o grupo misto. Não foram relatados dados para os sintomas depressivos, embora a opinião de especialistas apoie esse uso. Combinações de estabilizadores do humor como divalproato + carbamazepina e lítio + divalproato são recomendadas com base, principalmente, na opinião de especialistas, embora a combinação de divalproato + carbamazepina tenha algum suporte de um pequeno estudo retrospectivo.

A ECT resulta no tratamento eficaz de todas as fases do TB, com efeito clinica-

---

* A cariprazina ainda não se encontra disponível no Brasil.

mente significativo em aproximadamente dois terços dos pacientes com doença grave e estados mistos resistentes a medicamentos. Em pacientes com características delirantes e catatônicas, a ECT é eficaz em mais de 80% dos casos. Em pacientes com estados mistos graves, os tratamentos farmacológicos com antipsicóticos e antidepressivos podem não apenas ser ineficazes, mas também estar frequentemente associados a complicações como cronicidade, desestabilização do humor e suicídio. O mesmo deve ser considerado nos estados mistos com características catatônicas, nos quais o uso de antipsicóticos e de estabilizadores do humor pode exacerbar o estado catatônico. A duração do episódio misto parece ser o principal preditor de não resposta, sugerindo que a cronicidade da sintomatologia pode contribuir para a resistência ao tratamento em geral, incluindo à ECT. Infelizmente, as atuais diretrizes – e, consequentemente, grande parte da prática clínica – veem a ECT como um "último recurso". Assim, uma grande proporção de pacientes com TB é tratada por um longo período com diferentes tipos de antidepressivos e antipsicóticos, muitas vezes em combinação, antes de receber um tratamento apropriado. Essa prática mundial pode aumentar o risco de desestabilização do humor e de complicações crônicas, e pode diminuir a probabilidade de recuperação em muitos casos que poderiam ter respondido satisfatoriamente se tratados oportunamente com ECT. Finalmente, considerando a carga de efeitos colaterais neurológicos e metabólicos associados com o uso prolongado de regimes farmacológicos complexos (como antipsicóticos, antidepressivos e estabilizadores do humor), a ECT deve ser considerada uma opção segura, com incidência muito baixa de eventos adversos graves e sem efeito desestabilizador do humor a longo prazo.[22]

Embora a quetiapina tenha evidências negativas no contexto de episódios mistos (para pacientes maníacos e mistos de TB tipo I), e dadas as limitações dos estudos disponíveis, são necessárias mais pesquisas nessa área.[23] Agentes adicionais recomendados para outras apresentações de humor que não foram adequadamente estudados em episódios mistos incluem lítio, lurasidona, paliperidona, monoterapia com risperidona e combinação com estimulação magnética transcraniana (EMT).[24]

MANEJO DOS EPISÓDIOS DEPRESSIVOS COM CARACTERÍSTICAS MISTAS

Esta seção trata dos pacientes com TB que apresentam episódio depressivo agudo com sintomas maníacos subsindrômicos concomitantes. Para desenvolver as recomendações de tratamento listadas a seguir, foram analisados tanto os estudos sobre participantes que atendiam aos critérios do DSM-5-TR para depressão com características mistas quanto os estudos que apresentam definições semelhantes, porém mais flexíveis (p. ex., os que requerem apenas dois sintomas maníacos simultâneos).

Primeira linha

Em 2023, foi publicado um estudo piloto randomizado controlado para avaliar a eficácia da monoterapia com quetiapina (QTP) em pacientes com depressão bipolar com características mistas definidas pelo DSM-5-TR. O estudo promoveu uma comparação à terapia combinada de QTP mais divalproato (QTP + DVPA) *versus* QTP mais lítio (QTP + L) nos pacientes que responderam insuficientemente à monoterapia com QTP. Quase 60% dos pacientes inscritos responderam à monoterapia com QTP nas primeiras duas semanas de tratamento. Não foi observada diferença estatisticamente significativa na eficácia entre QTP + DVPA e QTP + L. Os autores concluíram que a monoterapia com QTP pareceu ser eficaz em pacientes com depressão bipolar com características mistas; por sua vez, para aqueles que responderam insuficientemente à QTP, a combinação com valproato ou com lítio pareceu ter efeitos positivos.[25]

Segunda linha

Segundo a última versão do CANMAT,[6] e levando-se em consideração que ela não contemplou vários ECRs mais recentes, pode-se recomendar com ressalvas a cariprazina e a lurasidona como tratamentos de segunda linha para depressão com características mistas. Enquanto ambos os agentes melhoraram sintomas depressivos na análise *post hoc* de ECR, quando aplicados os critérios substitutos do DSM-5-TR nenhum medicamento foi, de fato, superior ao placebo na melhora dos sintomas maníacos.

Terceira linha

Olanzapina, combinação de olanzapina-fluoxetina (OFC), divalproato, lamotrigina, ziprasidona e ECT são recomendados como tratamentos de terceira linha para depressão com características mistas.

Embora não haja dados sistemáticos sobre a ECT em pacientes com depressão bipolar e características mistas, a terapia é considerada eficaz no tratamento de episódios depressivos. Além disso, segundo a opinião de especialistas, a ECT também é eficaz na mania e, portanto, é recomendada para aqueles que não responderam às opções farmacoterapêuticas recomendadas como segunda e terceira linhas.[6,22,26]

Mais pesquisas são necessárias também nessa área. Não há dados sobre a eficácia de lítio, aripiprazol, carbamazepina de liberação prolongada e EMT para depressão com características mistas, e a opinião de especialistas não apoia o seu uso.[24] Portanto, para a utilização de todas essas estratégias, é necessária uma avaliação mais aprofundada antes que recomendações possam ser feitas sobre a sua utilidade para a depressão com características mistas.

A monoterapia antidepressiva – ou terapia adjuvante – não é recomendada para pacientes com depressão bipolar com características mistas. Tal orientação está alinhada com a opinião especializada descrita nas recomendações da força-tarefa da International Society for Bipolar Disorders (ISBD); além disso, é baseada em dados que sugerem que, nesses pacientes, mesmo sintomas maníacos mínimos podem aumentar o risco de mudança maníaca. Os médicos devem considerar cuidadosamente a redução gradual e/ou a descontinuação dos antidepressivos em pacientes que os utilizam, enquanto monitoram o agravamento dos sintomas depressivos.

Com relação ao canabidiol, não existem ensaios clínicos que investiguem a sua eficácia especificamente em transtornos de humor, ou mesmo que avaliem sintomas afetivos como desfecho primário. Embora exista bibliografia que aponte benefícios do canabidiol no tratamento de sintomas depressivos, a metodologia aplicada varia em diversos aspectos e o nível de evidência não é suficiente para apoiar a indicação do canabidiol como tratamento para transtornos de humor, conforme anunciado em uma revisão recente.[27]

MANEJO DA DEPRESSÃO AGITADA

As definições originais de depressão "unipolar" agitada descrevem um estado afetivo em que o humor e a ideação estariam na polaridade negativa, e a atividade, na polaridade oposta. Essa condição também tem sido chamada de "depressão excitada", apontando-se a presença de sintomas de excitação (ou seja, inquietação, loquacidade, fuga de ideias, irritabilidade) juntamente com um humor deprimido dentro do mesmo episódio afetivo.[28]

Koukopoulos e Koukopoulos[29] propuseram que a depressão agitada deveria ser considerada como um estado afetivo misto, inserido no espectro do TB. Akiskal e colaboradores,[30] em uma amostra clínica de 254 pacientes "unipolares", encontraram forte associação entre a depressão agitada e o estado misto depressivo, no que diz respeito à presença de distração, pensamentos acelerados, humor irritável, loquacidade e comportamentos de risco em ambas as definições. Eles concluíram que características bipolares podem ser encontradas na depressão agitada, considerando-a, portanto, como parte do espectro bipolar e definindo o que é denominado depressão em estado misto ou estado misto depressivo.

Embora nenhum medicamento para o tratamento da depressão agitada tenha sido aprovado pela Food and Drug Administration (FDA) até o momento, antipsicóticos e benzodiazepínicos têm sido utilizados com sucesso no tratamento dessa condição clínica. Antipsicóticos de segunda geração em particular, como lurasidona, olanzapina, quetiapina, ziprasidona e asenapina, foram testados para o tratamento da depressão com características mistas. Além disso, o aripiprazol e a cariprazina demonstraram alguma eficácia na melhoria dos sintomas maníacos e depressivos. Os estabilizadores do humor podem ser usados a fim de prevenir alterações de humor e explosões de raiva. No que diz respeito ao lítio, é sabido que ele possui propriedades antissuicidas, antiagressivas e anticiclísticas, além de efeitos antimaníacos; portanto, deve ser considerado como uma estratégia com potencial de eficácia nesses pacientes sempre que possível. Os benzodiazepínicos podem ser usados como medicamentos adicionais de curto prazo, e seus efeitos benéficos confirmam a natureza excitatória da depressão agitada.[28]

MANEJO DE EPISÓDIOS MANÍACOS COM CARACTERÍSTICAS MISTAS

As recomendações resumidas a seguir aplicam-se a pacientes que apresentam um episódio predominantemente maníaco com sintomas depressivos adicionais.

Primeira linha

Tendo em vista o tratamento agudo dos sintomas maníacos ou depressivos em um episódio maníaco com características mistas, inexistem agentes com evidências suficientes para que sejam recomendados como primeira linha. Dessa forma, agentes de segunda linha devem ser considerados para a seleção do tratamento inicial.

Segunda linha

O divalproato e o aripiprazol são recomendados como tratamentos de segunda linha para a mania com características mistas. Embora o divalproato tenha sido igualmente eficaz no tratamento da mania e da mania mista, e mais eficaz do que o lítio na melhora dos sintomas maníacos na mania mista, não foram relatados resultados específicos para sintomas depressivos. O divalproato tem eficácia no tratamento da depressão bipolar, e a opinião de especialistas apoia a sua utilidade na melhora dos sintomas depressivos em pacientes com mania com características mistas. O valproato pode ser mais eficaz como agente antimaníaco do que como agente profilático. O divalproato pode ser uma escolha melhor para pacientes com muitos episódios afetivos, hospitalizações anteriores e comorbidades psiquiátricas.[8] O aripiprazol parece igualmente eficaz para sintomas maníacos em pacientes com sintomas depressivos concomitantes.

Terceira linha

São recomendados como tratamentos de terceira linha para mania com características mistas: ziprasidona, olanzapina em monoterapia ou associada a lítio/divalproato, quetiapina, carbamazepina de liberação prolongada e ECT. A olanzapina em combinação com lítio ou divalproato demonstrou fornecer benefícios para o controle de sintomas maníacos e depressivos em participantes com "mania disfórica".[6]

A quetiapina não foi avaliada no tratamento de episódios maníacos com características mistas diagnosticada de acordo com os critérios do DSM-5-TR. A falta de melhora nos sintomas hipomaníacos, em alguns casos, pode ser devida a uma dose de quetiapina que esteja abaixo (< 300 mg/dia) da faixa de dose normalmente usada para tratar a mania. Além disso, a quetiapina tem eficácia substancial no tratamento da mania, juntamente com evidências de prevenção de episódios maníacos no tratamento de manutenção. Assim, a opinião de especialistas é que ela também é útil no tratamento de sintomas maníacos em pacientes que apresentam mania com características mistas.

Já a liberação prolongada de carbamazepina não foi investigada na mania com características mistas; no entanto especialistas apoiam esse uso.

Embora a ECT não tenha sido estudada em participantes com mania com características mistas avaliada de acordo com os critérios do DSM-5-TR, a opinião dos especialistas é que ela é eficaz nesses casos. Recomenda-se que a ECT seja reservada para pacientes gravemente anérgicos, que não tenham respondido à farmacoterapia recomendada com opções de segunda e terceira linhas.[26]

Enquanto lítio, paliperidona e risperidona são recomendados para episódios maníacos, e lítio e lurasidona para depressão, nenhum desses agentes foi adequadamente estudado para a mania com características mistas, e a opinião de especialistas não apoia esse uso. Assim, uma avaliação mais aprofundada é necessária antes que recomendações possam ser feitas sobre a sua utilidade para essa apresentação.

Apesar de os antipsicóticos de primeira geração (como o haloperidol) terem se mostrado eficazes no tratamento de episódios maníacos, não há evidências que sugiram qualquer eficácia da sua utilização na melhora dos sintomas depressivos. Além disso, o haloperidol demonstrou aumentar o risco de depressão quando usado para tratar a mania. Em síntese, não se recomenda o uso de antipsicóticos de primeira geração para tratar a mania com características mistas.[6]

TRATAMENTO DE MANUTENÇÃO APÓS UMA APRESENTAÇÃO MISTA

As recomendações para o manejo farmacológico listadas a seguir podem ser usadas, juntamente com o julgamento clínico, para ajudar na escolha de um agente farmacológico para indivíduos que não estejam recebendo tratamento ou não estejam respondendo à terapia atual.

Em uma revisão Cochrane cujo objetivo era determinar a eficácia do tratamento de continuação e manutenção com valproato na prevenção ou na atenuação de episódios maníacos, depressivos e mistos de TB, a terapia combinada com lítio e valproato teve maior probabilidade de prevenir recaídas do que a monoterapia com valproato.[31]

Segundo a última versão do CANMAT,[6] a monoterapia e a combinação de quetiapina são terapias de manutenção de primeira linha recomendadas para pacientes com um episódio misto. Em participantes com episódio misto avaliado de acordo com os critérios do DSM-IV que responderam ao tratamento na fase aguda, a quetiapina foi mais eficaz do que o placebo na prevenção da recaída em qualquer episódio de humor, episódio maníaco ou episódio depressivo (nível de evidência 2). Embora a recaída especificamente para um episódio misto não tenha sido relatada com o uso da quetiapina, a opinião de especialistas apoia esse uso (nível 4). Em uma análise *post hoc* de participantes com um índice de episódio misto que responderam à quetiapina adjuvante ao lítio ou ao divalproato, a continuação da terapia combinada de quetiapina mostrou-se mais eficaz do que a monoterapia com estabilizador do humor para prevenir um subsequente episódio misto, maníaco, depressivo ou de qualquer outro episódio de humor (nível 2).

A monoterapia com olanzapina e lítio são terapias de manutenção de segunda linha recomendadas.[11]

Em participantes que responderam à monoterapia com olanzapina durante um episódio misto agudo, a continuação da olanzapina foi mais eficaz do que a mudança para o placebo na prevenção da recaída para qualquer episódio de humor e episódio maníaco (nível 2), mas não para episódios depressivos. Embora as evidências e o pequeno número de alternativas sugiram que a olanzapina seja considerada primeira linha, seu perfil metabólico significativo de efeitos colaterais a rebaixa para a segunda linha.[6]

Em participantes com um episódio misto agudo que responderam à quetiapina, o tratamento de manutenção subsequente com monoterapia com lítio foi eficaz na prevenção de qualquer episódio de humor, bem como na de episódios maníacos e depressivos (nível 2). Embora a recaída para o episódio misto não tenha sido relatada, a opinião de especialistas apoia esse uso (nível 4). Além disso, os efeitos antissuicidas observados do lítio podem ser especialmente relevantes em apresentações mistas nas quais o risco de suicídio é pronunciado.[6]

Com base na eficácia na manutenção após episódios agudos de humor, bem como no tratamento agudo de episódios mistos avaliados de acordo com os critérios do DSM-IV, a opinião de especialistas (nível 4) apoia a combinação de olanzapina, carbamazepina de liberação prolongada, divalproato, divalproato + carbamazepina, cariprazina, lítio + divalproato e ECT como opções de terceira linha.[26]

Em uma análise *post hoc* de indivíduos com um índice de apresentação de episódios mistos, a terapia adjuvante de aripiprazol ao lítio ou ao valproato não foi mais eficaz do que a terapia adjuvante com placebo na prevenção de recaídas de episódios de humor. Essa descoberta não foi replicada e, portanto, não é evidente se o estudo foi negativo ou se falhou. O uso de agentes e tratamentos adicionais com dados insuficientes para fornecer uma classificação incluem ziprasidona, paliperidona, monoterapia ou combinação de risperidona e EMT.[6,24]

MANEJO DE CARACTERÍSTICAS MISTAS – POPULAÇÕES ESPECIAIS

CRIANÇAS E ADOLESCENTES

Com exceção da lurasidona, as recomendações de tratamento listadas a seguir são baseadas em estudos combinados de episódios maníacos e mistos, ambos avaliados de acordo com os critérios do DSM-IV. Em contraste com a literatura adulta, a maioria dos participantes dos principais ensaios realizados em TB pediátrico estava experimentando estados mistos. Infelizmente, esses estudos não fornecem dados de resultados para episódios mistos separadamente. No entanto, dado que mais de 50% dos participantes nesses estudos estava passando por episódios mistos, o nível de evidência não foi rebaixado, como foi feito para estudos em participantes adultos, que tinham uma proporção menor de participantes mistos.

A risperidona é recomendada como tratamento de primeira linha para episódios mistos agudos. Ela mostrou eficácia para sintomas maníacos em ECRs *versus* placebo, da mesma forma que o lítio e o divalproato. No entanto, a mudança de sintomas depressivos não foi relatada nesses ensaios e não há dados suficientes para apoiar esse uso. A asenapina foi muito estudada e figuraria com primeira linha no tratamento de crianças e adolescentes, porém, não é comercializada no Brasil.

A olanzapina e a ziprasidona mostraram eficácia na melhora dos sintomas maníacos em adolescentes com um índice maníaco ou episódio misto, mas foram rebaixadas para a segunda linha devido a questões de segurança e tolerabilidade. Embora nenhum deles tenha evidências sobre a eficácia nos sintomas depressivos nesse contexto, a opinião de especialistas apoia esse uso.

A lurasidona demonstrou superioridade com relação ao placebo na redução dos sintomas de depressão. Esse resultado foi observado em uma análise *post hoc* de um ECR em participantes com depressão com características mistas avaliada de acordo com os critérios do DSM-5-TR. Nesse estudo, houve uma associação significativa entre a mudança na gravidade dos sintomas hipomaníacos e a mudança na gravidade dos sintomas de depressão.

Com base principalmente na opinião de especialistas, a quetiapina e o divalproato são agentes de terceira linha. O lítio, embora comumente utilizado, apresenta dados limitados para apoiar a sua indicação à população pediátrica; nesse sentido, a evidência mais forte é a de um ECR que mostra equivalência com o divalproato, porém, inferioridade com relação à risperidona.[11] A carbamazepina também pode ser considerada, mas devido a questões de segurança e tolerabilidade e ao alto risco de interações medicamentosas, outras opções devem ser consideradas primeiro.

Quanto ao tratamento de manutenção, as evidências disponíveis permitem apenas recomendações de segunda linha para pacientes pediátricos. O lítio (nível 3), com base em um único estudo com acompanhamento de 24 semanas, mostrou taxas mais baixas de descontinuação devido a sintomas de humor nos pacientes que o utilizaram em comparação aos que receberam placebo. Da mesma forma, a lamotrigina, como adjuvante de outros estabilizadores do humor (nível 3), também é recomendada como tratamento de segunda linha para manutenção apenas em adolescentes – é importante notar que apenas 24% dos participantes completaram o estudo de 36 semanas no qual essa recomendação se baseia.[6]

PERIPARTO

Tal como acontece com pacientes idosos, a escassez de ensaios acerca do tratamento de apresentações mistas no período periparto não permite recomendações de tratamento específicas. Existem algumas evidências de que a quetiapina pode ser eficaz no tratamento da depressão bipolar pós-parto. Um teste de quetiapina em baixa dose é uma possível opção de tratamento para mulheres no pós-parto com depressão mista.

Os autores recomendam que, antes de prescrever antidepressivos para um possível transtorno depressivo maior (TDM) pós-parto, as mulheres sejam rotineiramente rastreadas quanto a sintomas de ativação. Além disso, mesmo que não haja história prévia de hipomania ou mania associada a antidepressivos, as mulheres em tratamento para TDM iniciado no pós-parto devem ser informadas de que existe um risco de instabilidade do humor com o uso desses medicamentos.

IDOSOS

Estudos que examinaram a resposta ao tratamento em idosos com TB são escassos e ainda mais limitados para apresentações mistas na terceira idade. Devido a essa falta de evidências, nenhuma recomendação específica é feita para essa população. Em razão dessa carência de estudos específicos, deve-se extrapolar a partir das recomendações feitas para adultos, levando em consideração a tolerabilidade única da medicação e as questões de segurança em populações geriátricas.

Um estudo controlado comparando lítio e ácido valproico foi conduzido por Young e colaboradores[32] e randomizou 28 pacientes mistos; no entanto, a amostra era muito pequena para permitir uma análise separada. Assim, ainda não é evidente se o tratamento de estados mistos em pacientes com TB senil deve diferir do tratamento de pacientes mais jovens com TB.

O ECR GERI-BD de lítio e divalproato, realizado com 224 idosos, incluiu 52 indivíduos que apresentaram um episódio misto avaliado de acordo com os critérios do DSM-IV, porém nenhuma análise de subgrupo foi feita. Em uma análise exploratória de modelo misto em participantes com episódios maníacos ou mistos, observou-se que os sintomas maníacos melhoraram com lítio ou divalproato. Pequenos estudos relataram melhorias nos sintomas depressivos e maníacos com agentes antipsicóticos, como aripiprazol e asenapina, em amostras de TB de idade avançada ao longo de 12 semanas; entretanto, falta nesse campo de pesquisa um relato sistemático a respeito da confirmação da apresentação de episódios mistos nos pacientes.[6]

O PAPEL DAS ESTRATÉGIAS PSICOSSOCIAIS

As abordagens psicoterapêuticas para TB com boas evidências incluem terapia cognitivo-comportamental, psicoeducação, terapia focada na família e terapia interpessoal e de ritmos sociais. No TB senil, a evidência da utilidade das psicoterapias no tratamento é muito mais fraca. Assim como no TB em idade produtiva, tratamentos psicossociais e farmacológicos combinados parecem ser o tratamento de escolha em adultos mais velhos com depressão bipolar – tendo, inclusive, taxas de resposta semelhantes. A não adesão e a falta de conhecimento sobre o TB, bem como sobre a sua necessidade de tratamento, são significativamente acentuadas em pacientes mais velhos com TB, exigindo uma abordagem psicoeducacional.[33,34]

As psicoterapias para estados mistos devem incorporar módulos para reduzir o risco de suicídio e a ansiedade, características de estados mistos, e adaptar uma abordagem centrada na pessoa, em vez da abordagem manualizada. São recomendados tratamentos psicoterápicos adjuvantes para episódios depressivos agudos, bem como para o tratamento de manutenção, para prevenir recaídas e restaurar a qualidade de vida.[33]

Embora não existam estudos que examinem especificamente o impacto de intervenções não farmacológicas em apresentações mistas, a opinião especializada apoia o uso de psicoeducação e/ou de outras intervenções psicossociais baseadas em evidências nos estados de humor bipolares, com módulos que abordem o risco de suicídio juntamente com o tratamento da ansiedade, como adjuvantes para o tratamento de apresentações mistas agudas e prevenção de recaídas.

A **Figura 13.2** mostra o detalhamento e as intervenções psicoterápicas propostas para pacientes com estados mistos.

CONSIDERAÇÕES FINAIS

Quase todos os indivíduos com TB precisarão de tratamento de manutenção para prevenir episódios subsequentes, reduzir sintomas residuais e restaurar o funciona-

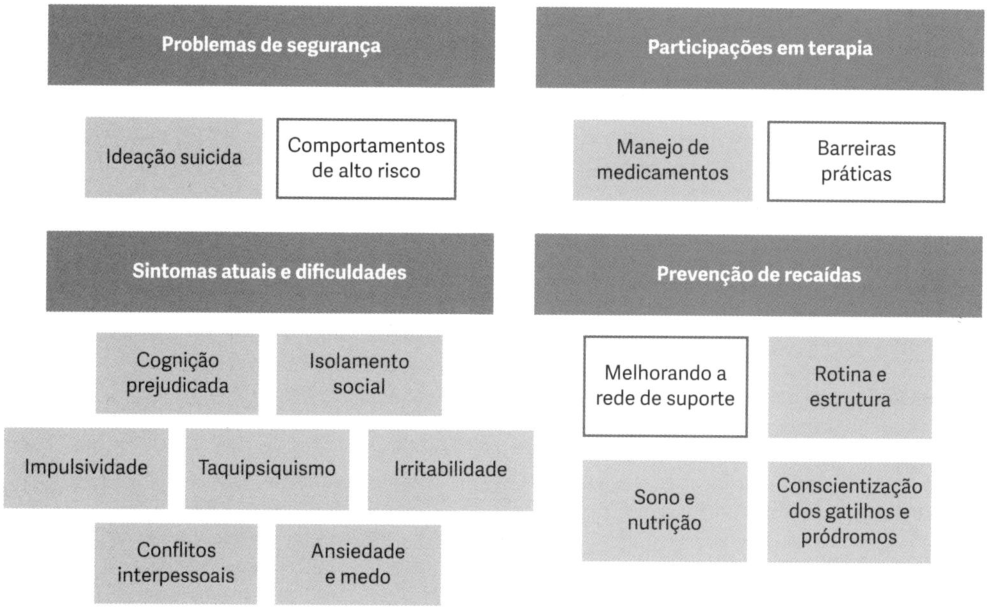

```
┌─────────────────────────────┐      ┌─────────────────────────────┐
│   Problemas de segurança    │      │   Participações em terapia  │
└─────────────────────────────┘      └─────────────────────────────┘

  ┌──────────┐ ┌──────────────┐        ┌──────────┐ ┌──────────┐
  │ Ideação  │ │Comportamentos│        │Manejo de │ │ Barreiras│
  │ suicida  │ │ de alto risco│        │medicament│ │ práticas │
  └──────────┘ └──────────────┘        └──────────┘ └──────────┘

┌─────────────────────────────┐      ┌─────────────────────────────┐
│ Sintomas atuais e dificuld. │      │   Prevenção de recaídas     │
└─────────────────────────────┘      └─────────────────────────────┘
```

FIGURA 13.2
DIAGRAMA DE INTERVENÇÕES PARA DEPRESSÃO MISTA OU (HIPO)MANIA MISTA.
Fonte: O'Brien e colaboradores.[33]

mento e a qualidade de vida. Independentemente da polaridade do episódio inicial de humor, recomenda-se a continuação do tratamento inicial, considerado bem-sucedido na fase de manutenção, com poucas exceções (p. ex., antidepressivos).

A literatura atual que apoia a eficácia dos antipsicóticos de segunda geração e dos estabilizadores do humor para o tratamento de sintomas mistos ainda é escassa. Os antipsicóticos de segunda geração na fase aguda – particularmente a olanzapina, nos estados mistos em que a ativação predomina, e a quetiapina em doses altas, nos estados mistos em que a depressão predomina – mostram alguma eficácia. O divalproato é considerado eficaz na prevenção de novos episódios afetivos após a mania disfórica. O lítio é considerado um tratamento de primeira linha na prevenção de episódios de qualquer polaridade após um episódio misto.[14]

Os antidepressivos não devem ser usados na ausência de um estabilizador do humor ou de um dos antipsicóticos com propriedades estabilizadoras do humor no tratamento de estados mistos.[14]

A psicoeducação e as intervenções psicossociais são componentes importantes da terapêutica de manutenção e podem ajudar na adesão ao tratamento.

REFERÊNCIAS

1. Solé E, Garriga M, Valentí M, Vieta E. Mixed features in bipolar disorder. CNS Spectr. 2017;22(2):134-40.

2. Di Nicola M, Pepe M, Modica M, Lanzotti P, Panaccione I, Moccia L, et al. Mixed states in patients with substance and behavioral addictions. Psychiatr Clin North Am. 2020;43(1):127-37.
3. Sani G, Swann AC. Mixed states: historical impact and evolution of the concept. Psychiatr Clin North Am. 2020;43(1):1-13.
4. Alves G, Sudo FK, Caixeta L. Transtornos do humor e ansiedade em neuropsiquiatria geriátrica. Ampla; 2021.
5. American Psychiatric Association. Manual diagnóstico e estatístico dos transtornos mentais: DSM-5-TR. 5.ed. rev. Porto Alegre: Artmed; 2023.
6. Yatham LN, Chakrabarty T, Bond DJ, Schaffer A, Beaulieu S, Parikh SV, et al. Canadian Network for Mood and Anxiety Treatments (CANMAT) and International Society for Bipolar Disorders (ISBD) recommendations for the management of patients with bipolar disorder with mixed presentations. Bipolar Disord. 2021;23(8):767-88.
7. Zivanovic O. Lithium: a classic drug-frequently discussed, but, sadly, seldom prescribed! Aust N Z J Psychiatry. 2017;51(9):886-96.
8. Crapanzano C, Casolaro I, Amendola C, Damiani S. Lithium and valproate in bipolar disorder: from international evidence-based guidelines to clinical predictors. Clin Psychopharmacol Neurosci. 2022;20(3):403-14.
9. Nivoli AM, Murru A, Vieta E. Lithium: still a cornerstone in the long-term treatment in bipolar disorder? Neuropsychobiology. 2010;62(1):27-35.
10. Licht RW. Lithium: still a major option in the management of bipolar disorder. CNS Neurosci Ther. 2012;18(3):219-26.
11. Sani G, Fiorillo A. The use of lithium in mixed states. CNS Spectr. 2020;25(4):449-51.
12. Simonetti A, Lijffijt M, Swann AC. The neurobiology of mixed states. Psychiatr Clin North Am. 2020;43(1):139-51.
13. American Psychiatric Association. Manual diagnóstico e estatístico dos transtornos mentais: DSM5TR. 5.ed. rev. Porto Alegre: Artmed; 2023.
14. Kraepelin E. Manic-depressive insanity and paranoia. Edinburgh: E. & S. Livingstone; 1921.
15. Pompili M, Vazquez GH, Forte A, Morrissette DA, Stahl SM. Pharmacologic treatment of mixed states. Psychiatr Clin North Am. 2020;43(1):167-86.
16. Rosenblat JD, McIntyre RS. Treatment of mixed features in bipolar disorder. CNS Spectr. 2017;22(2):141-6.
17. Rosenblat JD, McIntyre RS. Treatment recommendations for DSM-5-defined mixed features. CNS Spectr. 2017;22(2):147-54.
18. Takeshima M. Treating mixed mania/hypomania: a review and synthesis of the evidence. CNS Spectr. 2017;22(2):177-85.
19. Suppes T, Ostacher M. Mixed features in major depressive disorder: diagnoses and treatments. CNS Spectr. 2017;22(2):155-60.
20. Stahl SM, Morrissette DA, Faedda G, Fava M, Goldberg JF, Keck PE, et al. Guidelines for the recognition and management of mixed depression. CNS Spectr. 2017;22(2):203-19.
21. Fountoulakis KN, Grunze H, Vieta E, Young A, Yatham L, Blier P, et al. The International College of Neuro-Psychopharmacology (CINP) treatment guidelines for bipolar disorder in adults (CINP-BD-2017), Part 3: the clinical guidelines. Int J Neuropsychopharmacol. 2017;20(2):180-95.
22. Malhi GS, Bell E, Bassett D, Boyce P, Bryant R, Hazell P, et al. The 2020 Royal Australian and New Zealand College of Psychiatrists clinical practice guidelines for mood disorders. Aust N Z J Psychiatry. 2021;55(1):7-117.
23. Perugi G, Medda P, Barbuti M, Novi M, Tripodi B. The Role of electroconvulsive therapy in the treatment of severe bipolar mixed state. Psychiatr Clin North Am. 2020;43(1):187-97.
24. Caixeta L, Vargas C, Nogueira YL, Caixeta VM. Quetiapina: 3 medicamentos em uma única molécula: uma breve revisão e atualização. Debates Psiquiatr. 2023 [no prelo].
25. Machado S, Arias-Carrión O, Paes F, Vieira RT, Caixeta L. Repetitive transcranial magnetic stimulation for clinical applications in neurological and psychiatric disorders: an overview. Eurasian J Med. 2013;45(3):191-206.
26. Wang Z, Zhang D, Du Y, Wang Y, Huang T, Ng CH, et al. Efficacy of quetiapine monotherapy and combination therapy for patients with bipolar depression with mixed features: a randomized controlled pilot study. Pharmaceuticals (Basel). 2023;16(2):287.
27. Elias A, Thomas N, Sackeim HA. Electroconvulsive therapy in mania: a review of 80 years of clinical experience. Am J Psychiatry. 2021;178(3):229-39.
28. Pinto JV, Saraf G, Frysch C, Vigo D, Keramatian K, Chakrabarty T, et al. Cannabidiol as a treatment for mood disorders: a systematic review. Can J Psychiatry. 2020;65(4):213-27.

29. Sampogna G, Del Vecchio V, Giallonardo V, Luciano M, Fiorillo A. Diagnosis, clinical features, and therapeutic implications of agitated depression. Psychiatr Clin North Am. 2020;43(1):47-57.
30. Koukopoulos A, Koukopoulos A. Agitated depression as a mixed state and the problem of melancholia. Psychiatr Clin North Am. 1999;22(3):547-64.
31. Akiskal HS, Benazzi F, Perugi G, Rihmer Z. Agitated "unipolar" depression reconceptualized as a depressive mixed state: implications for the antidepressant-suicide controversy. J Affect Disord. 2005;85(3):245-58.
32. Cipriani A, Reid K, Young AH, Macritchie K, Geddes J. Valproic acid, valproate and divalproex in the maintenance treatment of bipolar disorder. Cochrane Database Syst Rev. 2013;2013(10):CD003196.
33. Young RC, Mulsant BH, Sajatovic M, Gildengers AG, Gyulai L, Al Jurdi RK, et al. GERI-BD: a randomized double-blind controlled trial of lithium and divalproex in the treatment of mania in older patients with bipolar disorder. Am J Psychiatry. 2017;174(11):1086-93.
34. O'Brien B, Lee D, Swann AC, Mathew SJ, Lijffijt M. Psychotherapy for mixed depression and mixed mania. Psychiatr Clin North Am. 2020;43(1):199-211.
35. Arnold I, Dehning J, Grunze A, Hausmann A. Old age bipolar disorder-epidemiology, aetiology and treatment. Medicina (Kaunas). 2021;57(6):587.

ÍNDICE

As letras *f, q, t* indicam, respectivamente, figuras, quadros e tabelas

A

Adolescência *ver* Infância e adolescência
Adultos, 85-101, 199, 207-224
    CID-11, novidades, 95-97
      nomenclatura, 95
      TB-II, 96-97
      transtorno ciclotímico, 97
      transtornos do espectro
        bipolar, 95-96
    diagnóstico diferencial: transtornos
      de personalidade, 94-95
    dificuldades cognitivas, 199
    DSM-5, 91
    DSM-5-TR, 91
    DSM-IV, 90-91
    epidemiologia, 91-92
    evolução do conceito, 85-90
    tratamento, 97-101, 207-224
      depressão bipolar, 218-220
      estados mistos, 220-221
      estratégias não
        farmacológicas, 209-214
      farmacológico, 97-100, 214-217
      mania, 217-218
      manutenção, 100-101, 221-223
      objetivo, 208-209

Akiskal, espectro bipolar, 88f
Antidepressivos, 77-78, 97-98, 216
Antipsicóticos, 75-77, 98-100, 216-217
    atípicos, 98-100, 216-217
    de 2ª geração, 75-77
Aparência e atitude, exame, 50-52
Atenção, exame, 53
Atividade motora, exame, 52
Avaliação semiológica e
  psicopatológica, 43-60
    diagnósticos diferenciais, 58-59
    sociodemografia, 50-58
      aparência e atitude, 50-52
      atenção e concentração, 53
      atividade motora, 52
      compulsões e outros
        comportamentos repetitivos, 58
      fala e linguagem, 54
      forma e conteúdo do pensamento, 56-57
      humor e afeto, 55-56
      insight ou autoconsciência, 58
      memória, 54-55
      orientação, 52-53
      sensopercepção, 57-58
    visão sindrômica, 45-49
      apresentações sindrômicas, 46-47t
      propostas para a avaliação, 48-49t

B

Bases neurobiológicas das alterações cognitivas, 192-193, 194f
Borderline (TPB), 129-132

C

CID-11, 95-97
Cognição e TB, 185-202
    avaliação, 193-195, 196f
    bases neurobiológicas das alterações, 192-193, 194f
    cognição fria *versus* quente, 189, 190f
    cognição social, 189-192
    disfunção cognitiva, 186-187
    disfunção executiva, 188-189
    e outros transtornos psiquiátricos, 200-201
    heterogeneidade cognitiva, 187-188
    populações especiais, 195-200
        adultos, 199
        crianças e adolescentes, 199-200
        idosos, 195-199
Comportamento suicida, 31-32
Compulsões e outros comportamentos repetitivos, 58
Concentração, exame, 53
Crianças *ver* Infância e adolescência

D

Demência, 113-114
Depressão, 29-31, 72-73, 90, 93, 99, 100, 124-126, 218-220, 233-235, 253
    agitada, 253
    bipolar, 29-30, 72-73, 218-220, 233-235
        aguda, tratamento em idosos, 233-235
        e lítio, 29-30
    manejo, 218-220
    tratamento farmacológico, 72-73
    mista, 90, 93, 99, 100
        características longitudinais, 93f
        critério de Koukopoulos, 90q
        tratamento, 99f, 100f
    unipolar, 30-31, 124-126
        e lítio, 30-31
Desfechos negativos associados ao TB, 123-124q
Dieta, 210
Disfarces clínicos, 119-135, 145
    apresentação do TB no ciclo vital, 121-124, 125f
    depressão unipolar, 124-126
    TDAH, 127
    TPB, 129-132
    transtorno neurocognitivo maior, 133
    transtornos aditivos, 132
    transtornos de ansiedade, 128-129
    transtornos psicóticos, 127-128
Disfunção, 186-189
    cognitiva, 186-187
    executiva, 188-189
Distúrbios endócrino-metabólicos e mania, 166
Doença(s), 172-179
    cerebrovascular e mania, 174
    de Alzheimer (DA) e mania, 172-173
    de Huntington e mania, 165
    de Wilson e mania, 175-179
DSM, 90-91, 144-145
    -5, 90-91
    -5-TR, 91
    -IV, 90-91, 144-145

E

Eletroconvulsoterapia, 238-239
Emergência da mania aguda, 231
Encefalite herpética e mania, 181

Epidemiologia e fatores de risco, 10, 13-15
Epilepsia e mania, 174-175
Episódio(s), 143-145, 247, 249-255
    depressivos com características
      mistas, 143-144, 251-253
    maníacos com características
      mistas, 144, 253-255
    mistos equilibrados, 247, 249-251
    mistos no DSM-IV, 144-145
Escala de avaliação da depressão mista de Koukopoulos (KMDRS), 147-153q
Esclerose múltipla e mania, 165
Espectro bipolar, 88, 89
    modelo de, 89f
    proposto por Akiskal, 88f
Estabilizadores do humor, 98-100, 215-216
Estadiamento clínico integrativo, modelo, 125f
Estados mistos, 137-156, 220-221, 243-259
    apresentações clínicas, 143-145
      disfarces clínicos, 145
      episódios depressivos com
        características mistas, 143-144
      episódios maníacos com
        características mistas, 144
      episódios mistos no
        DSM-IV, 144-145
    avaliação e diagnóstico, 145-155
    características em populações
      especiais, 155-156
      crianças e adolescentes, 155
      idosos, 156
      periparto, 155-156
    conceituação, 138-142
    manejo, 220-221
    neurobiologia, 142-143
    risco de suicídio, 154-155
    tratamento, 243-259
      princípios gerais, 246-247
      estados mistos agudos, 247-255
      manutenção, 255
      populações especiais, 255-258
      estratégias psicossociais, 258, 259f
Estilo de vida, 209-210
Estratégias não farmacológicas de tratamento, 209-214, 258, 259
    estilo de vida, 209-210
    exercício físico, 210-212
    intervenções digitais, 214
    nutrição e dieta, 210
    psicossociais, 258, 259f
    tratamentos cronobiológicos, 212-213
    tratamentos psicológicos, 213-214
Exercício físico, 210-212

F

Fala e linguagem, exame, 54
Fator(es), 66, 162-167, 168
    genéticos, 66
    orgânicos, 162-167, 168q
Filhos de indivíduos bipolares, 122f

G

Gênero, prevalência do TB por, 65

H

Heterogeneidade cognitiva, 187-188
Hiperatividade (TDAH), 127
Hipomania, tratamento farmacológico, 72
Histórico do TB, 3-10, 11-13t
    período clássico, 3-4
    Idade Média, 4-5
    séculos XVII e XVIII, 5-6
    séculos XIX e XX, 6-9
    século XXI, 9-10
HIV e mania, 165
Humor, 55-56, 98-100, 215-216

e afeto, exame, 55-56
estabilizadores do, 98-100, 215-216
Huntington, doença de, 165

I

Iceberg, metáfora do, 126f
Idade, prevalência do TB por, 65
Idosos, 105-114, 156, 163-164, 195-199, 227-240
    diagnóstico diferencial da mania de início tardio, 111-114
    diferenças do TB adulto, 109-110
    dificuldades cognitivas, 195-199
    epidemiologia, 105-106
        TBIP, 110-111
        TBIT, 110-111
    etiologia, 106-109
    mania, 163-164
    sintomatologia, 110-111
    estados mistos, 156, 257-258
    tratamento, 227-240
        conformidade com, 229
        peculiaridades e abordagem terapêutica, 227-229, 230t
        recomendações internacionais, 229-240
Infância e adolescência, 63-80, 155, 199-200, 256-257
    apresentação clínica, 67-69
    apresentações mistas, 155, 256-257
    aspectos neurobiológicos, 66
    comorbidades, 69
    critérios diagnósticos, 66-67
    diagnóstico diferencial, 69-70
    diferenças de gênero e idade, 65
    dificuldades cognitivas, 199-200
    etiologia, 66
    histórico, 63-65
    tratamento, 70-79
        de continuação e manutenção, 71-72
        farmacológico nas diferentes fases, 72-73
        medicações, 74-78
        na fase aguda, 71
        na presença de comorbidades psiquiátricas, 73
        não farmacológicos, 78-79
        respondedores parciais e não respondedores, 73-74
Insight ou autoconsciência, exame, 58
Intervenções, 214, 239-240
    digitais, 214
    psicoterapêuticas e psicossociais em idosos, 239-240

K

Koukopoulos, critério de, 90q
Kraepelin, 86f

L

Lamotrigina, 75
Lesão cerebral traumática e mania, 165
Linguagem, exame, 54
Lítio, 19-36, 74, 236
    como substância neuroprotetora, 32-34
    em idosos, controvérsias, 236
    farmacologia, 24
    histórico, 19-24
    indicações tradicionais, 26-27
    mecanismo de ação, 24-26
    na depressão bipolar, 29-30
    na depressão unipolar, 30-31
    na mania, 27-29
    na prevenção do suicídio, 30-31
    na terapia de manutenção, 27-29
    negligência no uso, 34-35
    no combate ao comportamento suicida, 31-32

M

Mania, 27-29, 72, 111-114, 217-218, 231-233, 235
    aguda, 72, 231-233
        em idosos, 231-233
        tratamento farmacológico, 72
    de início tardio, 111-114
        com causa neurológica, 112-113
        e demência, 113-114
    e lítio, 27-29
    estado misto em idosos, 235
    manejo, 217-218
Manias secundárias, 159-182
    avaliação e tratamento, 170-175
        doença cerebrovascular, 174
        epilepsia, 174-175
        na doença de Alzheimer (DA), 172-173
        no traumatismo craniano, 173-174
    causas neurológicas, 164-166
        doença de Huntington, 165
        esclerose múltipla, 165
        infecção por HIV, 165
        lesão cerebral traumática, 165
        neurossífilis, 164-165
    critérios diagnósticos, 160-161
        diagnósticos diferenciais, 161
    distinção entre mania orgânica e idiopática, 167-170
    doença de Wilson, 175-179
    encefalite herpética, 181
        distúrbios endócrino-metabólicos, 166
        indução por substâncias, 166
        mania no idoso, 163-164
        retardo do desenvolvimento, 166-167
    fisiopatologia, 161-162, 163f
    histórico, 159-160
    neurocisticercose, 180
Manutenção, 100-101, 221-223, 235-236
Memória, exame, 54-55

N

Neurobiologia dos estados mistos, 142-143
Neurocisticercose, 180
Neuromodulação, 238-239
Neuroproteção e lítio, 32-34
Neurossífilis e mania, 164-165
Nutrição, 210

O

Orientação, exame, 52-53
Oxcarbazepina, 74-75

P

Pensamento, exame, 56-57
Periparto, estados mistos, 155-156, 257
Prevenção do suicídio, 30-31
Psicoeducação, 78
    multifamiliar e de familiar individual, 78

R

Reações adversas em idosos, 236-238
Retardo do desenvolvimento e mania, 166-167
Risco de suicídio, 154-155
Ritmo interpessoal e social, terapia de, 79

S

Sensopercepção, exame, 57-58
Sociodemografia do TB, 50-58
    aparência e atitude, 50-52
    atenção e concentração, 53
    atividade motora, 52

compulsões e outros
  comportamentos repetitivos, 58
 fala e linguagem, 54
 forma e conteúdo do
  pensamento, 56-57
 humor e afeto, 55-56
 insight ou autoconsciência, 58
 memória, 54-55
 orientação, 52-53
 sensopercepção, 57-58
Substâncias, 166
 e encefalite herpética, 166
 e mania, 166

T

TCC focada na criança e na família, 78-79
Terapêutica, 159-259
 manias secundárias, 159-182
Terapia, 79, 236-238
 comportamental dialética, 79
 de ritmo interpessoal e social para
  filhos de pais portadores, 79
 de ritmo interpessoal e social, 79
 focada na família, 79
 reações adversas em idosos, 236-238
Topiramato, 75
Transtorno(s), 94-96, 97, 127-133
 aditivos, 132
 ansiedade, 128-129
 ciclotímico, 97
 da personalidade *borderline* (TPB), 129-132
 de déficit de atenção com
  hiperatividade (TDAH), 127
 de personalidade, 94-95
 do espectro bipolar, 95-96
 neurocognitivo maior, 133
 psicóticos, 127-128
Traumatismo craniano e mania, 173-174
Tratamento(s), 97-101, 207-224, 227-259
 adultos, 207-224

 não farmacológico, 209-214
  estilo de vida, 209-210
  exercício físico, 210-212
  intervenções digitais, 214
  nutrição e dieta, 210
  tratamentos cronobiológicos,
   212-213
  tratamentos psicológicos,
   213-214
 farmacológico, 97-100, 214-217
  antidepressivos, 97-98, 216
  antipsicóticos, 98-100, 216-217
  estabilizadores do humor,
   98-100, 215-216
 manejo, 217-223
  depressão bipolar, 218-220
  estados mistos, 220-221
  mania, 217-218
  manutenção, 100-101, 221-223
 objetivo, 208-209
 estados mistos, 243-259
  estados mistos agudos, 247-255
   depressão agitada, 253
   episódios depressivos com
    características mistas, 251-253
   episódios maníacos com
    características mistas, 253-255
   episódios mistos equilibrados,
    247, 249-251
  estratégias psicossociais, 258, 259f
  manutenção, 255-256
  populações especiais, 256-258
   crianças e adolescentes, 256-257
   idosos, 257-258
   periparto, 257
 idoso, 227-240
  conformidade com o
   tratamento, 229
  peculiaridades e abordagem
   terapêutica, 227-229, 230t
  recomendações
   internacionais, 229-240

depressão bipolar aguda, 233-235
eletroconvulsoterapia e
  neuromodulação, 238-239
emergência da mania
  aguda, 231
estado de mania mista, 235
intervenções psicoterapêuticas
  e psicossociais, 239-240
mania aguda, 231-233
reações adversas da
  terapia, 236-238
terapia de manutenção, 235-236
uso do lítio, controvérsias, 236

U

Unipolar, depressão, 30-31, 124-126
Uso do lítio, controvérsias, 236

V

Valproato de sódio, 74
Vida, estilo de, 209-210
Visão sindrômica do TB, 45-49
    apresentações sindrômicas, 46-47t
    propostas para a avaliação, 48-49t